Elif Batuman

ENTWEDER / ODER

Elif Batuman

ENTWEDER / ODER

Roman

Aus dem Englischen
von Claudia Wenner

C.H.Beck

Titel der amerikanischen Ausgabe:
Either/Or

Penguin Press, New York 2022

Für die deutsche Ausgabe:

www.chbeck.de
Umschlaggestaltung: geviert.com, Andrea Wirl
Umschlagabbildung: ©stocksy ©plainpicture
Satz: Janß GmbH, Pfungstadt
Druck und Bindung: Druckerei C.H.Beck, Nördlingen
Gedruckt auf säurefreiem, alterungsbeständigem Papier
(hergestellt aus chlorfrei gebleichtem Zellstoff)
Printed in Germany
ISBN 978 3 406 80698 8

myclimate

klimaneutral produziert
www.chbeck.de/nachhaltig

Und ist es nicht eine Sünde und Schande:
man schreibt Bücher auf die Art,
daß man die Menschen am Leben irre,
seiner leid werden läßt, bevor sie mit ihm beginnen,
anstatt daß man sie leben lehrt.

Sören Kierkegaard, Entweder/Oder

Teil 1

September 1996

DIE ERSTE WOCHE

Als ich in Cambridge ankam, war es schon dunkel. Ich zog den Reisekoffer meiner Mutter über das Kopfsteinpflaster zum Fluss. Riley war richtig wütend, dass wir nicht in einem der historischen, efeubewachsenen Gebäude untergebracht wurden, wo junge Männer einst mit ihren Dienern gewohnt hatten, sondern im Mather House. Doch Geschichte interessierte mich nicht und mir gefiel, dass es Einzelzimmer gab und man daher nicht umständlich ausklügeln musste, wie sich eine Reihe von Räumen unterschiedlicher Größe, in denen Menschen mit ihren Dienern gewohnt hatten, aufteilen ließ.

Seit unserem Abschied im Juli auf einem Parkplatz an der Donau hatte ich nicht mehr mit Iwan gesprochen. Da wir beide auf Reisen waren und außerdem nie viel miteinander telefoniert hatten, hatten wir keine Telefonnummern ausgetauscht. Allerdings war ich mir ganz sicher gewesen, eine E-Mail, die alles erklären würde, von ihm vorzufinden, wenn ich wieder zur Uni kam. Schließlich war es kaum vorstellbar, dass es keine Erklärung geben würde oder dass jemand anderes alles erklären würde oder dass die Erklärung nicht als E-Mail zu mir gelangen würde, denn alles zwischen uns hatte per E-Mail stattgefunden.

Mather ähnelte einem außerirdischen Raumschiff: uneinnehmbar, alt und futuristisch gleichzeitig, seine Kräfte sammelnd. Ich hielt meinen Ausweis vor den Kartenleser und die Tür zum Computerraum ging mit einem Klick auf. Mir fiel auf einmal ein, dass ich ein Buch gelesen hatte, in dem sich eine Frau nach sieben Jahren

Gulaghaft zum ersten Mal im Spiegel sah und statt ihres eigenen Gesichts dasjenige ihrer Mutter erblickte. Mir wurde sofort klar, wie beschämend, wichtigtuerisch und beschränkt es von mir – einer amerikanischen Collegestudentin, die ihre E-Mails drei Monate lang nicht gecheckt hatte – war, mich mit einer politischen Gefangenen zu vergleichen, die sieben Jahre in einem Gulag verbracht hatte. Aber es war zu spät – ich hatte den Gedanken schon gedacht.

Erst beim dritten Versuch tippte ich mein Passwort richtig ein. Informationen ergossen sich über den Bildschirm: erst Infos über den Computer und die verschiedenen von ihm verwendeten Protokolle, danach, wann und wo er mich das letzte Mal gesehen hatte, und zum Schluss der Satz, der mein Herz hüpfen ließ: «Sie haben Post.»

Wie ich bereits im Voraus wusste, stand dort Iwans Name. Bevor ich las, was er geschrieben hatte, sah ich mir die E-Mail als Ganzes an, um zu sehen, wie lang sie war und wie sie aussah. Ich sah sofort, dass etwas nicht stimmte. «Etwas stimmt also nicht», las ich. Ich sah die Worte «schockiert» und «Monster»: «Es schockiert mich, dass du so ein Monster in mir siehst», stand dort. «Ich weiß, dass du mir kein Wort glaubst.» Und: «Hoffentlich sagst du mir, warum ich so schrecklich bin, damit ich mich verteidigen kann.»

Ich musste die ganze Mail zweimal lesen, bevor mir klar wurde, dass sie drei Monate alt war. Iwan hatte sie im Juni abgesendet, als Antwort auf eine wütende E-Mail, die ich ihm geschickt hatte, bevor ich den Campus verließ. Streng genommen war seine Antwort durch alles, was in den Monaten seitdem zwischen uns geschehen war, widerlegt worden, und doch wirkte sie auf mich wie ein neues letztes Wort von ihm, weil sich im Posteingang zwar ein paar weitere Nachrichten fanden, aber keine von Iwan. Seit dem Tag auf dem Parkplatz hatte er mir nicht mehr geschrieben – seitdem er mich an sich gedrückt hatte und dann in seinen Wagen gestiegen und davongefahren war.

Die meisten anderen E-Mails waren ebenfalls mehrere Monate

alt und überholt. In einer von Peter stand: «Ich muss unbedingt wissen, wann genau du in Budapest landest.» Und eine von Riley, die fragte, ob es okay sei, wenn wir uns für eine Notunterkunft bewarben, damit wir nicht im Mather House wohnen mussten. Nur zwei Mails waren neueren Datums: Die eine war eine Aufforderung, meinen Finanzhilfeberater unmittelbar zu kontaktieren. Die andere war vom neuen Präsidenten der Türkischen Studentenvereinigung und teilte mit, dass jemand in Brookline einen Laden entdeckt hatte, der Pastirma nach Kayseriart verkaufte: gewürztes, luftgetrocknetes Fleisch, von dem manche behaupten, es sei etymologisch mit Pastrami verwandt. Die Mail endete mit dem Satz: «Wenn ihr Kayseri-Pastirma mögt, könnt ihr sie dort kaufen.»

Ich verließ das E-Mail-Programm und benutzte das furchtbare Finger-Programm, um zu sehen, wo Iwan sich befand. Er hatte sich zwei Stunden zuvor von Berkeley aus eingeloggt, war also dort. Nur dass er mir nicht mailte.

◊

Swetlana kam zwar nur einen Tag nach mir auf dem Campus an, aber es kam mir vor wie Jahre. Ich hatte bereits in meinem neuen Zimmer geschlafen, in der Cafeteria gefrühstückt und zu Mittag gegessen, war schon mehrmals zum Lagerraum gegangen und hatte immer den gleichen Wortwechsel gehabt: «Wie war dein Sommer?» «Und deiner?» «Wie war's in Ungarn?» Ich gab keine klare Antwort, was mich ärgerte. Ich wusste selbst noch nicht, wie ich dazu stand.

«Wie war's in Ungarn?», fragte mich Lakshmi mit verschwörerisch funkelndem Blick beim Lunch. «Ist irgendwas passiert?» Ungeachtet des starken Gefühls, dass eine Menge Dinge passiert waren, beantwortete ich die Frage wahrheitsgemäß so, wie Lakshmi sie gemeint hatte: Nichts war passiert.

Als ich mich am selben Abend mit Swetlana in ihrer lagerhausartigen Suite im neuen Quincy House traf, stellte sie mir dieselbe

Frage. Wir saßen auf Sitzsäcken unter einem Edward-Hopper-Poster und sprachen über alles, was uns widerfahren war, seitdem wir das letzte Mal miteinander geredet hatten – das war in einer Telefonzelle am Bahnhof von Kál gewesen, und Swetlana befand sich zu jener Zeit im Haus ihrer Großmutter in Belgrad. Ich erzählte ihr, dass ich Iwan am Ende in Budapest angerufen hatte, dass er mit einem Kanu aufgetaucht war und wir die ganze Nacht im Haus seiner Eltern gesessen hatten.

«Ist was passiert?», fragte sie mich und klang dabei matter und amüsierter als Lakshmi, meinte jedoch dasselbe.

«Na ja, dieses eine ist nicht passiert», sagte ich.

«Ach, Selin», erwiderte Swetlana.

Als mir Iwan zum ersten Mal von dem Sommerprogramm in Ungarn erzählte, sagte er, ich solle in Ruhe darüber nachdenken, weil er mich zu nichts zwingen wollte. Swetlana sagte, wenn ich mich dafür entscheiden würde, würde Iwan versuchen, Sex mit mir zu haben – eine Möglichkeit, die ich noch nie in Betracht gezogen hatte. Ich träumte die ganze Zeit von Iwan vor mich hin, stellte mir verschiedene Gespräche vor, die wir führen würden, wie er mich ansehen, mein Haar berühren und mich küssen würde. An Sex hatte ich dabei nie gedacht. Was ich über Sex wusste, entsprach in keiner Weise dem, was ich mir wünschte oder bisher empfunden hatte.

Ich hatte mehrfach versucht, einen Tampon zu verwenden. Tampons galten unter den älteren oder aufgeklärteren Mädchen irgendwie als emanzipierter und feministischer als Maxi-Binden. «Ich steck ihn mir einfach rein und vergess die Sache.» Was die beunruhigende Schlussfolgerung nahelegte, dass jemand permanent an seine Maxi-Binde dachte. Trotz alledem probierte ich alle paar Monate Tampons aus. Es war immer das Gleiche: Ganz gleich, in welche Richtung ich den Applikator drückte und wie systematisch ich sämtliche unterschiedlichen Winkel ausprobierte, mich durchzuckte jedes Mal ein rasender Schmerz. Ich las die Gebrauchsanweisung immer wieder.

Etwas machte ich eindeutig falsch, nur was genau? Es war vor allem deshalb besorgniserregend, weil ich mir ziemlich sicher war, dass das Ding eines Typen – Iwans – größer sein würde als ein Tampon. Doch an diesem Punkt schaltete sich mein Gehirn aus und die Sache wurde undenkbar.

Swetlana sagte, ich sollte besser darüber nachdenken. «Du willst doch nicht in so eine Lage geraten, ohne es dir vorher überlegt zu haben», sagte sie vernünftigerweise. Es stellte sich jedoch heraus, dass es nichts zu überlegen gab. Wenn Iwan mit mir Sex haben wollte, würde ich einwilligen, das war völlig klar. Vielleicht würde er imstande sein, mir zu sagen, was ich falsch gemacht hatte, und es würde nicht so schlimm werden wie mein Versuch, mir einen Tampon einzuführen.

Aber er hatte keinerlei Versuch unternommen, und die Abende, an denen wir bis spät in die Nacht zusammengesessen hatten, hatten wir nur geredet. Dann reiste er Ende Juli nach Thailand, und ich hatte immer noch zehn Tage im Dorf vor mir, umgeben von Menschen, die nicht er waren. Seltsame Sache: In gewisser Hinsicht war ich nach Ungarn gefahren, um Iwan besser zu verstehen – weil sein Ungarischsein ihm so viel bedeutete –, und erst in den Dörfern hatte ich einigermaßen entsetzt festgestellt, dass Ungarischsein zwar einen Großteil von Iwan ausmachte, dass Iwan jedoch nur ein winziger Teil von Ungarn war. Irgendwie hatte ich immer gewusst, dass Ungarn ein ganzes Land war, Heimat von Millionen Menschen, die Iwan nie begegnet waren und die ihn weder kannten noch mochten. Aber anscheinend hatte ich das nicht richtig durchdacht, sonst wäre ich nicht so überrascht gewesen.

War das der Moment, in dem ich den Faden der Geschichte verloren hatte, die ich mir erzählte – den Faden der Geschichte meines Lebens?

Swetlanas Reise nach Belgrad – ihre erste Heimkehr nach dem Krieg – war gut verlaufen, vielleicht auch dank all der vorbereitenden Gespräche mit ihrem Analytiker. Es gab nur einen einzigen Augenblick, im Laden unter der Wohnung ihrer Großmutter, als sie eine Münze fallen ließ, sich nach ihr bückte und sich plötzlich voller Grauen daran erinnerte, dass eine Milchflasche einst auf genau diesen Bodenfliesen zerbrochen war. Sie konnte sich nur noch daran erinnern, an nichts anderes, auch nicht daran, was so grauenhaft gewesen war. Sie hatte nur noch vor Augen, wie das Glas unwiederbringlich zerbarst, wie die Splitter überall hinflogen und die Milch sich wie eine Teufelshand über die schmuddeligen Fliesen ausbreitete.

«Verschüttete Milch»*, seufzte Swetlana. «Manchmal wünschte ich, mein Unterbewusstsein wäre ein bisschen origineller.»

Ich hätte gern noch mehr darüber erfahren, doch Swetlana dachte kaum noch an Belgrad, sondern mehr an die Wildnis, durch die sie gerade ein paar Studienneulinge im Rahmen eines Vorbereitungsprogramms geführt hatte. Ich vergaß immer wieder, dass es solche Vorbereitungsprogramme gab. Neben dem in der freien Natur gab es noch eines über Geisteswissenschaften und ein zivildienstliches, bei dem Häuser für Unterprivilegierte gebaut wurden. Sie waren nicht kostenlos – auch die nicht, bei denen man Häuser baute –, daher war ich nie auf die Idee gekommen, mich anzumelden. Doch Swetlana hatte das Programm in der freien Natur absolviert, als sie mit dem Studium anfing, und hatte dort eine tiefgreifende Erfahrung gemacht, die mit dem Erhabenen verbunden war.

Während ich Swetlana zuhörte, schwankte ich zwischen dem Glauben, dass ihr etwas richtig Gutes widerfahren war, und tiefer Befremdung. Sie schilderte, was für intensive Beziehungen sie zu langweilig klingenden Studienanfängern geknüpft hatte, mithilfe von Vertrauensübungen, Spielen und Aktivitäten, die mit den Jahren eigens zu diesem Zweck ersonnen worden waren. Im Gegensatz zu mir schien es sie nicht zu stören, dass die Erfahrung auf einen zugeschnitten war, damit man ein bestimmtes Gefühl bekam.

* Bezug auf das englische Sprichwort: «Es hat keinen Sinn, über verschüttete Milch zu weinen.» [Anm. d. Übers.]

Swetlanas Schilderungen wurden zunehmend von Scott dominiert, mit dem sie die Gruppe leitete. Jede Gruppe wurde von zwei Personen geführt, einer männlichen und einer weiblichen. Ich schloss daraus, dass es spannend gewesen sein musste, mit einem Typen ein gemeinsames Ziel zu haben, das Zusammenarbeit, Diskussionen und Verantwortung erforderte. Dass alle so sehr auf diese Mama-Papa-Verkleidung mit Campingmotto abfuhren, hatte aber auch etwas Unheimliches. Hatte ich dieses Gefühl vielleicht nur, weil meine Eltern geschieden waren?

Scott, der sich für Bluegrass und Zen interessierte, wirkte wie einer von den nichtssagenden, superamerikanischen Mackern, die Swetlana urkomisch fanden. Aus irgendeinem Grund waren solche Typen mir gegenüber immer negativ eingestellt. Als Swetlana darauf zu sprechen kam, dass Scott in einem höheren Semester war und eine Freundin hatte, deutete ihr Ton an, dass sie von einem Vergleich mit Iwan, der für uns beide sofort offensichtlich war, entweder ablenkte oder ironisch Bezug darauf nahm. Sie betonte immer wieder, dass ihre Beziehung zu Scott genau den Umständen entsprechend war, weil sie einander vollkommen vertrauen mussten, einander körperlich kennen mussten, sich gegenseitig helfen mussten, natürliche und künstliche Hindernisse zu überwinden und die Dinge zu tragen, die ihre Körper brauchten, um in der Wildnis zu überleben, während sie Tag und Nacht von der unbegreiflich schönen Natur eingehüllt waren.

«Wie soll ich je wieder ohne dich leben?», hatte Scott Swetlana an ihrem letzten gemeinsamen Abend gefragt. Swetlana hatte zu ihm gesagt, dass es möglicherweise für sie beide am besten sei, dass ihre Nähe zueinander enden würde, denn nie fühle sie mehr Leben und Tiefe in sich als im Wald. «Ich hab ihm gesagt, ‹Im Winter kann ich ziemlich *mattiert* sein›», erklärte sie und verweilte, was typisch für sie war, genüsslich bei diesem ungewöhnlichen Wort. «Und ich möchte dich auf keinen Fall enttäuschen.»

«So was brauchst du mir nicht zu sagen, dass du mich enttäuschst oder so», hatte Scott geantwortet. «Wir gehen ja nicht zusammen aus.»

Warum traf mich das so? Swetlana zitierte doch nur, was Scott zu ihr gesagt hatte. Es hatte nichts mit mir zu tun und Swetlana schienen seine Worte nichts auszumachen.

◊

Ich saß mit Swetlana in ihrem Zimmer und wir gingen das Vorlesungsverzeichnis durch. Es war ein magischer Katalog. Das gesamte Wissen der Menschheit befand sich darin, versteckt in der Form seiner Klassifizierung. Es war wie bei *Merkwürdiges aus dem Frankweiler-Geheimarchiv*, wo die Antwort auf die Frage, ob die Statue wirklich von Michelangelo stammte – eine Antwort, von der die Bedeutsamkeit alles Folgenden abhing –, sich direkt in den Aktenschränken befand, wo die Kinder sie nur finden mussten, was aber voraussetzte, dass sie errieten, unter welchem Stichwort sie abgelegt war.

Ich fand, dass die Fachbereiche und Studiengänge irgendwie falsch organisiert waren. Warum waren die verschiedenen Abteilungen der Literatur nach der Geografie und Sprache kategorisiert, die Naturwissenschaften hingegen nach dem Abstraktionsgrad oder nach der Größe des Studiengegenstands? Warum klassifizierte man die Literatur nicht nach der Anzahl der Wörter? Warum die Naturwissenschaften nicht nach dem Land? Warum hatte die Religion ein eigenes Institut und gehörte nicht zur Philosophie oder Anthropologie? Warum gehörte die Geschichte nichtindustrieller Völker zur Anthropologie und nicht zur Geschichte? Warum wurden die wichtigsten Themen nur indirekt angesprochen? Warum gab es kein Institut für die Liebe?

Noch bevor ich Swetlana dazu befragte, wusste ich, dass sie das Institutssystem verteidigen würde – aber wie? Die Kategorien hatte sich eindeutig irgendwer willkürlich ausgedacht.

«Na ja, natürlich sind sie willkürlich», sagte Swetlana, «aber nur, weil es sich um historische, nicht um formale Kategorien handelt.» Das Vorlesungsverzeichnis, sagte sie, sei darauf zurückzuführen, wie das Wissen der Menschheit seit den alten Griechen in Disziplinen aufgeteilt worden sei. Das Wissen könne nicht von seiner Aneignung und Organisation getrennt werden, daher sei die Unterteilung in historische Kategorien von großer Bedeutsamkeit. Swetlanas Klugheit beeindruckte mich, aber ich war nicht ihrer Meinung. Ich fand, die zufällig geerbten Kategorien müssten überarbeitet und eine bessere Ordnung für sie ersonnen werden.

Ich misstraute Swetlanas Einstellung gegenüber historischen und anderen Einflüssen generell. Sie dachte permanent an den Einfluss ihrer Eltern und war darin nicht die Einzige – in Harvard erzählte einem die Hälfte der Leute spätestens nach fünf Minuten vom Einfluss, den ihre Eltern ausübten.

Sie sagten, von den eigenen Eltern besessen zu sein, sei allgemein üblich, aber dieses Gefühl hatte ich nicht. Als wir in der Highschool *Hamlet* lasen, langweilte ich mich zu Tode. Ich wollte nur raus, das war alles, woran ich in dieser Zeit dachte. Und Hamlet hatte es geschafft, er war auf dem College und kam dann zurück und verhedderte sich in einem abstoßenden Drama über das Sexualleben seiner Mutter. Nur weil sein Vater es ihm gesagt hatte, in einem seitenlangen, moralisierenden Erguss voller Selbstmitleid, der weder das Wort an Hamlet richtete noch von ihm handelte, sondern die alte Leier über die Lust war, die nur auf Müll Jagd machte. Woraufhin Hamlet herumging und spitze Bemerkungen über seine Mama von sich gab. Für so einen Menschen reichte meine Geduld nicht.

Im letzten Frühjahr hatte Swetlana mehrere Monate vor der Entscheidung für ihr Hauptfach Rat von ihren Eltern und von anderen alten Leuten erbeten. Ihr Vater hatte ihr seine Unterstützung seltsamerweise mit den Worten versagt: «Ich kann dich unmöglich besser kennen, als du dich selbst kennst.» Das war typisch für Swetlanas Dad. Er wusste eindeutig, was sie tun sollte, wollte ihr aber eine Lektion erteilen. Ihre Mutter sagte zu ihr: «Frag Gould», was bedeutete, sie solle Stephen Jay Gould fragen, weil sie einmal in seiner Sprechstunde gewesen war und zwei Stunden lang mit ihm über die Abstammung des Menschen gesprochen hatte. «Ich beneide dich wirklich um diese Auswahlmöglichkeiten», hatte Swetlanas Mutter gesagt. «Ich wünschte, ich könnte mit dir tauschen. Ich freu mich so sehr für dich, dass mir manchmal die Tränen kommen.»

Swetlana tat so, als hätte sie noch nicht alle ihre Kurse gewählt, doch es war klar, dass das nicht stimmte. Wir nahmen beide am Russischschnellkurs teil, den man machen musste, wenn man darauf hoffen wollte, ein richtiges Buch auf Russisch lesen zu können, bevor die vier Jahre College vorbei waren. Der Kurs zählte doppelt. Wenn man einen Hauptfachkurs belegte und ein Tutorium im Hauptfach, hatte man einen vollen Kurs mit vier Unterrichtsstunden.

Ich belegte aber noch einen weiteren Kurs und konnte mir einen aussuchen, der nicht obligatorisch war. Ich verstand nicht, warum die meisten anderen keinen fünften Kurs auswählten. Die Kosten waren dieselben. Man musste nur einen ‹Antrag› ausfüllen und zu einem Dekan gehen. Diese Treffen waren zugegebenermaßen nie sehr erfreulich. Hinter dem angespannten Gesichtsausdruck eines Dekans waren Anzeichen dafür erkennbar, dass er alles, was man sagte, fortwährend so interpretierte, als sei man entweder unvernünftig oder unreif. Doch aus irgendeinem Grund erlaubten die Gesetze ihrer Welt keine direkte Konfrontation. Sie lächelten nur die ganze Zeit starr und versuchten einem zu sagen, man solle nicht so viele Kurse besuchen, und wenn man lange genug ebenso starr zurücklächelte, unterschrieben sie den Antrag letztendlich.

Ich schlug das Vorlesungsverzeichnis auf gut Glück auf.

Vergleichende Lit. 140: Zufall

«Unvorstellbare menschliche Anstrengungen werden unternommen, um das Ärgernis oder die Gefahr des Zufalls zu bekämpfen und einzuschränken», schreibt C. G. Jung im englischsprachigen Vorwort zum I Ging. Wir wollen darüber nachdenken, wie moderne Künstler und Denker diese Anstrengungen umlenkten und den Zufall als künstlerische Praxis einsetzten, als Verbindung zum Unbewussten, um sich den Zwängen des Gedächtnisses und der Vorstellungskraft zu entziehen ...»

Als ich erfuhr, dass es ein Literaturseminar über den Zufall gab, schlug mein Herz höher, insbesondere weil es hieß «behandelt werden unter anderem der Flaneur und das Flanieren – der *Random Walk* – als Paradigma urbanen Erlebens». Zufall und Wahrscheinlichkeit waren Iwans Spezialgebiet. Er war deswegen nach Kalifornien gegangen und hatte seine Dissertation über *Random Walks* geschrieben! Über Flaneure sprachen alle, die sich mit Literatur befassten, und ich hatte nie verstanden, warum – sie sagten einfach, jemand sei ein Flaneur oder ein Voyeur, und wirkten zufrieden. Ich wusste, dass Flaneure umhergingen und dass Voyeure Dinge betrachteten. Das kam mir nicht besonders interessant vor, und ich war mir auch nicht sicher, warum ein *Random Walk* erforschenswert war. Vielleicht hing beides miteinander zusammen?

Die Seminarbeschreibung endete mit den Themen, über die diskutiert werden würde, unter anderem «André Bretons surrealistische Strategien in *Nadja*», was mir ebenfalls wie ein Zeichen vorkam, weil mir das Bändchen *Nadja* in Swetlanas Zimmer so oft aufgefallen war: ein Leichtgewicht mit auffällig minimalistischem Einband und über den Text verteilten, nummerierten Schwarz-Weiß-Fotos. Als ich einmal auf Swetlana wartete, die gerade duschte, hatte ich die ersten Zeilen gelesen. «Wer bin ich? Wenn ich mich ausnahmsweise einem Sprichwort anvertraute: Warum sollte tatsächlich nicht alles darauf hinauslaufen, zu wissen, mit wem ich ‹umgehe›?» Der Absatz ging noch seitenlang weiter. Interessanter fand ich die Frage, mit wem ich umging.

«Ist das was?», fragte ich sie und hielt das Buch hoch. Swetlana war gerade zur Tür hereingekommen, sah total rosarot aus und hatte ein Handtuch um ihr Haar geschlungen.

Sie sah nachdenklich aus. «Ich weiß nicht, ob es dir gefällt. Du kannst es aber gerne leihen.»

Ich schlug die letzte Seite auf und las: «Die Schönheit wird KONVULSIV sein oder nicht sein.»

«Vielleicht ein andermal», sagte ich und stellte das Buch zurück ins Regal.

Monate später hatte Iwan mir eine lange E-Mail über Fellini und Clowns geschrieben, deren Schlusszeile gelautet hatte: «Die Schönheit, sagt Breton, wird konvulsiv sein oder nicht sein.» Ich hatte beschlossen, mir *Nadja* noch einmal anzusehen, wenn ich wieder bei Swetlana im Zimmer war, um herauszufinden, ob es irgendwelche Anhaltspunkte gab, die mir mit den Clowns weiterhelfen könnten. Doch irgendwie war das Collegejahr vorbeigegangen, ohne dass ich je wieder in ihrem Zimmer auf sie warten musste und die Zeit gehabt hätte, mir ihre Bücher anzusehen.

Jetzt lebten wir bereits in verschiedenen Häusern, und bald würden wir noch weiter voneinander entfernt wohnen, sie würde heiraten, und ich würde nie wieder in ihrem Zimmer auf sie warten. Wie kurz und wie magisch es doch war, dass wir alle so nah beieinander wohnten und jeweils in den Zimmern der anderen ein und aus gingen und vor allem damit beschäftigt waren, Rätsel zu lösen. Weil es sich um einen vorübergehenden Zustand handelte, war es umso wichtiger, das Richtige zu tun – und den richtigen Anhaltspunkten zu folgen.

◊

Es war spannend, in der Buchhandlung von der Informatikabteilung zur Vergleichenden Literaturwissenschaft zu gehen: Auf den Regalen, die sich gleich um die Ecke befanden, standen Bücher, die einen normalen Umfang und interessante Umschläge hatten und aussahen, als würden sie auch im normalen Leben gelesen – im Gegensatz zu den dickleibigen Informatiklehrbüchern. Die Bücher für das Seminar über den Zufall wirkten abweisend kühl. Ob ich die gerne lesen würde? Bücher, die mir gefielen, waren normalerweise dick, beschrieben Möbel oder erzählten von Menschen, die sich verliebten, und hatten oft Einbände mit hässlichen Gemälden aus dem neunzehnten Jahrhundert. Die Bücher über den Zufall gehörten zu der Sorte schmaler, attraktiver Bücher mit breiten Rändern, die zu lesen ich nie richtig Lust hatte: Bücher, die experimentell oder hybrid oder postmodern oder lyrisch waren. Warum waren Lyrikbände so teuer, wo sie doch so wenige Wörter enthielten? Die *Blumen des Bösen* kosteten dreißig Dollar! Ich schlug das Buch auf gut Glück auf: *Don Juan in der Hölle.* «Die Kleider offen, mit entblößten Hängebrüsten, / Wanden sich Weiber unterm finsteren Gezelt / Und schrien wie Vieh, das man zum Opfer rüstet, / Ein Wehgeheul ihm nach, das immer weiter gellt.» Wie bitte? Wieso waren die Frauen in der Hölle? Dreißig Dollar für so was?

Dann sah ich einen dicken Penguin-Klassiker mit einem schlecht reproduzierten Gemälde auf dem Einband. Auf dem schwarzen Medaillon stand in weißer Schrift:

Sören Kierkegaard
ENTWEDER/ODER
Ein Lebensfragment

Ich nahm das antiquarische Buch – $ 7.99 – in die Hand und las, was auf der Rückseite stand: «Mithin: entweder man muß aesthetisch leben oder man muß ethisch leben.»

Ich hatte Herzklopfen. Über so was gab es ein Buch?

◊

Den Ausdruck «Ästhetisches Leben» hatte ich zum ersten Mal in einem Seminar über Konstruierte Welten gehört, das war letztes Jahr gewesen. Wir lasen einen französischen Roman namens *Gegen den Strich*. Er handelte von einem degenerierten Sprössling eines Adelsgeschlechts, der sich aufs Land zurückzieht und sich dort «dekadenten» Projekten widmet. So züchtet er beispielsweise im Rahmen seines Versuchs, Organisches und Anorganisches einander ähnlich zu machen, Orchideen, die Fleisch ähneln. Nach der Lektüre hatte ich keine hohe Meinung von der Leistung dieses Typen. Doch die Vorstellung von einem ästhetischen Leben fand ich immer noch ungeheuer fesselnd. Nie zuvor hatte ich gehört, dass man sein Leben nach einem anderen Prinzip oder Ziel ausrichten konnte als dem, Geld zu verdienen und Kinder zu bekommen. Niemand sagte je, dass dies das Organisationsprinzip seines oder ihres Lebens sei, aber als ich erwachsen wurde, hatte ich oft wahrgenommen, dass sich Erwachsene benahmen, als sei es ein frivoler Traum oder Luxus, wenn man versuchte, irgendwo hinzugelangen oder etwas zu erreichen, statt sich der ernsten Arbeit des Kinderbekommens und Geldverdienens für diese Kinder zu widmen.

Nie hat irgendwer erklärt, was so bewundernswert am Kinderkriegen war oder warum ein jeder und eine jede automatisch diesem Werdegang folgen sollte. Wenn man sich erkundigte, warum jemand ein Kind bekommen habe oder wozu ein bestimmtes Kind gut gewesen sei, wurde das als Blasphemie betrachtet – so als hätte man gesagt, sie sollen lieber sterben oder das Kind sterbe besser. Es war, als könnte man nicht fragen, was sie beabsichtigt hatten, ohne dass der Tod von jemandem mitenthalten war.

Ganz zu Beginn unserer Freundschaft hatte Swetlana mir eines Tages spontan erklärt, sie glaube, ich versuchte, ein ästhetisches Leben zu führen, und dass dies der Hauptunterschied zwischen uns sei, weil sie nämlich ethisch zu leben versuche. Ich verstand nicht genau, warum das Gegensätze sein sollten, und war einen Moment lang besorgt, sie würde denken, ich fände es okay, wenn man betrog oder stahl. Es stellte sich aber heraus, dass sie etwas anderes meinte: dass ich mehr riskierte als sie und mir mehr aus «Stil» machte, während ihr Geschichte und Tradition wichtiger waren.

Schon bald wurden «das Ethische und das Ästhetische» für uns zum Bezugsrahmen, wenn wir darüber sprachen, worin wir uns unterschieden. In der Wahl ihrer Freunde umgab Swetlana sich gerne mit verlässlichen, langweiligen Leuten, die ihre Seinsweise bestätigten, während ich mich mehr für unzuverlässige Leute interessierte, die andere Erfahrungen und Eindrücke einbringen konnten. Swetlana belegte gerne Einführungen und Überblicksseminare, sie «beherrschte» gerne die Grundlagen, bevor sie zur nächsten Stufe weiterging, und hatte glatte Einser. Mein Horror war es, mich zu langweilen, und deshalb wählte ich lieber besondere Seminare mit interessanten Titeln, auch wenn ich die Voraussetzungen dafür nicht erfüllte und keine Ahnung hatte, worum es ging. Ich verstand, dass man das ästhetisch nennen konnte. Nicht so klar war mir, warum Swetlanas Art ethisch sein sollte und nicht einfach nur «verantwortungsbewusst» und folgsam.

Was uns irgendwie verband, war, dass Swetlana ihrem Vater sehr nahestand, der sie auch dazu gebracht hatte, sich mit Philosophie und Ethik zu befassen und darüber zu diskutieren. Damit konnte ich etwas anfangen. Als ich klein war, fuhr ich mit meinem Vater an den Wochenenden in New Jersey übers Land, nur wir beide, und manchmal hielten wir an und pflückten Äpfel auf Farmen oder beobachteten in Naturschutzgebieten Vögel – meistens fuhren wir jedoch umher, hörten klassische Musik und sprachen über Ethik, Moral und den Sinn des Lebens. Diese Gespräche hatten mir damals sehr gefallen, doch jetzt machte mich das Wort «Ethik» ungeduldig.

Bei dem Versuch, festzustellen, wann genau diese Veränderung einsetzte, fiel mir ein bestimmter Abend ein. Ich war zehn und machte gerade in meinem Zimmer Hausaufgaben, als mein Vater abends an die Tür klopfte und eine unserer langen Fahrten mit dem Auto vorschlug, obwohl es ein Werktag war. Im Wagen fragte mein Vater, ob ich auch der Meinung sei, dass es moralisch gesehen nichts Schlimmeres gebe als Verrat und dass Frauen ganz besonders zum Verrat neigten. Beispielsweise hatte Klytämnestra Agamemnon verraten, als er gerade mit einem Fuß aus dem Bad trat, womit sich die Prophezeiung erfüllte, dass Agamemnon weder zu Land noch zu Wasser sterben würde.

Dass Agamemnon seine Tochter als Opfer für den Trojanischen Krieg getötet hatte, erfuhr ich erst von Swetlana. Klytämnestra war wütend darüber. Ich wollte über nichts davon nachdenken oder gar mein Leben danach ausrichten.

Auf der Buchrückseite stand, im ersten Teil von *Entweder/Oder* gehe es um das ästhetische Leben und dazu gehöre auch «Das Tagebuch des Verführers», der zweite Teil hingegen handele vom ethischen Leben und bestehe aus Briefen eines Richters über die Ehe.

Das ethische Leben *hatte* also mit Heirat zu tun. Meine Freundschaft mit Swetlana ging unausgesprochen damit einher, dass sie «in einer festen Beziehung» leben und irgendwann Kinder haben wollte, während ich interessante Liebschaften vorzog, über die ich schreiben konnte. Anscheinend hatte Swetlana das Familienleben nicht mehr genossen als ich, doch hatte es in ihrem Fall dazu geführt, dass sie es erneut versuchen wollte, und alles, was ihren Eltern nicht gelungen war, richtig machen wollte. Ich dagegen fand, dass meine Eltern zum Scheitern verurteilt gewesen waren; ich sah nicht, wie ich es hätte besser machen können.

Wie nicht anders zu erwarten, ging aus dem Text auf der Buchrückseite nicht hervor, welche Art Leben besser war. Dort stand nur: «Will Kierkegaard, dass wir einer der beiden Arten zu leben den Vorzug geben? Oder werden wir auf die existentialistische Idee einer radikalen Wahl zurückgeworfen?» Vermutlich stammte das von einem Professor. Ich erkannte darin die typische Freude eines

Professors, einem Informationen vorzuenthalten. Trotzdem kaufte ich das Buch – und außerdem eine gebrauchte Ausgabe von *Nadja*. Es bestand die Möglichkeit, dass eines dieser Bücher oder vielleicht beide mein Leben veränderten.

◇

Manchmal hatte ich ein merkwürdiges Gefühl, weil Swetlana und ich nicht zusammenwohnten. Im Frühjahr hatten wir das Thema angeschnitten. «Unsere Freundschaft ist eindeutig hochgradig inspirierend», sagte sie, «doch mit jemandem zusammenzuwohnen, dessen Persönlichkeit mindestens so stark ist wie meine, finde ich auch ein bisschen bedrohlich.» Swetlana war der einzige Mensch, der kein Blatt vor den Mund nahm. Mir wäre es peinlich gewesen, auch nur in Gedanken zuzugeben, geschweige denn auszusprechen, dass ich mich von einer starken Persönlichkeit bedroht fühlte. Ich hätte nicht einmal zugegeben, dass ich nicht der Meinung war, alle Menschen seien im Hinblick auf ihre Persönlichkeit gleich. Als Swetlana es dann ausgesprochen hatte, erschien es mir glasklar und nicht mehr strittig. Swetlana hatte die stärkste Persönlichkeit, der ich je begegnet war – viel stärker als meine eigene. Nie hätte sie den Sommer in einem Land am Rande Europas verbracht, das kaum etwas mit ihrer eigenen Vergangenheit zu tun hatte und auch nichts mit der großen abendländischen Geschichte und Kultur. Warum hatte sie dann gesagt, meine Persönlichkeit sei mindestens so stark wie ihre? Ich beschloss, dass sie es aus Höflichkeit gesagt hatte – damit ich ihr nicht mehr übel nahm, dass sie nicht mit mir zusammenwohnen wollte.

Wenn ich andererseits an ihre Zimmergenossinnen im ersten Studienjahr dachte, die im selben neuen Trakt wohnten, so schien deren Dynamik mit Swetlana darauf zu beruhen, dass immer beide Seiten Swetlana übereinstimmend als die stärkere Persönlichkeit erachteten. Sie waren Swetlanas Zuschauerinnen, die sie ermutigten und dafür in einer Art feudalem Tausch beschützt, angeleitet und unterhalten wurden. Wie passte ich dort hinein? Ich konnte mir nicht vorstellen, Dolores und Valerie anzuwerben, damit sie mich anfeuerten, und genauso wenig konnte ich mir vorstellen, mich ihnen anzuschließen, um Swetlana anzufeuern. Ich konnte mir nicht vorstellen, über unsere Stofftiere zu sprechen, indem ich ihre Namen verwendete, oder Guthrie, das Schnabeltier, mit zu den Prüfungen zu nehmen. Warum war all das Swetlana wichtiger, als ihre Zeit mit mir zu verbringen?

Als mich Riley fragte, ob ich mit ihr zusammenwohnen wollte, war ich sofort einverstanden, obwohl ich sie nicht richtig kannte. Riley war der kompromissloseste Mensch, den ich kannte – und der witzigste. Ihre engsten Freunde – Oak, Ezra und Lucas – waren Typen und «nahmen das Komische ernst». Witze zu erzählen, war – wie streiten oder Pingpong spielen – eine der vielen nichtprofessionellen menschlichen Gelegenheitsaktivitäten, die sich auf dem College zu strengen technischen Disziplinen wandelten, die von manchen Tag und Nacht erlernt und als wettbewerbsfähige Berufslaufbahn angestrebt wurden.

Als ich mit ihnen in der Cafeteria war – Riley saß kerzengerade da, nach Katzenart sich selbst genug, die anderen hatten ihre schlaksigen Glieder unter und über dem Tisch ausgestreckt, und alle feuerten Witze hin und her, die sich immer mehr hochschraubten und wie subtile Rechtsfragen weiter verzweigten, was ich so nie für möglich gehalten hätte –, als ich also mit ihnen in der Cafeteria war, hatte ich das zwingende Bedürfnis, solche Leute in meiner Nähe zu haben, um gegen die Launen des Schicksals gewappnet zu sein und um zu lernen, wie man das machte.

Sich vorzustellen, Swetlana könnte sich mit Riley unterhalten oder gar mit ihr zusammenwohnen, war schwierig. Noch schwieriger war die Vorstellung, Iwan könne mit Riley reden, obwohl die beiden tatsächlich einmal miteinander geredet hatten, im Frühling, als er rätselhafterweise auf einmal in der Erstsemester-Cafeteria auftauchte. Dies gehörte zu den vielen Dingen, die er nur getan hatte, um mich zu verwirren.

«Wie kommt es eigentlich, dass du hier bist?», fragte ich.

«Ich war im Science Center und hatte keine Zeit mehr, auf mein Zimmer zurückzugehen. Also hab ich gedacht, ich seh mal nach, ob du hier bist.»

«Aber ich bin mit einer Freundin da.»

«Kann ich denn mit euch essen?»

Mit zunehmender Verzweiflung führte ich ihn an unseren Tisch. «Das ist meine Freundin Riley», sagte ich. «Das ist Iwan.»

«Hallo Iwan», sagte Riley.

«Hallo Riley», sagte Iwan.

Ich saß gegenüber von Riley und Iwan saß neben mir. Riley blickte Iwan an, der ein Salisbury-Steak zerkleinerte – etwas, was Riley nie gegessen hätte. Dann tauchten Oak, Ezra und Lucas auf und schafften es, wie mindestens fünf Personen zu wirken. Sie setzten sich, sprangen dauernd wieder auf, holten sich etwas und tauschten die Plätze. Alle machten Witze über einen Typen, der Morris hieß. Riley erzählte, dass sie einmal einen Kamm genommen hatte, der Morris gehörte. Der Kamm zerbrach und sie hatte ihm einen neuen Kamm gekauft. Da sie dem ersten Kamm nichts angetan hatte, denn er war ja einfach zerbrochen, hatte sie das Gefühl gehabt, verantwortungsbewusst und großzügig gehandelt zu haben. Doch Morris wollte den neuen Kamm nicht und sagte verärgert: «Den habe ich fünfzehn Jahre lang benutzt!» Alles an der Geschichte samt dem Kamm, der auf einmal kaputtgeht, war ganz und gar typisch für Morris.

«Vor fünfzehn Jahren warst du drei und hattest kaum Haare», sagte Riley und wandte sich dabei an einen Fantasie-Morris.

«Vielleicht ist der Kamm so was wie die Uhr in *Pulp Fiction*», schlug Iwan vor.

Oak, dessen Eltern Hippies waren, starrte Iwan mit seinen runden, blauen, geisteskrank wirkenden Augen an und sagte: «Mein Vater hatte diesen Kamm fünfzehn Jahre lang im Arsch!»

Diese Weiterentwicklung der Kammgeschichte wurde kommentarlos von allen akzeptiert. Ich bewunderte Iwan dafür, dass er einen Beitrag zu dem Witz hatte leisten können, der im Sinne von Riley und ihren Freunden war.

In Swetlanas Wohnblock wohnten am Ende sechs orthodoxe Juden, weil Swetlana mit Dave, dem Alphatypen der Orthodoxen, in einer Gruppe über Moralisches Urteilen gewesen war. Die beiden hatten ihre Wohnblocks wie bei einer dynastischen Heirat zusammengelegt. Dave war so alt wie wir, hatte aber einen üppigen kastanienbraunen Bart und die Stimme eines Rundfunksprechers. Er und Swetlana waren beide sehr artikuliert und direkt und hatten ihre Diskussionen oft stundenlang fortgesetzt, mit, wie Swetlana sich ausdrückte, «beinah sexueller Eindringlichkeit». Swetlana sagte, sie sei vom Denken der Antike geprägt, das die Christen in der Renaissance wiederentdeckt hatten, während Dave sich auf das talmudische System von Frage und Kommentar stütze. Dennoch gebe es eine Ebene, auf der sie sich begegneten, weil beide Systeme von der hebräischen Bibel abstammten.

Das Seminar über Moralisches Urteilen hatte geheißen: «Wenn es keinen Gott gibt, ist alles erlaubt.» Ich verstand nicht, wie man im Jahr 1996 über so etwas ausgedehnte Diskussionen führen konnte. Was konnte man mit jemandem anfangen, der sich nur deshalb nicht asozial verhielt, weil er oder sie Angst davor hatte, Ärger mit Gott zu bekommen?

Rileys Protektion war nicht so erdrückend wie die von Swetlana, dafür aber auch weniger wohlwollend. Vielleicht konnte man erst dann wohlwollend sein, wenn man genau über die Angelegenheiten aller anderen Bescheid wusste. Swetlana sagte, ihr Wohnblock sei fürsorglicher, während meiner kühler sei; diese Kühle hätte Swetlana daran gehindert, sie selbst zu sein, ich würde nicht so viel Fürsorglichkeit brauchen. Stimmte das? Beim Wort «Fürsorglichkeit» bekam ich eindeutig Beklemmungen.

Mein Häuserblock gehörte zum Mather House, wo jetzt auch die Typen wohnten: Oak, Ezra, Lucas, Morris und ein paar freundliche Geologen, die irgendwie an Oak hingen. Riley hasste das Mather House jedoch so sehr, dass sie den Rest von uns – mich, Riley, Rileys Kommilitonin Priya, ebenfalls Studienanfängerin in Medizin, und Priyas Mitbewohnerin Joanne – für das Notunterkunftsprogramm angemeldet hatte. Wir benutzten zwar alle Einrichtungen von Mather, doch unsere Zimmer waren in einem anderen Gebäude: einem mittelhohen Backsteinbau voller Zweibettzimmer mit Geschirrspülmaschine, Mikrowelle, Abfallentleerungsanlage, Teppichfußboden und Zentralheizung. Abgesehen davon, dass jedes Zimmer ein Etagenbett aus Metall und zwei Schlafsaalschreibtische hatte, war alles wie in einem normalen Mietshaus. Dass in einem Gebäude, das aussah, als wohnten dort normale Leute, ein Studierendenwohnheim untergebracht war, fand ich irgendwie unheimlich.

Sogar als noch Shopping-Woche war, fand der Russischschnellkurs statt und wir hatten zwei volle Stunden Unterricht. Alle beschwerten sich, aber mir gefiel es insgeheim. Ich mochte es nicht, wenn die Leute so taten, als hätten wir alle Zeit der Welt. «Sie haben noch so viel Zeit, Sie brauchen sich nicht zu beeilen.» Das sagten die Dekane, wenn man versuchte, fünf Seminare zu belegen. Sie hatten gut reden: Sie waren ja bereits Dekane. Falls sie absichtlich Dekane geworden waren, konnten sie es sich leisten, entspannt zu sein; und falls sie eigentlich gar keine Dekane sein wollten, engagierten sie sich jetzt dafür, alle anderen ebenfalls daran zu hindern, etwas zu erreichen.

Das war das Schlimmste an der Kindheit gewesen: Leute, die einem sagten, wie glücklich man sich schätzen könne, so sorglos leben zu können und keine Verantwortung tragen zu müssen. Es war ein Punkt, in dem ich völlig anderer Meinung war als meine Mutter. Sie sagte, es sei eine ganz wunderbare Sache, dass Kinder in Amerika Kinder sein dürften und nicht wie in anderen Ländern Erwachsene sein mussten, bevor sie erwachsen waren; sie wurden sexualisiert oder zur Arbeit geschickt. In Amerika war die Kindheit eine Zeit des Spiels und der Unschuld, in der man kein Geld verdienen musste und nichts tun musste, was zählte. Als ich klein war, überkamen mich immer große Sehnsucht und ein tiefes Gefühl des Scheiterns, wenn ich von Kindern hörte, die sich künstlerisch oder naturwissenschaftlich oder sportlich hervortaten. Doch meine Mutter betrachtete derartige Wunderkinder mit Mitleid und Sorge: Man hatte ihnen nicht erlaubt, Kinder zu sein.

Nach dem Russischunterricht hatte ich eine Besprechung mit Bob, meinem Finanzhilfeberater. Beim Überqueren des Platzes merkte ich, dass ein erwachsener Mann versuchte, auf sich aufmerksam zu machen. Das war mein Untergang. Er konnte nur Geld wollen. Wenn ich ihm welches gab, verschleuderte ich leichtfertig das schwer verdiente Gehalt meiner Mutter – nur um mich selbst vor einem Mann besser zu fühlen. Wenn ich ihm nichts gab, war ich eine Heuchlerin, da ich regelmäßig Geld meiner Mutter für Dinge ausgab, die ich eigentlich nicht brauchte, beispielsweise für einen Sieben-Dollar-Porenverengenden-Hautreiniger von CVS.

Ich tat, als würde ich den Mann nicht sehen, merkte aber, dass er keineswegs von seinem Versuch abließ, mit der berechtigten Energie von jemandem, der wusste, dass ich mehr Geld hatte als er und dass das ungerecht war. Ich gab auf und tat, wozu er mich zwingen wollte: nämlich, ihn anzublicken. Da sah ich, dass er *Real Change* verkaufte, die Straßenzeitung, und war erleichtert, weil *Real Change* genau genommen eine Zeitung war – also eine legitime Ausgabe –, die noch dazu billiger und interessanter war als andere Zeitungen. Ich wusste, dass meine Mutter sie ebenfalls interessant gefunden hätte.

«*Real Change* finde ich toll», sagte ich zu dem Typen und gab ihm einen Dollar. Mit einer schwungvollen Geste überreichte er mir die Zeitung. Beim Weitergehen überflog ich die Titelseite. Die «VERSCHWÖRUNGSECKE» von John Doe – «meinen richtigen Namen kann ich aus Sicherheitsgründen nicht preisgeben» – entzückte mich wegen des schmissigen Tons und abrupten Endes: «Wie dem auch sei, ich muss jetzt weg, mich verstecken. Ein wortloses Tschüs!» Und warum gab es nicht mehr Zeitungen, die Gedichte abdruckten?

Die Gedichte in *Real Change* waren, soweit ich sehen konnte, nicht schlechter als die in der Literaturzeitschrift von und für Studierende. Waren die Leute, die auf der Straße lebten, gute Dichter oder dichteten wir einfach schlecht? In *Wir, die Mehrzahl, wollen keinen Tofu*, hatte sich «Tofu» auf «im Gegensatz zu» gereimt. Die erste Zeile eines anderen Gedichts lautete: «Wir leben in einer Welt, wo Kleinkinder auf Jungfrauen setzen. / Kuscheln und Niedlichkeit sind ihre Mätzchen.» Weiter unten stellte sich heraus, dass die Kleinkinder tatsächlich eine Art Amt innehatten, in das sie gewählt wurden. Das konnte ich ausschneiden und daraus eine Collage für Riley machen. Seit Neuestem bastelten wir füreinander Collagen und klebten sie an den Badezimmerspiegel.

Im Wartezimmer des Finanzhilfeberaters dachte ich über ein Gedicht nach, das *Hass* hieß:

Nichts von alldem wirkt echt auf mich.
Hab keine Seele mehr, die wer stehlen kann.
Mein Herz besteht jetzt aus Stein.
Bitte lasst mich nicht ganz allein.

War das ein gutes Gedicht? Es klang wie ein Song von Nine Inch Nails. Waren Nine Inch Nails gut? Ich war sauer, wenn Leute ein Foto von einem Pissoir herumzeigten und damit eine Diskussion anregen wollten, ob das Kunst sei. Trotzdem wollte ich wissen, ob ein Gedicht gut war. «Bitte lasst mich nicht ganz allein.» War das auch meine Angst? Und vielleicht nicht nur meine, sondern die Angst eines jeden? Ich blickte mich im Wartezimmer des Beraters um und nahm verschiedene Gemälde von Segelbooten in Augenschein. Zwei Stühle weiter lehnte ein Junge, die Beine von sich gestreckt; sein Rucksack lag umgekippt vor ihm auf dem Boden und sah aus wie angeschossen. Es war ein Szenarium, das bei mir die Frage aufkommen ließ, ob das Gedicht, so wie alle anderen Gedichte, wie der ganze Rest der Zeitung, und vielleicht auch noch andere Zeitungen, Ausdruck eines Leids waren, dessen Druck, Veröffentlichung und Verbreitung obszön waren.

Na ja, so ist es halt, dachte ich: Man konnte ja einen rohen Schrei des Leids nicht einfach *niederschreiben*. Das wäre langweilig und selbstverliebt. Er musste verschleiert und in Kunst verwandelt werden. Nur dann war es Literatur. Wenn man dazu Talent hatte, brachte es die Leute dazu, zu lesen, was man geschrieben hatte, und einem Geld dafür zu geben.

Mein Finanzhilfeberater Bob sagte, es gebe Widersprüche zwischen den Vermögenswerten, die meine Mutter angegeben hatte, und meinem Anspruch auf ein Bundesdarlehen. Er zeigte mir eine Kreditauskunft, aus der hervorging, dass meine Mutter eine Hypothek auf ein Haus in Louisiana aufgenommen hatte. Die Kreditauskunft schien absichtlich Verwirrung zu stiften, doch dann verstand ich, was geschehen war: Die Auskunftei hatte meine Mutter mit meiner Stiefmutter verwechselt, die denselben Vornamen und noch dazu denselben Nachnamen hatte. (Meine Mutter benutzte weiterhin den Namen meines Vaters, weil ihre wissenschaftlichen Publikationen unter diesem Namen erschienen waren.) Sogar der Mittelname meiner Stiefmutter fing mit demselben Buchstaben an wie der Mädchenname meiner Mutter.

«Es ist ein seltsamer Zufall», sagte ich, «weil es eigentlich kein häufiger Name ist – ich meine damit, kein superhäufiger türkischer Name.»

Bob sah aus, als hätte er Schmerzen. «Sie wollen also sagen, dass Nurhan M. Karadağ und Nurhan M. Karadağ zwei verschiedene Personen sind.» Er tat mir leid. Jedes Mal, wenn ich zu ihm ging, verdarb ich ihm den Tag.

Da meine Eltern mehr als hunderttausend Dollar verdienten, hatte ich, abgesehen von einem Darlehen, sowieso schon keinen Anspruch auf finanzielle Unterstützung. Dass sie verschuldet waren, weil sie ihr ganzes Geld für den Prozess um das Sorgerecht ausgegeben hatten, als ich vierzehn war, war egal. Das Sorgerecht wurde am Ende meiner Mutter unter der Bedingung zugesprochen, dass sie nach New Jersey umzog. Sie verkaufte ihre Wohnung mit Verlust, kündigte ihre geliebte Stelle in Philadelphia und fand eine schlechter bezahlte Arbeit in Brooklyn, sodass sie jeden Tag pendeln musste. Im Essex County mieteten wir ein halbes Haus von zwei älteren Italienerinnen, die in der anderen Haushälfte wohnten. Letztendlich war es ganz lustig. Jedes Mal, wenn der Strom oder das Gas abgestellt wurde, kam es mir vor wie ein Abenteuer. Meine Mutter war sich sicher, dass ich eine berühmte Schriftstellerin werden würde. Dann wurde ich an der Harvard-Universität aufgenommen, wie wir es uns immer gewünscht hatten. Meine Mama sagte, dass ich nach Harvard gehen würde, sei der Beweis dafür, dass man sie ebenfalls aufgenommen hätte.

Doch als Harvard sagte, ich hätte keinen Anspruch auf finanzielle Unterstützung, und mir eine andere Uni ein Vollstipendium anbot, zog ich diese andere Uni ernsthaft in Erwägung. Meine Mutter wurde wütend und sagte, ich sabotiere mich immerzu. Sie war stolz darauf, dass sie von ihrem Pensionsgeld Geld für mein Harvardstudium leihen konnte, wenn auch mit Verlust. Auch ich war stolz auf sie. Doch auf mich selbst war ich nicht stolz. Meine Bewerbung um einen Studienplatz wirkte dadurch im Nachhinein verletzend und beleidigend: In all den Essays und Vorstellungsgesprächen und Nachträgen und Briefen ging es scheinbar um einen selbst, um die eigene Besonderheit – aber in Wirklichkeit ging es nur darum, die Eltern zu schröpfen.

Harvard war anscheinend richtig stolz auf seine Einstellung zur finanziellen Unterstützung. Immer hieß es, dass «leistungsabhängige Unterstützung», die für andere Universitäten und Colleges galt, nichts für Harvard seien, weil dort alle so viel leisteten. Wenn Eltern ganz allein für die Studiengebühren aufkamen, bezahlten sie unter anderem für das Privileg ihrer Kinder, Menschen zu begegnen, die eine größere Diversität vorzuweisen hatten.

«Meine Eltern bezahlen dafür, dass er hier sein darf und ich von ihm lernen kann», sagte meine Freundin Leora einmal über einen Typen aus Arkansas, der zu Hause unterrichtet worden war und in ihrer Geschichtsgruppe saß, wo er darüber sprach, dass die Juden Jesus getötet hatten. Als ich klein war, war Leora meine beste Freundin gewesen, dann gingen wir auf verschiedene Mittel- und Oberschulen und waren jetzt zusammen auf dem College. Sie war bereits davon überzeugt, dass jeder Mensch auf Erden antisemitisch ist, also hatte sie von diesem Typen nicht das Geringste gelernt.

Was mir an der finanziellen Unterstützung am wenigsten einleuchtete, war, dass *alle* ausländischen Studierenden Stipendien bekamen, ganz gleich, wie viel ihre Eltern verdienten. Der Sohn des Prinzen von Nepal war bei uns im Kurs und bezahlte keine Studiengebühren. Iwan hatte mir einmal mit einer herablassenden Bemerkung über Leute wehgetan, «deren Eltern hunderttausend Dollar bezahlten, damit ihre Kinder hier studieren konnten». Hat er etwa nicht gewusst, dass meine Eltern hunderttausend Dollar bezahlten, damit ich hier studieren konnte? Der Gedanke daran, dass meine Eltern *Iwans* Studium bezahlt hatten, machte mich wahnsinnig. Noch so eine Erfahrung, die ich machen durfte, weil sie bezahlten.

◊

Ich ging ins Study Center, um meine E-Mails zu checken. Iwan hatte mir noch nicht geschrieben. Heute macht mir das nichts mehr aus. Er hatte als Letzter gemailt, genau genommen war ich also an der Reihe. Ich checkte die Voicemail und fand eine Nachricht von meiner Mama. Ich rief bei ihr im Labor an. Sie ging beim zweiten Klingeln dran, und ich erzählte ihr von Bobs Verwirrung wegen Nurhan der Zweiten. Ich dachte, meine Mutter fände das lustig, doch sie klang verärgert.

«Ich spreche mit Bob», sagte sie.

«Das brauchst du nicht», sagte ich.

«Wenn sie dir wieder damit auf die Nerven gehen, sag mir Bescheid. Dann ruf ich dort an. Sie sollten dich damit nicht belästigen.»

Meine Mutter sagte, sie sei beim Arzt gewesen und wolle meine Meinung hören. Sie habe nichts Schlimmes, nur eine kleine Zyste. Entweder könne sie sich operieren lassen, dann würde sie entfernt und sei weg, oder sie könne sich für ein Behandlung ohne Operation entscheiden, bei der man alle sechs Monate zu einer Kontrolluntersuchung gehen müsse.

Ich wusste nicht, worauf ich meine Meinung stützen konnte oder was für einen Wert sie haben würde, denn meine Mutter war Ärztin und ich nicht. Sie sagte etwas kühl, sie wisse ja, dass ich keine Ärztin sei, doch sie habe mir alle wichtigen Informationen übermittelt; es gehe ihr nicht um das Medizinische, sondern darum, was ich besser fände. Mir war klar, dass ich etwas Falsches gesagt hatte. Ich fragte sie, wie gefährlich die Operation sei und was passieren könnte, wenn sie eine Kontrolluntersuchung vergäße. Operiert würde unter Vollnarkose, sagte sie, aber das sei Standard und nicht besonders riskant. Die Kontrolluntersuchungen dürfte man jedoch nicht vergessen, sonst ginge man ein hohes Risiko ein.

Ich fand, dass meine Mom schon an viel zu viel denken musste, und sagte deshalb, sie solle sich operieren lassen.

«Das Gefühl habe ich auch», sagte meine Mutter mit inniger Stimme.

Nach dem Telefonat mit ihr merkte ich, dass ich mir Sorgen machte, weil Iwan nicht geschrieben hatte. Es war seltsam: Von außen betrachtet hatte sich nichts verändert, und doch fühlte ich mich anders. Ich landete wieder vor dem Computer und benutzte das Finger-Programm, obwohl ich mich danach noch schlechter fühlen würde.

Benutzername: iwanw

Voller Name des Benutzers: Iwan Warga

Anmeldezeitpunkt: Dienstag 3. Sept 10:24 (PDT) auf pts/7

Leerlaufzeit: 28 Sek.

Motto: Natur, du meine Göttin! Deiner Satzung gehorch ich einzig.

Er war gerade online und blickte genau wie ich auf den Bildschirm. Er hatte dort gesessen und achtundzwanzig Sekunden über etwas nachgedacht. Und er hatte ein «Motto» hinzugefügt.

Von Riley wusste ich, was ein Motto war. Es war eine Datei, in die man x-beliebige Texte eintragen konnte, die dann erschienen, wenn jemand dich mit dem Finger-Programm aufrief. Wenn man nichts eingetragen hatte, stand dort KEIN MOTTO. Weil Professoren nicht wussten, wie man sein Motto ändert, oder weil es ihnen egal war, hatten sie normalerweise KEIN MOTTO. Studierende im Aufbaustudium nannten manchmal ihre Bürozeiten. Studierende im ersten Jahr trugen manchmal WELTHERRSCHAFT oder WELTRAUMÜBERNAHME ein. Am gängigsten waren Zitate oder Maximen. Riley schrieb: «Der schnellste Weg ins Herz eines Mannes führt mit einer Axt durch seine Brust.»

Ich kannte Iwans Zitat nicht, fand es aber ärgerlich und folgerte, dass es von Shakespeare stammen musste. Jemand vom MIT hatte alle Shakespeare-Dramen online gestellt, sodass ich das Zitat in einem Monolog in *König Lear* fand. Die letzte Verszeile lautete: «Nun, Götter, schirmt Bastarde!»

Obwohl ich vorhatte, *König Lear* eines Tages zu lesen, hatte ich momentan keine Lust dazu, und Zeit hatte ich sowieso nicht. Ich beschloss, in den Alkoholladen zu gehen, der auch CliffsNotes zu *König Lear* verkaufte.

Dort fand ich heraus, dass der Monolog «Natur, du meine Göttin!» von Edmund gesprochen wurde, dem unehelichen Sohn des Earl of Gloucester. Edmund, ein machiavellistischer Charakter, lehnte konventionelle Moral, Autorität und Ehelichkeit ab und sprach sich für «das Naturgesetz» aus. Damit verbunden war ein Wortspiel mit dem Ausdruck «Natural Child – uneheliches Kind», das auch «Bastard» bedeutete. Wir verachteten Edmund nicht dafür, dass er plante, die ihm rechtmäßig zustehende Macht an sich zu reißen, denn Shakespeare ließ Edmund direkt zu uns sprechen, und der zog uns in seine gefährlichen und doch aufregenden Abenteuer hinein, zu denen auch seine promiskuitive sexuelle Eroberung von Goneril und Regan gehörte.

Nichts, was ich über Edmund erfuhr, verschaffte mir ein besseres Gefühl.

Swetlana und ich gingen zu einem Vortrag über *Mrs Dalloway* und die Zeit. Anscheinend war Virginia Woolfs Roman eine Veranschaulichung von Henri Bergsons Theorie über zwei Arten von Zeit: diejenige, die mit einer Uhr messbar war, und eine andere, die sich davon unterschied.

Nach einer Weile stand ein Professor auf und sagte in irritiertem Ton, Virginia Woolf habe Henri Bergson nie gelesen. Die Stimmung im Saal schlug um, und der Sprecher fügte lahm hinzu, Woolf habe nur einmal einen öffentlichen Vortrag von Bergson gehört. Danach erhob sich ein brillanter, italienisch klingender Mann und gab zu bedenken, dass Bergsons Ideen damals «in der Luft lagen». Diese Bemerkung flickte den Riss im Sozialgefüge einigermaßen, sodass der Vortrag fortgesetzt werden konnte. Irgendwie war aber sogar mir klar, dass wir uns etwas Überspanntes, Unhistorisches anhörten, dem es an «Wissenschaftlichkeit» fehlte.

Ich war entrüstet. Dass zwei Schriftsteller einander nicht gelesen hatten, sollte der Beweis dafür sein, dass das, was sie geschrieben hatten, ohne Bezug zueinander war? War eine Theorie der Zeit nicht wahrer, wenn zwei verschiedene Personen unabhängig voneinander auf sie gekommen waren? Was waren das für Schwachköpfe, die lieber eine Vererbungslinie ausarbeiteten als universelle Wahrheiten? Historiker halt. Sie waren erst zufrieden, wenn sie jedes wunderbare Buch zum Kind seiner Zeit erklärt hatten.

Swetlana fand, ein wunderbares Buch würde *noch* wunderbarer, wenn die historischen Einflüsse auf den Verfasser bekannt seien: Man könne dann das Wunder präziser identifizieren. Für mich war es Zeitverschwendung, die Umstände zu zelebrieren, unter denen jemand irgendein Phänomen entdeckt hatte. War es nicht wichtiger, dieses Phänomen auf unterschiedliche historische Umstände zu übertragen?

Swetlana entschied sich letztendlich für das Hauptfach *Geschichte und Literatur*, und ich, weil ich mir nichts aus Geschichte machte, wählte ein Hauptfach, das sich nur *Literatur* nannte.

DIE ZWEITE WOCHE

Alle, die Literatur im Hauptfach studierten, mussten ein «Tutorium» belegen, wo Bücher gelesen und diskutiert wurden. Meine Tutorin hieß Judith, hatte ein junges Gesicht, weiße Haare und eine vielsagende Stimme. Ab und zu brach sie in schrilles Gelächter aus, und die Themen, für die sie sich begeisterte – dass *Star Wars* und die *Ilias* den gleichen Handlungsbogen hatten oder dass die Definitionen für das englische Wort «fix» im *Oxford English Dictionary* einander «unterminierten» –, waren zwar nicht direkt uninteressant, aber mir fiel dazu nichts ein. Ein-, zweimal hatte ich mir eine Meinung gebildet und sie auch geäußert, doch es hatte lahm und deprimierend geklungen.

Die meisten Kommilitonen in dem Tutorium sagten lahme, deprimierende Dinge. Allie und Jason waren die Einzigen, die jemals etwas Interessantes von sich gaben. Allie hatte einen New Yorker Akzent und einen Katzenaugenlidstrich. Jason wirkte immer zerzaust und schlaftrunken. Wenn die beiden etwas sagten, hörte ich genau zu, weil ich herausfinden wollte, warum es so interessant war.

◊

Nach dem Tutorium ging ich in die Undergraduate Library, um *Entweder/Oder* zu lesen. In der Eingangshalle blieb ich vor den Bücherregalen stehen, in denen sämtliche Bachelorabschlussarbeiten, die im Jahr zuvor Preise bekommen hatten, als gebundene Bücher ausgestellt waren. Ohne groß nachzudenken, ging ich die goldbeschrifteten Buchrücken durch in der Hoffnung, Iwans Namen zu entdecken. Ich glaubte zu träumen, als ich ihn fand: den Namen, an den ich dauernd dachte, den ich aber nie aussprach – auf einem Bibliothekseinband mit Prägedruck, so als gäbe es bereits ein gedrucktes Buch über die Sache.

Ich nahm die Abschlussarbeit vom Regal. Wie alle Matheabschlussarbeiten war sie ausgesprochen dünn. Überraschenderweise begann sie mit einer Geschichte: «Ein Mädchen geht mit seinen Eltern in ein Museum für sehr moderne Kunst. Es schlendert durch die Kubismusausstellung und beginnt, sich aufs Geratewohl durch drei Dimensionen zu bewegen. Durch wie viele Zimmer muss es gehen, bis es wieder auf seine Eltern trifft?»

Der Rest der Abschlussarbeit bestand aus Symbolen und Gleichungen. Ich stellte sie zurück ins Regal und fragte mich, woher mein Unbehagen kam. Rührte es daher, dass ich etwas sah, was Iwan geschrieben hatte, etwas, was nichts mit mir zu tun hatte und wovon ich noch nie gehört hatte? Der Gedanke, dass man rein zufällig auf die eigenen Eltern treffen konnte, erinnerte an eine griechische Tragödie. Und warum ein kleines Mädchen? Was hatte er mit Mädchen zu schaffen – warum interessierte er sich für so was? Mir wurde bewusst, dass ich eifersüchtig auf das Mädchen war – auf ihre Neugier und ihre Unerschrockenheit, und weil Iwan ein ganzes Buch über sie geschrieben hatte. Ich fragte mich, ob ich je etwas schreiben würde, was zum Bibliotheksbuch avancieren würde und auf dem mein Name in goldenen Lettern stünde.

Normalerweise übersprang ich Einleitungen, doch weil ich wissen wollte, was *Entweder/Oder* für ein Buch war, las ich sie diesmal. Zwar zählte das Buch zur Philosophie, doch hatte es wie ein Roman verschiedene Erzähler und bestand ursprünglich aus zwei Bänden: aus den Papieren von A, einem Ästhetiker, und denen von B, einem Ethiker. Die Papiere, die angeblich in einem alten Sekretär gefunden worden waren, enthielten Essays, Aphorismen, erbauliche Reden, Briefe, Musikkritiken, ein Lustspiel und die Erzählung «Tagebuch des Verführers», dessen Verfasser A's Freund Johannes gewesen sein soll. Laut Einleitung übersprangen viele den «ethischen» Teil und sogar den «ästhetischen» und lasen nur das «Tagebuch des Verführers». Kierkegaard hatte über *Entweder/Oder* gesagt, man müsse *entweder* das ganze Buch lesen *oder* die Lektüre sein lassen. Kierkegaard war ein Witzbold! Trotzdem habe auch ich bis zum «Tagebuch des Verführers» vorgeblättert.

Es beginnt mit einer Beschreibung von Johannes, dem Verführer – der ein Mädchen mithilfe seiner «Geistesgaben» dazu bringt, sich in ihn zu verlieben, «ohne daß er sie in strengerm Sinn besitzen wollte»:

> «Ich kann es mir vorstellen: er hat es verstanden, ein Mädchen auf den Punkt zu bringen, dass er sicher war, sie würde alles opfern. Wenn die Sache so weit gediehen war, brach er ab, ohne dass von seiner Seite die geringste Annäherung geschehen wäre, ohne dass ein einziges Wort über Liebe gefallen wäre, ganz zu schweigen von einer Erklärung, einem Versprechen. Dennoch war es geschehen, und die Unglückliche hatte das Bewusstsein davon mit zweifacher Bitterkeit zu tragen [...] und nun [...] fortwährend mit dem Zweifel zu kämpfen [...], das ganze sei eine Einbildung.

Als ich die Stelle las, hätte ich mich fast übergeben. Haargenau das hatte ich doch erlebt! War ich nicht genau an den Punkt geraten, an dem ich bereit war, alles zu opfern – und dann hatte er abgebrochen, ohne dass von seiner Seite die geringste Annäherung gemacht worden wäre? Und fragte ich mich nicht immerzu, ob ich mir das Ganze nicht nur eingebildet hatte? Und hatten mich das nicht alle immerzuefragt, einschließlich des für die Studierenden zuständigen Psychologen? «Niemandem konnte sie sich anvertrauen», schreibt Kierkegaard, «denn sie hatte eigentlich nichts, was anvertraut werden konnte.» Das Ausmaß der Leere, die er in dem Mädchen hinterließ, zeigte seine ganze Kunst: die Selbstdisziplin, mit der er dafür sorgte, dass er sie nicht schwängerte oder am Traualtar stehen ließ. Keine Zuschauer, keine Indizien.

Beim Weiterlesen fand ich immer mehr Parallelen zu meinem eigenen Leben. Die E-Mails, die Iwan und ich einander geschrieben hatten und die uns wie unsere eigene Erfindung vorgekommen waren, erschienen mir jetzt, als seien sie einem bestimmten Strategiepapier gefolgt. Der Verführer erklärte, dass es wichtig sei, zwischen qualvollen oder zweideutigen Liebesbriefen und ironischen, persönlichen Treffen abzuwechseln. Bei den Treffen durfte man die Briefe nie ausdrücklich erwähnen oder fragen: «Hast du meinen Brief bekommen?», sondern durfte immer nur Anspielungen machen, bei denen ihr Sinn verstärkt oder untergraben wurde.

Die Qualität seiner Techniken sei, wie der Verführer erklärte, auf seine hervorragenden Lehrmeisterinnen zurückzuführen: lauter junge Mädchen. Die Vorstellung, dass Iwan mit anderen Mädchen Briefe ausgetauscht hatte – dass er all das viele Male absichtlich und schon früher getan hatte –, war neu, schmerzhaft und verwirrend.

Um fünf musste ich wieder im Literaturinstitut sein, um mir für ein Seminar über Genretheorie *Die üblichen Verdächtigen* anzusehen. Kevin Spacey, der fade wirkende Mann, der immer Soziopathen spielte, benutzte offenbar die Genretheorie, um dem Detektiv weiszumachen, er sei ein kleiner Gauner, der von einem türkischen Großkriminellen betrogen wurde. Dieser Großkriminelle – der Keyser Söze hieß, was eigentlich kein türkischer Name ist – hatte seine eigene Familie umgebracht sowie die Familien von ein paar Ungarn.

«War dein Sommer auch so, Selin?», fragte Jason.

«Ja, haargenau so», sagte ich. «Wahrscheinlich hatten sie eine versteckte Kamera.»

Am Ende des Films hinkte Kevin Spacey aus dem Detektivbüro, allem Anschein nach geknickt über seine Entdeckung, dass Keyser Söze ihn manipuliert hatte. Danach fiel dem Detektiv auf, dass die Pinnwand in seinem Büro von einem Hersteller namens «Quartet» stammte, einer Firma aus Skokie in Illinois. In Kevin Spaceys Geschichte kam ein Barbershop-Quartett aus Skokie, Illinois vor. Der Detektiv sah sich im Zimmer um und erkannte noch mehr Wörter und Einzelheiten aus Kevin Spaceys Geschichte. Dadurch wurde ihm klar, dass die Geschichte gelogen war und dass Kevin Spacey und Keyser Söze ein und dieselbe Person waren.

Das Gefühl, von Grund auf getäuscht worden zu sein, während der für die Täuschung Verantwortliche gar nicht anwesend war; die Tatsache, dass die Täuschung selbst für einen anderen Menschen maßgeschneidert worden war und Wörter benutzte, die sich anhörten, als hätten sie eine Bedeutung, die jedoch rein zufällig irgendwo aufgeschnappt worden waren; das Verwirrende, dass diese Zufallswörter dann tatsächlich von besonderer Bedeutsamkeit waren, wenn auch erst im Nachhinein: Dies alles kam auf einmal in mir hoch und verschlug mir den Atem.

Jemand machte das Licht an. Der Videorekorder spulte quietschend zurück. Jason und Allie diskutierten, ob irgendetwas Ausbeutung gewesen sei. Es klang interessant, aber ich konnte mich nicht konzentrieren. Nach einer Weile stand ich wortlos auf und verschwand, so als müsste ich auf die Toilette. Ich ging nach unten, setzte mich in einen leeren Seminarraum und erinnerte mich an immer mehr Dinge, die Iwan geschrieben und gesagt hatte und die mir damals nicht wichtig vorgekommen waren. Einmal hatte er zu mir gesagt, Erdbeeren wüchsen auf Bäumen. Ich hatte ihm widersprochen und mir eine echte Erdbeerpflanze in Erinnerung gerufen, die ich einst gesehen hatte. Als er weiter darauf bestanden hatte, war ich jedoch eingeknickt: Es war mir nicht mehr so wichtig vorgekommen, und mein Gedächtnis war mir nicht beweiskräftig genug erschienen. «Du bist leicht zu überzeugen», hatte er gesagt.

Und ein andermal hatte er gesagt: «Ich habe mich gefragt, wann du mich stoppen würdest. Ich wollte wissen, wie lange du es aushältst.»

Mich packte das gleiche Grauen wie damals, als ich Kierkegaard las – es war das Gefühl, dass alles, was Iwan tat, einem Strategiepapier folgte, von dessen Existenz ich nichts gewusst hatte. Hatte Iwan die Gefühle geplant, die ich jetzt empfand? Es war ein erschreckender, aber auch hocherotischer Gedanke.

◊

Im Quincy-Speisesaal wurde kein Essen mehr ausgegeben, doch an fast der Hälfte der Tische saßen immer noch Leute. Swetlana hatte mich gesehen und winkte. Sie aß sich systematisch durch ihren Teller Hüttenkäse mit rohem Gemüse. So kannte ich sie gar nicht. Sie sagte, da sie nicht abnehmen wolle, handele es sich nicht um eine Diät – diese Ernährung diene eher dazu, ihren wahren, starken Körper zum Vorschein zu bringen. Ich gehörte immer noch zu denen, die gespannt darauf waren, was passieren würde, wenn man eine Woche lang Cashewnüsse aß.

Swetlana und ihre Mitbewohnerinnen sprachen über eine Studienanfängerin, die auf ihrem Stockwerk wohnte und von der Zeitschrift *Glamour* zu den zehn vielversprechendsten Collegestudentinnen gezählt wurde. Sie hatte nicht nur vollkommen klassische Gesichtszüge, einen sexy Leberfleck und glänzendes Haar, sondern war auch noch Mitverfasserin dreier von Experten begutachteter, wissenschaftlicher Publikationen über Genetik, Leiterin eines Wissenschaftsprogramms für unterprivilegierte Teenager, stellvertretende Vorsitzende eines Gremiums für interkulturelle und ethnische Beziehungen und hatte außerdem einen schwarzen Gürtel in Tai-

Chi. Manche sagten, das sei ein Ding der Unmöglichkeit, ein schwarzer Gürtel in Tai-Chi existiere nämlich nicht.

«Wenn jemand den hätte, dann Ayesha», sagte Swetlana.

Ich hatte gehofft, mit Swetlana über Kierkegaard und *Die üblichen Verdächtigen* reden zu können, doch sie ging mit ihren Zimmergenossinnen auf eine Geburtstagsparty, zu der ihre Freundin Patience eingeladen hatte. Alle hatten zu einem Kuchen beigesteuert, den Swetlana nicht essen würde.

«Komm doch mit!», sagte Swetlana, und Valerie sagte: «Ja, komm doch mit! Dann kannst du Swetlanas Kuchen essen!» Swetlanas Mitbewohnerinnen waren wirklich nett. Aber ich konnte auf keinen Fall zu dieser Geburtstagsparty gehen.

Spätabends schrieb ich Iwan eine E-Mail, in der ich alles auflistete, was er getan hatte und was ich nicht verstand. Ich führte sämtliche Widersprüche auf und alles, was nach Lüge klang – damit er sich «verteidigen konnte», wie er sich ausgedrückt hatte. Es wurde eine echt lange E-Mail.

◊

Als ich am nächsten Morgen zum Frühstück ging, hatte Swetlana ihr Joghurt fast aufgegessen und trieb uns sofort in den Russischkurs. Ich hatte kaum Zeit, eine halbe Schale Cracklin' Oat Bran herunterzuschlingen – Frühstücksflocken, die so pappsatt machten, dass es geradezu unheimlich war. Außer uns war noch niemand da. Anfangs sah es so aus, als hätte ich Zeit, mit ihr über Kierkegaard zu reden, doch als ich gerade losgelegt hatte, kam unser Kommilitone Gavriil in den Kursraum. Gavriil war drahtig und hatte flauschiges Haar wie Mozart in dem Film *Amadeus*. Außerdem kletterte er immerzu irgendwo hoch: Wer an einem Bibliotheksgebäude oder einer Kirche hinaufblickte und etwas an der Mauer hängen sah, sah mit Sicherheit Gavriil.

«Seht euch das mal an», sagte Gavriil und öffnete stolz den Reißverschluss seines Rucksacks, der voller Brokkoli und Kohl war.

«Sieht nach gesundem Gemüse aus», sagte Swetlana.

«Die sind, sag ich mal, von einem Laster runtergefallen», erklärte er, machte den Reißverschluss zu und stellte den Rucksack auf den Boden. «Und – wie geht's euch so?»

«Selin geht's nicht so toll», antwortete Swetlana.

«Wen soll ich dafür verdreschen?»

Swetlana rollte mit den Augen. «Er überragt dich um Längen. Außerdem ist er in Kalifornien.»

«Moment mal, geht es wirklich um einen Kerl? Kenn ich den?»

«Er war letztes Jahr eine Weile bei uns im Russischunterricht», sagte Swetlana. «Dieser riesengroße Typ, Iwan, weißt du noch?»

«Ah, genau, der Typ, mit dem keiner geredet hat! Ein Ungar. Ich hab einmal mit ihm gesprochen. Er war echt nett.»

«Also, Selin hat auch mit ihm geredet, und danach hat er sie mit zweideutigen E-Mails über Sex terrorisiert, obwohl er eine Freundin hatte. Er hat sie total in die Irre geführt, in ein ungarisches Dorf, und ist dann verschwunden. Jetzt redet er nicht mehr mit ihr.»

«Echt?» Gavriil wirkte tief beeindruckt.

«Beinah», sagte ich fast zur selben Zeit wie Swetlana, die «ja» sagte.

Gavriil runzelte die Stirn. «Meint ihr, dass er während des Warschauer Pakts eine weltanschauliche Schulung gemacht hat? Bei der er darauf abgerichtet wurde, Frauen zu zerstören? Hat man ihn in den Westen geschickt, damit er dort Frauen trifft, die berühmte Ingenieurinnen oder Professorinnen hätten werden können, wenn sie ihm nicht begegnet wären?»

«Wäre sicher ein Trost für Selin», sagte Swetlana.

«Ich werde die, die ich sein soll», sagte ich.

«Klar, du bist ja auch rechtzeitig rausgekommen», erwiderte Gavriil mit zufriedener Miene. Er kippte seinen Stuhl gegen die Wand und legte die Füße auf den Rucksack mit dem gestohlenen Gemüse.

Nach dem Unterricht konnte ich nicht mit Swetlana reden, weil ich ein Arbeitsessen mit Peter und den anderen Englischlehrern des Ungarnprogramms hatte. Peter hatte den Termin im Juli vereinbart, auf dem Marktplatz in Eger: um zwölf Uhr mittags, am zweiten Mittwoch im September vor dem Science Center. Ich war ein paar Minuten früher dort und betrat das Gebäude, um an einem Terminal meine E-Mails zu checken.

Iwan hatte mir gemailt.

Als Antwort auf mein Schreibkonvolut hatte er ein Gedicht verfasst. Es war ganz grauenhaft – noch viel schlimmer als die Gedichte in *Real Change*. «Lass uns schmutzige Erdbeeren kauen», reimte sich mit «Der Psychologe ist klug, ich bin nur ein Lügenhaufen». «Ich liebe dich nicht, du hasst mich», «komm, tanz noch mal mit mir», «Schreibkönigin, die ich bewundere, gefallene Analytikerin» – klopfenden Herzens loggte ich mich aus. Er hatte nichts widerlegt und mich nicht ermutigt. Meinte er damit, dass ich recht hatte?

Die Englischlehrerinnen und -lehrer standen in der Sonne. Sie sahen ein wenig anders aus, als ich sie in Erinnerung hatte, vor allem ihr Haar. Peter hatte eine schöne Koreanerin mitgebracht, die im Rahmen seines Koreaprogramms unterrichtet hatte. Sie war sehr dezent geschminkt und redete dauernd davon, wie genial Johannes Kepler gewesen sei. «Das ist Johannes Keplers Genie», sagte sie mehr als einmal. Wir gingen in ein spanisches Restaurant. Peter bestellte Sangria für alle am Tisch. Keiner überprüfte unsere Ausweise.

«Was ist eigentlich mit Iwan?», fragte das Mädchen, das Kepler liebte. «Er lässt sich gar nicht mehr blicken.»

«Er hat Examen gemacht», sagte Peter. «Er ist nach Kalifornien gegangen.»

«Hat er eine neue E-Mail-Adresse?»

«Wahrscheinlich schon», sagte Peter und warf mir einen Blick zu.

Ich fischte sorgsam einen Apfelschnitz aus meinem Sangria. Alle anderen redeten über irgendeinen Typen, der einem verwilderten

Hund in Rumänien mit einem Stein den Schädel eingeschlagen hatte. «Ich find sie heraus und geb sie dir», sagte Peter zu dem Mädchen.

Danach gingen wir alle zurück auf den Campus. In der Sonne sah alles besonders frisch und gestochen aus. Ich bemerkte, dass Peter im Gleichschritt mit mir ging.

«Hey, Selin», sagte er. «Wie geht's?»

«Gut», sagte ich. «Und dir?»

«Alles bestens. Läuft's in den Kursen?»

«Oh ja.»

«Sehr gut. Ich wollte dich was fragen, Selin. Hast du zufällig Iwans neue E-Mail-Adresse in Berkeley?»

Erst wollte ich sie ihm nicht geben, aber mir blieb nichts anderes übrig. Er buchstabierte sie noch mal, um sicherzugehen, dass er sie richtig aufgeschrieben hatte. «Weißt du, ich hab Iwan ein bisschen aus den Augen verloren», sagte er. «Wie geht's ihm denn so?»

«Ich weiß nicht», sagte ich.

«Ach, du hast also seit dem Sommer auch nichts mehr von ihm gehört?»

«Na ja ... Er hat mir nicht gesagt, wie's ihm geht.»

«Immerhin wissen wir, dass er am Leben ist und dass er atmet.»

«Stimmt», sagte ich, konnte sein Lächeln aber nicht erwidern. «Was ist los mit Iwan?», platzte es unfreiwillig aus mir heraus.

«Was ... mit ihm los ist?»

«Ist er ... ein schlechter Mensch?»

Peters Gesichtsausdruck veränderte sich mehrmals. Ich sah sofort, dass er nichts Brauchbares beisteuern würde.

«Ist auch egal», sagte ich.

«Manche sagen das», erklärte Peter. Ich bekam Herzklopfen.

«Wirklich?»

«Sicher bist du mal Zita begegnet.»

«Wie bitte?»

«Zita hat es momentan nicht leicht», sagte Peter vorsichtig und leise, wie jemand, der einem Kind erklärt, was Rassismus ist. «Im

Moment ist eine Menge los. Sie sieht nicht mehr klar. Sie sagt Dinge, die sie gar nicht so meint. Iwans Verflossene lästern zwar über ihn, würden ihn aber ohne zu zögern zurücknehmen.»

Mir wurde schwarz vor Augen. Ich war also Teil einer größeren Gruppe, die aus seinen Ex-Freundinnen bestand: Mädchen, die nie über ihn hinweggekommen waren und nie über ihn hinwegkommen würden. Noch schlimmer war, dass ich nicht mal seine Ex-Freundin war. Noch nicht mal dieser Rang stand mir zu.

Nach und nach wurde mir bewusst, dass Peter darauf wartete, dass ich etwas sagte.

«Bitte vergiss, was ich gesagt habe. Ich weiß nicht, wer Zita ist. Zu mir hat niemand etwas Schlechtes über Iwan gesagt.»

«Das stammt also nicht von Zita?»

«Ich weiß nicht, wer das ist – ungelogen.»

«Woher kommt es dann?»

Ich war plötzlich gereizt. «Aus meiner Lebenserfahrung.»

Wir schwiegen kurz. «Und was für Erfahrungen sind das?», fragte Peter etwas sanfter.

«Na ja, irgendwie jede Menge.»

«Vielleicht kann ich dir bei der Aufklärung behilflich sein.»

Ich blickte ihm ins Gesicht – und sah seine besorgte, erwachsene Miene. Eigentlich wollte ich ihm sagen, er solle es vergessen, stattdessen hörte ich mich sagen: «Er hat mir nicht gesagt, dass er eine Freundin hat.»

«Er hat nicht von Zita gesprochen?»

«Er hat nicht über seine jetzige Freundin gesprochen.»

«Eunice? Über die hat er nicht gesprochen?»

«Ich glaube, es war ein Missverständnis.»

Peter schwieg einen Augenblick. «Iwan macht manchmal seltsame Dinge, aber er ist ein guter Mensch. Das glaube ich wirklich. Wenn es Missverständnisse gegeben hat, solltest du mit ihm darüber reden. Ich weiß, dass du ihm viel bedeutest. Das hat er mir gesagt. Lass es dir von ihm erklären.»

Ich hörte ein Knirschen hinter meinen Augen, was bedeutete, dass sich Tränen bildeten.

Weil ich mich nicht imstande fühlte, zu gehen, saß ich auf einem Stein und starrte auf die Ratgeberkolumne von *Real Change*. Drei verschiedene Leute, Carol, Rich und Tammi, beantworteten alle Briefe und widersprachen einander manchmal.

«Es gibt keine verbindliche Regel», schrieb Carol an Single in Somerville, die einen einjährigen Sohn hatte und wissen wollte, wann sie sich wieder einen Freund suchen sollte. Es blieb unklar, ob sie wieder auf die Suche gehen wollte oder ob sie dies als Notwendigkeit erachtete.

Rich fand, Singles einjähriger Sohn verdiene ein männliches Vorbild, aber nur, wenn Single «bereit für eine reife Beziehung» sei.

Tammi riet ihr: «Ehrlich gesagt musst du unter Leute, sonst kommst du nicht weiter.»

Der nächste Briefschreiber, Riled by Rumors, hatte ein Problem mit Leuten, die ihre Nasen und Münder in die Angelegenheiten anderer steckten. «Der Hälfte dieser Leute habe ich noch nicht mal was getan», schrieb Riled. «Sie mögen mich nur deshalb nicht, weil sie Gerüchte gehört haben.»

«Gerüchte gibt es immer», weiß Carol mit ihrem typischen Mangel an Gehalt. «Für die Unterbindung von Gerüchten gibt es keine erprobte Methode.»

«Meide andere Menschen und sag ihnen, sie sollen dir aus dem Weg gehen», riet Rich. «Wenn das nicht klappt, dann werde widerstrebend handgreiflich.»

Laut Tammi unterband man Gerüchte am besten, indem man den Mund hielt. «Du schreibst, dass du der Hälfte dieser Leute noch nicht mal was getan hast und dass sie dich nur aufgrund von Gerüchten nicht mögen. Also ich mag dich schon jetzt nicht und hab dich noch nicht mal getroffen.»

Wieso konnte ich bloß meinen Mund nicht halten? Ich wusste, dass Peter Iwan erzählen würde, was ich gesagt hatte.

◇

Das eigentliche «Tagebuch des Verführers» begann am 4. April. Der Verführer sah ein siebzehnjähriges Mädchen in ein Warenhaus gehen. Er geht ihr nach und versucht herauszufinden, wer sie ist und wie er sie kennenlernen kann. Im Grunde stellt er ihr den ganzen April nach.

Am 5. Mai hatte der Verführer immer noch nicht herausgefunden, wie das Mädchen hieß, und er begann, gegen den Zufall zu wettern. («Verdammter Zufall, ich warte dein. Ich will dich nicht besiegen mit Prinzipien ...») Er spricht davon, dass er es wert sei, dem Schicksal zu dienen – wert, sein Diener zu sein. Auch Iwan hatte seinen Ärger redegewandt an abstrakten Begriffen ausgelassen, und auch, ob er einer Sache würdig oder unwürdig war, hatte Platz in seinem Denken. Die Art, wie der Typ damit angab, dass er gleichzeitig ein Kollege und ein Diener des Zufalls sei, erinnerte mich an die Verszeile in *König Lear*. Mir kam der Gedanke, mich zu fragen, ob die Natur *meine* Göttin war. Dieses Gefühl hatte ich eigentlich nicht.

Am 19. Mai fand der Verführer schließlich heraus, wie das Mädchen hieß: Cordelia, «ebenso hieß ja auch König Lears dritte Tochter». (Moment mal – *König Lear* gehörte also doch dazu?)

Cordelias Vater, ein Marinekapitän, war streng gewesen. Jetzt waren ihre Eltern beide tot und sie wohnte im Haus ihrer Tante väterlicherseits. Mir fiel ein, dass ich auch einmal ein paar Monate allein mit meiner Tante väterlicherseits zusammengewohnt hatte, während des Prozesses um das Sorgerecht.

«Sie hat also eine Vorstellung von des Lebens Schmerzen, von seiner Schattenseite», schreibt der Verführer. Aber woher wusste er das? Konnte es nicht sein, dass ihr all das gar nichts ausgemacht hatte?

Der Verführer schreibt, es sei gut, dass Cordelia so früh im Leben gelitten habe. Einerseits sei so ihre Weiblichkeit gerettet worden, sie sei nicht «verpfuscht». Andererseits sei die Tatsache, dass sie gelitten habe, brauchbar für ihn. (War meine Herkunft für Iwan brauchbar?) Der Verführer findet auch lobenswert, dass Cordelia immer allein war. Isolation sei für einen jungen Mann schädlich, für ein Mädchen jedoch wesentlich. Und zwar, weil ein Mädchen «nicht interessant sein» soll. Der Verführer erklärte nicht, wie das Isoliertsein und das Uninteressantsein zusammenhingen, und merkte nur an: «Ein junges Mädchen, welches damit gefallen will, dass es interessant ist, will zuallernächst sich selbst gefallen.»

Waren alle meine Anstrengungen, interessant zu sein, auch etwas, wofür ich mich schämen musste?

«Ihr Vater und ihre Mutter sind miteinander nicht glücklich gewesen; was einem jungen Mädchen sonst, deutlicher oder dunkler, eine Verlockung ist, lockt sie nicht.» Das traf auch auf mich zu: sowohl das mit meinen Eltern, die nicht glücklich miteinander waren, als auch das mit der Verlockung, dass mich nicht lockte, was beispielsweise für Swetlana eine Verlockung war. Waren die beiden Dinge miteinander verbunden?

«Freilich, sie ist still und bescheiden, anspruchslos, jedoch unbewußt liegt in ihr ein ungeheurer Anspruch.» – Warum war diese Zeile so spannend und so beunruhigend? Der Verführer fährt fort, er würde nicht zulassen, dass Cordelia auf ihm ruhe wie eine Last. Sie müsse so leicht für ihn sein, dass er sie auf den Arm nehmen könne. Sofort hatte ich das Gefühl, dass ich wie eine Last auf Iwan geruht hatte. Ich fragte mich, ob ich eine Diät machen sollte, so wie Swetlana, auch wenn sie das Wort nicht benutzte. Natürlich wusste ich, dass «leicht» im übertragenen Sinne gemeint war. Aber hatte er es auch wörtlich gemeint? Eine dicke Cordelia war kaum vorstellbar.

Wenn der Verführer Cordelia einen Heiratsantrag machen würde, würde er sich so verwirrend ausdrücken, dass Cordelia nicht wüsste, was ihr Jawort bedeutete. «Ist sie imstande, etwas vorherzusagen, so hab ich mich verkehrt verhalten, und das ganze Verhältnis verliert an Bedeutung.» Genauso hatte ich mich gefühlt, als ich nach Ungarn fuhr.

Nach der Verlobung mit ihr versuchte er sie mit allen Mitteln davon zu überzeugen, dass Verlobungen doof seien, und brachte sie dazu, sich zu entloben. Weil er zu stolz war, um ein Mädchen geschmacklos mit falschen Versprechungen zu täuschen, musste der Entschluss von ihr kommen. Er verachtete auch Vergewaltiger und fand es unästhetisch, «Geld, Macht, fremden Einfluß, Schlafmittel usw.» anzuwenden. Wandte er nicht auch Geld und Macht an? Er hatte Diener und Postkutschen und genoss alle möglichen Ablenkungen – während Cordelia im Haus mit ihrer Tante festsaß.

Nachdem Cordelia ihre Verlobung gelöst hatte, schickte man sie aufs Land «zu einer Familie». Der Verführer schickte ihr bekümmerte Briefe, während er heimlich ein Haus vorbereiten ließ, in dem er nichts dem Zufall überließ: die Aussicht, die Möblierung und Raumaufteilung, die Noten, die aufgeschlagen auf dem Klavier lagen – alles entsprach genau seinen Vorgaben.

«Warum kann solch eine Nacht nicht länger währen?», schrieb der Verführer im letzten Tagebucheintrag, nachdem die beiden ihre erste und letzte Nacht miteinander verbracht hatten. Bevor sie wach wurde, ging er fort – angewidert von «Weibertränen und Weiberbitten, die alles verändern und eigentlich doch nichts zu bedeuten haben». Darüber, was sie Bedeutsames hätte sagen können, habe ich viel nachgedacht.

Was soll man von dieser abschreckenden Geschichte halten? Sie war eindeutig erfunden. Kierkegaard hatte nichts dergleichen getan und glaubte auch nicht daran. Er hatte sich die Geschichte ausgedacht, um eine unmögliche, niederträchtige Person zu schildern. Wie kam es dann, dass das «Tagebuch eines Verführers» so sehr mit dem übereinstimmte, was ich als das bedeutungsvollste Ereignis meines Lebens empfand?

Konnte man Cordelias Lage irgendwie als nicht so schlimm betrachten oder als schlimm, nur gemessen an der damaligen Zeit? Cordelia hatte im neunzehnten Jahrhundert gelebt und konnte weder aufs College gehen noch einen interessanten Beruf ausüben und musste deshalb heiraten. Aber ich wollte nicht heiraten – nicht einmal Iwan. Ich hatte zwar Tagträume gehabt, in denen ich seinen Namen annahm – einen neuen Namen – und mich auserwählt und besonders fühlte. Der Satz «have his baby – ein Kind von ihm bekommen» – wie in dem Song von Alanis Morissette, wenn sie singt «Would she have your baby», war elektrisierend: der Gedanke, von ihm auf diese Weise beladen zu werden. Aber die Vorstellung, ein Baby zu bekommen, wie meine Tanten und meine Stiefmutter, war nicht elektrisierend, ganz im Gegenteil.

Gab es das «Tagebuch des Verführers» in einer Fassung, in der beide einander ebenbürtig waren – wo er sie nicht dazu bringt, etwas zu tun, was sie nicht will? Oder bestand gerade darin die Verführung?

◊

Als Swetlana mich in meiner Wohnung abholen kam, ging Priya gerade in einem luftigen Kleid durch unser gemeinsames Zimmer. «Ich frage mich, ob Reiselust nicht zum großen Teil ganz normale Lust ist», sagte sie in das schnurlose Telefon. Wir winkten einander zu, während sie in ihr Zimmer entschwebte.

Priya war ein Jahr jünger als wir, sprach mit einem Singsang und besaß die Schönheit einer Comicfigur. Sie sah so blendend aus, dass man sie dauernd anstarren musste, um sicher zu sein, dass sie echt war.

«Wer ist diese wunderschöne Erscheinung?», fragte Swetlana hinterher im Treppenhaus.

«Das ist Priya», sagte ich. «Rileys Freundin.»

«Riley ist nicht nur mit diesen Typen befreundet? Was ist denn mit ihr los?»

«Weiß ich auch nicht genau.»

Swetlana nickte. «So wie sie aussieht, kann sie keine starke Persönlichkeit sein. Damit meine ich nicht nur, dass sie gar keine braucht, sondern dass neben ihrer Schönheit jede Art der Persönlichkeit verblassen würde, sie könnte einfach nicht an Stärke gewinnen. Fast tut sie mir leid, aber dann doch nicht, weil sie nämlich auch kein Mitleid kennt und umgeben von einem Liebespolster durchs Leben geht. Schönheit zieht jeden an. Selbst Riley, die immer Kritik übt, ist da nicht unempfänglich.»

Ich erzählte Swetlana alle meine Gedanken zu dem Film «Die üblichen Verdächtigen» und zu meiner Kierkegaard-Lektüre. Es dauerte sehr lange. Irgendwann fiel mir Swetlanas Gesichtsausdruck auf.

«Was ist?», fragte ich.

«Ich war einfach plötzlich froh, dass ich nicht du bin», sagte sie. «Tut mir leid, wenn das gemein klingt. Letztes Jahr habe ich dich noch beneidet, aber jetzt nicht mehr.»

Sie schien immer kleiner zu werden, so als sähe ich sie von tief unten aus einer Grube an.

«Ach», erwiderte ich.

«Ich finde, du solltest dir jemanden suchen», sagte Swetlana.

Das war ungeahnte Perfidie. «Sich jemanden suchen» meinte normalerweise, sich einen Freund zu suchen – in einer «Beziehung» zu sein, die nicht nur im Kopf stattfindet –, sondern so viel geistige Gesundheit und so viel Selbstachtung zu haben, dass man mit jemandem zusammen sein konnte, dem man etwas bedeutete.

«Ich meine einen Therapeuten», erklärte sie. Und als sie sah, was ich für ein Gesicht machte, meinte sie: «Ich glaube nicht, dass du die Dinge sehr klarsiehst.»

Wie sollte ein Therapeut mir helfen, die Dinge klarer zu sehen, wo er doch diese Leute gar nicht kannte und nur wissen konnte, was ich ihm erzählte: ich, ein Mensch, der die Dinge offenbar nicht sehr klarsah?

◇

Ich war vierzehn, als ich das erste Mal zu einem Psychologen ging. Der Richter des Sorgerechtsverfahrens hatte beschlossen, dass wir alle psychologisch eingeschätzt werden sollten: ich, meine Eltern, meine Stiefmutter, meine Tanten, sogar der neue Freund meiner Mutter, der in den Akten als «Liebhaber der Mutter» geführt wurde. Die Anwälte sagten, der Richter lege sich mächtig ins Zeug, um den Prozess in die Länge zu ziehen. Manche in meiner Familie sagten, das habe damit zu tun, dass der Richter Grieche sei, doch ich fand es falsch, an solche Vorurteile zu glauben.

Alle wurden wir zu unterschiedlichen Psychologen geschickt. Meine Psychologin hatte eine Kleinmädchenstimme und sagte zu mir, wenn sie an die Türkei denke, stelle sie sich immer Kamele vor, und dann fragte sie mich, ob ich mich verschleiern müsse, wenn wir dort hinfuhren. Da ich das Gefühl hatte, dass meine Mutter sehr verletzt gewesen wäre, wenn sie diese Fragen gehört hätte, strengte ich mich an, der Sozialarbeiterin zu erklären, wie wichtig der Säkularismus und die Naturwissenschaften für das türkische Nationalbewusstsein waren.

Ich ging zu drei, vier solcher Sitzungen, immer abends, nach dem Geländelauftraining stieg ich aus dem Bus. Vor Müdigkeit und Wut kamen mir fast die Tränen. Als alles vorbei zu sein schien, kam das Schlimmste: Die Psychologen verfassten Berichte über alles, was wir gesagt hatten, und verteilten sie an alle Beteiligten. Mir war nicht klar, dass alles, was wir sagten, an alle anderen weitergegeben würde.

Daraus lernte ich sehr viel, beispielsweise, wie verletzend es ist, wenn man von anderen beschrieben wird, und dass Dinge, die man über jemanden gesagt hatte, vor allem über die eigenen Eltern, neutral wirken, wenn man sie einem Dritten erzählte, und tödlich, wenn man sich vorstellt, die eigenen Eltern würden sie lesen.

Als ich letztes Jahr in Russisch beinahe eine 3 bekommen hatte, suchte ich einen Psychologen im Student Health Center auf. Immer, wenn ich Iwan erwähnte, der ja der Grund dafür war, dass ich in Therapie ging, wurde der Psychologe sichtlich ungeduldig. Er wollte immer nur über die Scheidung meiner Eltern reden. Wie alle Erwachsenen dachte er, es ginge immer nur um meine Eltern – darum, welchen Einfluss sie auf mich ausübten oder wie ich auf sie reagierte.

Als ich darauf bestand, über Iwan zu sprechen, erklärte der Psychologe mir, ich befände mich in einer eingebildeten Beziehung zu einem Menschen, der nicht zu haben sei. Diese Äußerung fand ich sinnlos. Über wen redete er denn? Wo war dieser Mensch? Er gab keine Antwort und saß nur da, hielt seine linke Hand in der rechten, sodass sein Ehering zu sehen war, falls ich das Foto auf dem Bücherregal nicht bemerkt haben sollte. Natürlich wusste ich, dass Iwan «nicht zu haben» war. Der Therapeut wusste das ja nur, weil ich es ihm erzählt hatte. Und natürlich wusste ich, dass ich mich in einer erniedrigenden Position befand. Auf einen Underachiever mit einem Magisterabschluss, der mir sagte, mein Problem bestehe darin, dass mich niemand so liebe, wie er seine unterlegene, konformistisch wirkende Frau liebe – auf so einen konnte ich verzichten.

Swetlana sagte, von einem Gerichtspsychologen begutachtet zu werden, zähle nicht als Therapie, genauso wenig wie eine Sitzung im Student Health Center. Therapie funktioniere nur, wenn man den richtigen Therapeuten fände und viele Male zu ihm oder ihr ginge. Sie sagte, sie würde ihren Therapeuten bitten, mir eine Empfehlung zu schreiben. Ich kannte diesen Empfehlungsfimmel von Leuten, die so alt waren wie meine Eltern: die dachten, schwierige Probleme könnten nur gelöst werden, wenn man über ein spezielles Insiderwissen verfügte, das man einem Typen entlocken musste, der Chuck oder so hieß.

Swetlanas Therapeut war, nach dem zu urteilen, was sie mir über ihn erzählt hatte, genau die Art witziger sokratischer Suggestivratgeber, von dem ich nichts hören wollte. Als sei es eine lustige Geschichte, hatte mir Swetlana einmal erzählt, wie er sie einmal gefragt hatte, warum sie sich keine Ohrlöcher habe stechen lassen, und sie hatte erklärt, sie wolle sich nicht durchbohren lassen, weil sie dies als Verletzung ihrer körperlichen Unversehrtheit erachte. Ihr Therapeut fing an zu lachen, und auch sie musste lachen, weil ihr bewusst wurde, dass sie über Angst vor Sex gesprochen hatte. Ein erwachsener Mann, der schallend über Sex lachte, hatte mir gerade noch gefehlt.

Außerdem wusste ich, dass Swetlana ihren Therapeuten zusätzlich zu den Kosten, für die die Krankenversicherung aufkam, noch selbst bezahlte, weil er nicht am Student Health Center arbeitete. Für sie war das keine große Sache, weil ihre Eltern ihr immer mehr Geld schickten, als sie auszugeben wusste. Doch ich wollte meine Eltern nicht um Geld bitten.

Wie dem auch sei, wie sollte eine Therapie bei mir überhaupt funktionieren, wo ich weit von Swetlanas therapeutenhafter Überzeugung entfernt war, dass jeder gesund und ausgeglichen sein sollte, jeden Abend zur selben Zeit ins Bett gehen sollte, auch wenn man gerade las oder ein interessantes Gespräch führte, oder dass es großartig und lebensbejahend sei, mit irgendeinem Typen wandern zu gehen oder zu heiraten. Bei jemandem, der so was glaubt, funktioniert eine Therapie natürlich. Außerdem hatte Swetlana echte psychische Probleme wie posttraumatischen Stress wegen des Kriegs in Jugoslawien. Ich hatte keinen Krieg erlebt und musste auch kein Land verlassen. Für mich hatte man alles so geordnet, dass ich an ein und demselben Ort bleiben konnte. Niemand in meiner Familie hatte mir je Schlankheitspillen gegeben, wie es Swetlana widerfahren war. Für Swetlana war eine Therapie eine gute Lösung, aber mein Fall lag völlig anders. Alle meine Probleme hatte ich mir selbst eingebrockt – und das hieß, dass ich sie selbst lösen musste.

Ein paar Dinge, über die ich mit Swetlana sprach

Wie sollte man sich eine Orgie vorstellen? Ich dachte, Orgien wären langsam und träge. Swetlana meinte, sie wären schnell und hektisch. «Keiner weiß da, wer wer ist.»

Was war Charisma: Gehalt oder Form? (Wir sprachen viel darüber, ob etwas Gehalt oder Form sei.) Wir fanden, Charisma sei wahrscheinlich mehr Form: nicht, was man sage oder tue, sei charismatisch, sondern die Art und Weise, wie man es sage oder tue. Wir redeten darüber, wer von unseren Bekannten Charisma hatte, ob man es sich aneignen könne, ob es etwas Wünschenswertes sei. Swetlana sagte, früher habe sie Charisma gehabt, sei aber fast durchgedreht, weil sie so ungemein begeistert davon war, dass sie es sich versagt habe. Ihrer Meinung nach hatte ich es auf eine ganz bestimmte Art, würde mich aber nicht dazu bekennen.

Waren wir wirklich interessanter als andere Menschen, oder kam uns das nur so vor? Ich fand, es kam uns nur so vor. Die logische Konsequenz dieser Überzeugung war, dass wir keine besondere Verantwortung hatten, an andere zu denken. Sie fanden sich selbst interessant und konnten selbst an sich denken. Swetlana fand, wir seien tatsächlich interessanter und hätten daher eine gewisse Verantwortung.

War eine ebenbürtige Beziehung zwischen zwei Menschen möglich, oder liebte immer eine Person mehr als die andere? Wer von uns beiden mochte die andere mehr, Swetlana oder ich? «Ich habe das Gefühl, dass das dauernd wechselt», sagte ich. Swetlana sagte, der Meinung sei sie auch.

Konnten Freundschaften Stabilität erlangen und dann stabil bleiben, oder wurden sie dauernd inniger oder kühlten ab? Swetlana war dieser Meinung.

War die größte Grausamkeit persönlicher oder politischer Art? Swetlana meinte Letzteres: einem Menschen das Menschsein zu verweigern und eine Nummer aus ihm zu machen. Ich fand, von einem Verwandten oder Vermieter zu Tode gequält zu werden, war genauso schlimm, wie in einem Todeslager erschossen zu werden.

Waren alle klugen Menschen witzig? Ich fand, Humorlosigkeit sei das Wesen der Dummheit. Swetlana meinte, sie kenne ein paar wirklich kluge Menschen, die sich überhaupt nicht dafür interessierten, ob etwas witzig war oder nicht. Wir waren beide der Meinung, dass Susan Sontag nicht witzig war.

Die Fähigkeit, zu wissen, was man wollte und wie man es bekam: Swetlana besaß sie mehr als ich, doch am meisten von diesem Talent hatte Misty, dieses Mädchen, die Opern sang und Mormonin war.

Was war reiner: Vokal- oder Instrumentalmusik? Swetlana sagte, Vokalmusik, weil alles andere eine Nachahmung der menschlichen Stimme sei. Ich fand, Instrumentalmusik sei reiner, weil eine Geige eine größere Reichweite und weniger Beschränkungen hatte als die menschliche Stimme.

Musste man grausam sein, um berühmt zu werden, oder genial oder effizient? Ich behauptete nein. Swetlana meinte ja. Sie sagte, man müsse «Biss» haben. Sie deutete an, dass ich mir etwas vormachte oder eine Heuchlerin sei, wenn ich dächte, ich sei nicht ihrer Meinung. Ich fühlte mich ungut geschmeichelt.

Was ist Stil, was Geschmack; wie entwickelt man Stil und Geschmack? Wer von unseren Bekannten hatte ihn, und wie waren sie dazu gekommen?

In Paris hatten wir ein paar Tage in der Wohnung von Jeanne

übernachtet, der Tochter von Freunden der Familie von Swetlanas Freundin. Jeanne lebte die ganze Zeit bei ihrem Freund, deshalb lernten wir sie nie kennen.

Ihre ganze Wohnung – die klobigen Aschenbecher und *Cahiers du Cinéma*-Stapel, das niedrige japanisch aussehende Doppelbett, die Küche mit den Aperitifflaschen und der Espressomaschine – vermittelte bis ins letzte Detail einen Stil, an den wir nie heranreichen würden, da wir in Studierendenwohnheimen mit entsprechenden Möbeln und Lehrbüchern untergebracht waren.

«Ich finde diese Wohnung sehr beängstigend», hatte Swetlana gesagt und damit ausgesprochen, was wir beide gedacht hatten. «Jeanne ist erst zwanzig, und trotzdem hat sie bereits Geschmack.»

«Was bringt dich dazu, so was zu sagen?», hatte Swetlanas Freund Bill gesagt. «Nur weil sie einen Freund hat und du nicht?»

Weil sie ein paar Sätze zuvor ein Wort benutzt hatte, das er nicht kannte, war mir klar, dass er das mit dem nicht vorhandenen Freund gesagt hatte, damit sie sich mies fühlte. Und doch hatte ich irgendwie das Gefühl, dass er recht hatte: Was uns einschüchterte – «Stil», «Geschmack» –, hatte tatsächlich damit zu tun, ob man einen Freund hatte.

Hatte sich Swetlana deshalb mit Bill abgefunden – und wurden ungebildete Kerle im Allgemeinen deshalb weithin geduldet und in hohe Positionen befördert, weil sie Maßstab und Spiegel für «den Lauf der Welt» waren? Oder *entschieden* diese ungebildeten Kerle von den Positionen, in die man sie befördert hatte, den Lauf der Welt? Gab es dazu eine Alternative? Oder war das «im Kopf fest verdrahtet», um einen Lieblingssatz der ungebildeten Kerle zu verwenden?

Ich konnte Swetlana nicht danach fragen; immer, wenn ich Bill wegen irgendetwas kritisierte, verteidigte sie ihn und zählte auf, was er angeblich Gutes getan habe, von dem ich nichts wisse.

War Stil nötig, damit sich jemand in einen verliebte?

◊

Ein anderes Thema, über das wir sprachen, war die Frage, ob die Liebe Männer weniger betraf als Frauen – ob sie weniger oft an gebrochenem Herzen litten. Auch wenn das Leiden etwas Allgemeinmenschliches war und daher auch Männern widerfuhr, waren Männer unbestreitbar besser abgeschottet und nicht so leicht von ihren geistigen Zielen abzubringen. Hatte das damit zu tun, dass sie aufgrund ihrer neurologischen Verdrahtung besser mit Systemen umgehen konnten, während Frauen eher Einfühlungsvermögen besaßen – dass Männer Begabungen und Dinge schätzten und Frauen Gefühle und Menschen? Wie konnten wir lernen, Gefühlen und Menschen weniger Wert beizumessen?

Swetlana dachte gern an Ausnahmefälle: an Männer, deren Herzen von Frauen gebrochen worden waren, die diese Frauen nicht vergessen konnten, obwohl die Frauen sie vergaßen. Ich fühlte mich gezwungen zu erwähnen, dass meine Mutter meinen Vater verlassen hatte und dass mein Vater deswegen sehr aufgebracht war und geweint hatte. Andererseits hatte meine Mutter meinen Vater verlassen, weil sie fand, sie habe ihn immer mehr geliebt als er sie, und bevor sie ging, hatte *sie* geweint und nicht er. Außerdem hatte mein Vater wenig später eine andere Frau geheiratet und war danach wieder guter Dinge, während meine Mutter unter ihrem neuen Freund zu leiden hatte.

Swetlana brachte unseren Freund Jeremy zur Sprache, einen Philosophiestudenten, der in zwei Mädchen verliebt war, die beide Diane hießen und die ihn beide nicht liebten. Doch obwohl er permanent von den Dianes sprach, machte er nicht den Eindruck, außer Gefecht gesetzt zu sein; er hatte immer noch die Kraft, zu seinem Lieblingsthema umzuschwenken, den Werken von Thomas Pynchon. Es war unvorstellbar, dass er immerzu weinte und nicht aufhören konnte. War er möglicherweise dadurch geschützt, dass es sich um zwei Mädchen handelte?

Chris, unser anderer Freund, schien tatsächlich von der Liebe außer Gefecht gesetzt worden zu sein – aber Chris war schwul und das war irgendwie etwas anderes.

Swetlana wies darauf hin, dass der junge Werther, der nicht schwul war, sich aus Liebe umgebracht hatte. Außerdem hatten liebeskranke Jugendliche in ganz Europa angefangen, sich umzubringen, als Goethes *Werther* erschienen war.

Die Leiden des jungen Werther waren kürzer, als ich gedacht hatte, keine hundert Seiten lang, und fast nur in Briefform. Ich saß auf einem der runden Tritthocker in der Buchhandlung und überflog nur den Teil über Werthers Liebesleben.

Bei der Lektüre merkte ich, dass ich mir wünschte, das Mädchen wäre weniger am jungen Werther und mehr an ihren eigenen Zielen und Beschäftigungen interessiert gewesen, und dass er sich deshalb umbringen musste. Doch nichts dergleichen, Charlotte hatte keinerlei Ziele oder Beschäftigungen, abgesehen davon, dass sie Kranke pflegte. Unklar blieb, ob sie Werther überhaupt mochte, und zwar, weil sie ihrer kranken Mutter bereits versprochen hatte, jemand anderen zu heiraten, und weil sie «tugendhaft» war, was bedeutete, dass Werther weder damit rechnete noch den Wunsch hatte, dass sie ihre Meinung änderte.

Werther entschied, dass der einzige Ausweg darin bestand, dass jemand starb: entweder er oder Charlotte oder der andere Typ. Weil Mord seinen moralischen Grundsätzen widerstrebte, wählte er den Selbstmord. Erst brachte er Charlotte dazu, ihm Pistolen zu geben, damit er sagen konnte, er sei «von ihrer Hand gestorben». Dann vermasselte er seine eigene Erschießung, und alle mussten zwölf Stunden lang mitansehen, wie das Blut aus ihm spritzte. Weil Werther diesen Teil nicht selbst schreiben konnte, wurde er von einem Herausgeber geschildert. Die letzten Zeilen lauteten: «Man fürchtete für Lottens Leben. Handwerker trugen ihn. Kein Geistlicher hat ihn begleitet.»

Für mich klang das, als sei Werthers Selbstmord eher eine praktische Behelfslösung für seine «Kein Mord»-Regel als Ausdruck eines durch Ablehnung ausgelösten Verlusts des Selbstwerts oder des Erkenntnisvermögens. Genauer betrachtet war er nicht aufgrund einer ungenügend beeindruckbaren Seele abgelehnt worden. Aus diesem Grund zählte ich *Die Leiden des jungen Werther* nicht zu den Büchern, die davon handelten, dass ein gebrochenes Herz Männern genauso zusetzt wie Frauen.

DIE DRITTE WOCHE

Beinahe von einem Tag auf den anderen war das Sommerwetter vorbei. Ich konnte die neuen Stiefel tragen, die ich irgendwann im Sommer bei Payless gegenüber vom Penn-Bahnhof gekauft hatte. Kastanienbraun, mit Reißverschluss und Blockabsätzen. Es gab sie in Schuhgröße 11, und sie passten mir, obwohl ich Schuhgröße elfeinhalb hatte – eine Größe, die kaum zu finden war, weil halbe Größen bei zehn aufhörten. Schuhe zu tragen, die nicht «unisex» waren und auf dem Pflaster widerhallten, war erregend.

Weil eine *Cola Light*-Büchse in meinem Rucksack explodiert war, hatte ich auch eine neue Tasche: eine Militärumhängetasche aus Segeltuch und in Übergröße, mit der ich mir erwachsen vorkam und durch die Art, wie sie mir gegen die Hüften stieß, beschwingt fühlte. Außerdem konnte man seine Sachen genauso leicht herausholen wie bei einem Rucksack. Wenn ich etwas talismanartiges wie *Entweder/Oder* herumtrug, dann hatte ich es immer griffbereit.

◊

Die Dozentin, die den Kurs über «Zufall» leitete, trug ein teuer aussehendes unförmiges Kleid mit einem abstehenden Kragen, der aussah wie die Öffnung einer Vase. Ich verstand nicht alles, doch ab und zu sprang ein Satz auf und funkelte in der Luft.

Welche Rolle spielte der Zufall in der Literatur? Der realistische Roman basierte auf möglichen, zufälligen Ereignissen des Alltagslebens und erklärte auf den ersten Seiten, die besonderen historischen, geografischen Umstände und das Milieu, in das die Figuren zufällig hineingeboren wurden. Sie waren keine Allegorien mehr, auch keine typischen Vertreter der Gesellschaft, sondern waren dazu verurteilt, eine «Persönlichkeit» zu haben.

Balzac bezeichnete den Zufall als «den berühmtesten Romancier der Welt». Wie konnte man das Geschick aufbringen, das Ergebnis der eigenen Kunst völlig kunstlos aussehen zu lassen? Der Gesellschaftsroman gab zufälligen Begebenheiten Bedeutung, indem er sie geschichtlich verankerte. Baudelaire schrieb über Flaneure, und Walter Benjamin schrieb über Baudelaire. Der Flaneur beobachtete auf seinen Spaziergängen das städtische Leben und konstituierte es gleichzeitig. Das war hegelianisch.

Freud, Darwin und Conan Doyle gaben dem Zufall einen höheren Status. Träume, Fossilien und Spuren waren allesamt Ablagerungen des Zufalls, willkürlich angehäuft wie die Zigarrenasche, die nur Sherlock Holmes analysieren konnte. Prousts Erzähler konnte sein Buch erst nach einer zufälligen Begegnung mit einer Plätzchenspezialität schreiben.

Der Surrealist André Breton dokumentierte nicht nur Zufälle, sondern provozierte sie auch und betrachtete sie als «Königsweg zum Unbewussten»: so hatte Freud den Traum genannt. Louis Aragon schilderte Paris als Palimpsest zufälliger Begegnungen. Walter Benjamin schrieb über Aragons Parisbuch: «... der *Paysan de Paris*, von dem ich des Abends im Bett nie mehr als zwei bis drei Seiten lesen konnte, weil mein Herzklopfen dann so stark wurde, dass ich das Buch aus der Hand legen musste.»

An dieser Stelle der Vorlesung war ich zu erregt, um weiter still sitzen zu können, und verließ den Raum so leise wie möglich.

◊

Beim Abendessen erklärte ich, in meinem Literaturseminar habe die Dozentin Walter Benjamin zitiert, der geschrieben hatte, dass er in einem Buch von Louis Aragon immer nur ein paar Worte habe lesen können und dann vor Erregung nicht weiterlesen konnte, und dass ich daraufhin so erregt wurde, dass ich die Vorlesung verlassen musste.

«Was für ein Kurs war das denn? Die Literatur der kurzen Aufmerksamkeitsspanne?», fragte Lucas.

«Den Kurs habe ich sicher schon besucht», erwiderte Oak nachdenklich. «Und zwar mehrmals.»

◇

In der Küche unserer Wohnung bemerkte ich ein dunkelfarbiges Stück Cord, das über dem Spülstein lag und seitlich herunterhing. Bei genauerer Betrachtung sah ich, dass es der Schwanz eines Wassergeschöpfs war, das Augen auf dem Kopf hatte. Es war groß und flach, füllte fast das ganze Spülbecken aus und ähnelte einer Flagge, die aus einem Haifisch gemacht war.

Ich suchte ringsherum nach Anhaltspunkten, die die Sache erklären würden, und bemerkte KC, ein Mitglied des Singapurclubs, der an dem schweren Eichentisch saß, den unser Wohnblock aus einem Innenhof zu stehlen beschlossen hatte, wo er, wie wir fanden, verlassen herumstand. Lucas und Oak hatten ihn einfach die Straße entlanggetragen, ohne von jemandem angehalten zu werden.

«Hallo, KC», sagte ich.

«Hallo», erwiderte sie und blickte nur kurz von ihrem Buch auf.

«Also ... was ist das da drüben im Spülstein?»

«Ein Stachelrochen.»

Mehrere Fragen schossen mir durch den Kopf, zum Beispiel, wem der Stachelrochen gehörte, warum er im Spülstein lag, wie KC in unsere Wohnung gelangt war und wo Joanne war. Bei näherer Überlegung wurde mir jedoch klar, dass nichts von alledem ein Problem für mich war, und ich ging einfach in die Bibliothek.

Ich versuchte, *Entweder/Oder* weiterzulesen, doch nichts davon war so bedeutungsvoll wie das «Tagebuch des Verführers». Der ethische Teil, den ein Richter geschrieben hat, war nicht nur langweiliger als der ästhetische, er ergab auch kaum Sinn. Im ersten Brief, der die Überschrift «Die ästhetische Giltigkeit der Ehe» trägt, versuchte der Richter zu beweisen, dass mehrere Liebschaften eindeutig weniger interessant seien als eine einzige, lange, schmerzliche, langweilige Ehe.

Seit dem Bericht über die Treffen meines Vaters mit dem Gerichtspsychologen, in dem ich zum ersten Mal den Ausdruck «Kernfamilie» las, war ich einer solchen Werbung für die Ehe nicht mehr begegnet. Mein Vater hatte sich über den stabilisierenden Einfluss der Kernfamilie ausgelassen, den meine Mutter nicht bieten konnte, er dagegen sehr wohl, weil er wieder geheiratet hatte und weil meine Stiefmutter schwanger war. Das habe er für mich getan, sagte mein Vater, doch mir war nicht ganz klar, welchen Nutzen ich daraus ziehen sollte. Der Hund war verschwunden, ebenso wie die Teller und Handtücher meiner Mutter und meiner Tante väterlicherseits. Die Teller und Handtücher meiner Mutter wurden durch Teller und Handtücher mit Goldbordüren ersetzt. Von da an hatte ich auf Autofahrten hinten mit dem Baby gesessen. Mein Vater blickte in regelmäßigen Abständen in den Rückspiegel und fragte: «Wie geht's so da hinten?» Ich versuchte so gut ich konnte zu lächeln, weil ich wusste, dass ich sonst als mürrischer, schwieriger Teenager abgestempelt würde – oder noch schlimmer, als eine, die eifersüchtig war und um die Aufmerksamkeit ihres Vaters buhlte.

◊

Als ich zum Dinner kam, waren nur noch zwei Plätze im Speisesaal frei. Der eine war direkt gegenüber von einem der beiden Haustutoren: Ein erwachsener Mann, der auf der Dalton School gewesen war, fragte alle, auf welche Highschool sie gegangen seien, weil er hoffte, es sei ebenfalls Dalton gewesen. Der andere freie Platz war gegenüber von einem blonden Typen mit engelhaftem Aussehen und Laptop. Er aß einen Toast und sah genauso aus wie Iwans unangenehmer Freund Imre. Imre hatte schon Examen gemacht und musste jetzt am California Institute of Technology sein, es war also jemand anderes. Doch selbst wenn er es sein sollte, beschloss ich, lieber ihn als Gegenüber zu haben als den Dalton-Typ.

«Kann ich mich hier hinsetzen?», fragte ich, irgendwie verärgert klingend, und stellte mein Tablett auf den Tisch.

«Jj-a», sagte der Blonde und schob seinen Computer weg. Er hatte erschreckend blassblaue Augen, wie ich sie noch nie gesehen hatte.

«Verzeihung, ich habe Sie mit jemandem verwechselt», sagte ich. «Wir kennen uns nicht, stimmts?»

«Nein. Aber das können wir nachholen.» Seine übertrieben korrekte Haltung und Intonation und seine leicht verzögerten Antworten trugen dazu bei, dass man den Eindruck bekam, er würde auf Anweisungen reagieren, die er aus weiter Ferne zugesendet bekam. Er fragte, woher der Name Selin stamme. Diese Frage musste ich zehn Mal pro Tag beantworten, doch als dieser Typ sie mir stellte, jemand, der so manieriert war und erklärte, er heiße «Juho», störte ich mich eigentlich nicht daran.

«Das ist ein türkischer Name», sagte ich. «Und Juho?»

«Vielleicht errätst du es?»

«Oh, wow. Ähm, eher nicht.»

«Versuchs mal.»

«Aus Grönland», und ich merkte, als ich das sagte, dass er ein smaragdgrünes Sweatshirt und Hosen in derselben Farbe trug: Grünland.

Er richtete sich noch mehr auf. «Das ist eine sehr überraschende Vermutung», sagte er. «Grönland hat die niedrigste Bevölkerungsdichte der Welt. Selbst die Sahara ist dichter bevölkert als Grönland. Die Wahrscheinlichkeit, dass ich aus Grönland stamme, ist sehr gering. Wenn du in Zukunft raten musst, aus welchem Land jemand kommt, sollte Grönland an letzter Stelle stehen.»

Ich sah ihn mir genauer an und versuchte herauszufinden, ob er ein Arschloch war. Ich wollte ja gar nicht herausfinden, woher er kam. «Island», sagte ich.

«Schon näher dran.»

«Oh, cool.» Ich widmete mich einer Schale Yankee-Bohnensuppe. Die Raterei über das Herkunftsland des Typen war für mich vorbei.

«Ich geb dir einen Tipp», sagte er. «Die Sprache in meinem Land ist eine agglutinierende Sprache.»

Da wusste ich, dass es Finnland war, was mein Interesse weckte. Ich fragte ihn, ob er an die uralaltaische Sprachfamilie glaube – eine Theorie, die von der Verwandtschaft zwischen Finnisch, Ungarisch, Türkisch, Koreanisch und Japanisch ausging. Die Linguistik glaubte seit den 1960er-Jahren nicht mehr daran, doch weil ich Ähnlichkeiten zwischen der ungarischen und der türkischen Grammatik wahrgenommen hatte, dachte ich, sie sei vielleicht nicht ganz falsch. Juho sagte, er habe ähnliche Erfahrungen gemacht, als er Japanisch lernte. Er fragte, ob es theoretisch möglich sei, ein unendlich langes, verschachteltes Wort zu bilden, das eine lange Befehlskette zum Ausdruck brachte – beispielsweise ein einziges Wort mit der Bedeutung «Ich befahl ihm, ihm zu befehlen, ihm zu befehlen, ihm zu befehlen, ihm zu befehlen, ihm zu befehlen, es zu tun.» Ich dachte darüber nach und sah, dass man ein solches Wort bilden konnte.

Juho war wie Iwan dreiundzwanzig, war aber bereits in Chemie und Physik promoviert worden. Er gehörte einer Vereinigung von Forschungsstipendiaten an, die hier für drei Jahre wohnten und Geld dafür bekamen, dass sie taten, was sie wollten. Ein Stipendiat arbeitete an einer neuen Säugetierklassifizierung. Er fand, die Säugetiere seien falsch klassifiziert worden. Ein anderer Stipendiat versuchte, Wettermuster zu verwenden, um vorherzusagen, wann der Fußballnationaltrainer in Brasilien gefeuert werden würde.

«Moment mal, funktioniert das denn?»

«Ich glaube, er muss nur beweisen, dass das Wetter nicht *schlechter* ist als andere gültige Mittel der Vorhersage.»

Ich fragte Juho nach seinem Forschungsprojekt. Erst sagte er etwas über «den Bau eines Klavichords». Dann erklärte er, er bringe seinem Computer bei, einen Stuhl zu erkennen. Er drehte seinen Computer zu mir: Man sah ein Fenster voller unleserlicher winziger Codezeilen und ein weiteres mit einem Fotoraster voller Stühle. Er wusste noch nicht, ob er Sessel und Hocker mit einbeziehen sollte. «Oder das hier», sagte er und klickte auf das Foto eines Plastikkinder-«Stuhls» in Form eines violetten, animierten Klumpens – konnte er tatsächlich «Grimasse» heißen? –, der mit Ronald McDonald befreundet war.

Juho sagte, seine finnischen Lieblingsbonbons hießen Turkinpippuri, was «Türkischer Pfeffer» bedeute. Sie enthielten Salmiak, der aus Salzsäure und Ammoniak gewonnen wurde. «Gibt es diese Verbindungen in der Türkei?», fragte er.

«Ich glaube nicht», erwiderte ich.

«Musst du probieren», sagte er. «Irgendwann bring ich dir welche mit.»

Ich war ein paarmal Gasthörerin in einem Ethikseminar, das ein berühmter Philosophieprofessor aus Oxford leitete. Er hatte ein Brillengestell aus Draht und wildes weißes Haar und benutzte eine Menge Overheadfolien, die er gewöhnlich verkehrt herum oder auf die falsche Seite legte. Die Folien zeigten Diagramme und Grafiken zur Lebensqualität verschiedener Völker.

Eine Frage, die das Ethikseminar stellte, war, wie der Vorteil einer leichten Verbesserung der gegenwärtigen Lebensqualität von Millionen Menschen gewichtet werden sollte im Vergleich zum Risiko großer Schäden für Millionen von Menschen, die noch nicht geboren waren. Es war kompliziert, denn wenn man die jetzige Lebensqualität verbesserte, dann bekamen mehr Menschen Kinder – was bedeutete, dass die Menschen, deren Zukunft man potenziell schädigte, Menschen waren, die sonst gar nicht geboren worden wären, sodass man ihnen vielleicht geradezu einen Gefallen getan hätte.

Viele Fragen nahmen Bezug darauf, dass man Menschen daran hinderte, geboren zu werden. War es moralisch falsch, kein Kind zu bekommen, obwohl man wusste, dass es glücklich werden würde? War es moralisch falsch, ein Kind zu bekommen, wenn man vierzehn war, statt es später zu bekommen, wenn man wusste, dass das spätere Kind glücklicher werden würde? Und was war, wenn man wusste, dass es die meiste Zeit seines Lebens glücklich sein würde, nicht jedoch die letzten fünf Jahre seines Lebens, in denen es äußerst unglücklich sein würde? Ich verstand nicht, warum ein äußerst unglücklicher Mensch sich nicht umbringen durfte, bevor er den Mittelwert durcheinanderbrachte.

Ich wünschte mir einen Kurs, in dem man beigebracht bekam, wie man ausrechnen konnte, wann es an der Zeit war zu sterben. Die derzeitige Regelung – dass alle dasaßen und guten Glaubens darauf warteten, dass der Körper abschaltete – war nicht gerade optimal. Weil meine Großmutter dauernd Schmerzen hatte und ihren Mann und ihre Freunde überlebt hatte, sagte sie oft, sie habe zu lange gelebt. Obwohl niemand dies für bare Münze nahm, wurde es als Bonmot dafür betrachtet, dass meine Großmutter Diskussionen liebte. Meine Mutter sagte, meine Großmutter sei resolut gewesen und habe das Leben genossen. Und sie habe sehr gerne weich gekochte Eier gegessen.

Der Ethikprofessor war intelligent. Wenn jemand etwas vorschlug oder eine Frage stellte, lächelte er ein wenig und ratterte dann alle möglichen Implikationen herunter, auf die ein normaler Mensch selbst nach jahrelangem Nachdenken nie gekommen wäre. Außerdem war er freundlich und sagte nie etwas, was einem das Gefühl gab, dumm zu sein. Als ich ein einziges Mal eine Frage stellte, sprang er auf und ab und machte sogar eine Zeichnung. Wir waren erleichtert, dass man einen Ethikdozenten ausgewählt hatte, der kein Idiot war.

Trotzdem fühlte ich mich nach dem Ethikseminar immer unzufrieden und besorgt. «Lebensqualität» – als wüssten wir, was das war und könnten sie messen. Ich wollte wissen, was Lebensqualität eigentlich war.

Lakshmi sagte, es sei seltsam, dass ich nicht an der Literaturzeitschrift beteiligt sei, so wie alle, die schreiben wollten, oder wie Lakshmi, die selbst «keine Schriftstellerin war», sich aber für das Schreiben interessierte. Ich verstand nicht, was Lakshmi meinte, als sie sagte, sie sei «keine Schriftstellerin».

«Ich tauge nicht dafür», erklärte sie.

«Na ja, wir sind alle nicht gut.»

«Nein, das ist es nicht. Früher habe ich Gedichte geschrieben ...» Ein Grauen stand ihr plötzlich ins Gesicht geschrieben, sodass ich das Thema fallen ließ.

Ich war noch nie auf die Idee gekommen, bei der Literaturzeitschrift mitzumachen. Ich wollte weder Redakteurin werden noch eine Zeitschrift gründen – warum sollte ich mich dann an einer fingierten Zeitschriftenversion des Colleges beteiligen? Noch dazu, wo diejenigen, die am meisten an dieser Literaturzeitschrift interessiert waren, Leute waren, die ihr Entzücken über all die berühmten Schriftsteller von vor hundert oder vor fünfzig Jahren nicht verbergen konnten. Nicht dass ich ein Problem mit Wallace Stevens oder John Ashbery gehabt hätte, aber ich wollte keinem Club beitreten, der über sie kicherte. Doch jetzt stellte sich heraus, dass Lakshmi und andere, die ich kannte, bereits Mitarbeiterinnen der Literaturzeitschrift waren, und was sie sagten, verdeutlichte mir, dass man in gewisser Weise Stellung nahm, wenn man nicht an der Zeitschrift beteiligt war, weswegen ich beschloss, mich zu bewerben.

Jeder wurde einem «Tutor» zugeteilt, jemandem, der bereits für die Literaturzeitschrift arbeitete und der einem mit der Bewerbung helfen sollte. Mein Tutor war Rileys Freund Lucas. Ich fühlte mich Lucas verbunden, weil er genauso gerne las wie ich und weil seine Eltern auf verschiedenen Kontinenten aufgewachsen waren und jetzt getrennt lebten. Lucas war in New York zur Schule gegangen, hatte aber seine Ferien immer im Ausland verbracht und war weder so durch und durch amerikanisch wie Riley, die Amerika nie verlassen hatte, noch so selbstbewusst international wie Joanne oder Lakshmi. Er strahlte die Verlegenheit eines Heimatvertriebenen aus, die Sorge, Sprachen nicht richtig zu beherrschen, der man bei Menschen, die in Ländern zur Schule gegangen waren, in denen ihre Verwandten lebten, nicht begegnete.

Für die Bewerbung bei der Literaturzeitschrift musste man eine Short Story lesen, ihre Stärken und Schwächen beschreiben und darlegen, was für Überarbeitungen man verlangen würde, wenn man die Short Story veröffentlichen wollte. Ich aß mit Lucas zu Mittag, sodass er mir die Short Story mitbringen konnte. Ich wartete auf ein paar Ratschläge, aber er sagte nichts. Als ich ihn darauf ansprach, tat er so, als machte ich einen Witz. Letztendlich redeten wir dann nur über Bücher, so wie immer.

Lucas sprach auf eine Art und Weise über das Schreiben, die auf eine ungeahnte Welt der Kompetenz und Kollegialität verwies. Von Lucas hörte ich zum ersten Mal den Ausdruck «gut auf der Satzebene». Sein Ton klang bescheiden, was darauf hindeutete, dass er jemanden zitierte. Sich vorzustellen, dass nicht nur Lucas, sondern auch andere mit einer Lektüre vertraut waren, bei der die einzelnen Sätze erfreulich rhythmisch waren und die Wortwahl ein Genuss, während andere Teile des Buchs einem kein gutes Gefühl gaben. Sich vorzustellen, dass dieses Gefühl aus Dankbarkeit gemischt mit Enttäuschung benannt werden konnte, das ich als zu persönlich abgetan hatte.

Die Short Story für die Bewerbung handelte von einem Klempner, der Sex mit einer Hausfrau hatte, deren Toilette er reparierte. Ich schrieb ein paar Verbesserungsvorschläge nieder, die die Geschichte, wie ich fand, weniger doof machten, und gab sie Lucas.

Meine Bewerbung bei der Literaturzeitschrift war erfolgreich. Lakshmi wurde zur Partyverantwortlichen gewählt – ihr Ruf als Expertin auf diesem Gebiet eilte ihr voraus.

Vor Kurzem hatten Lakshmi und ihre Freunde auf dem Heimweg von einer Party zufällig ein paar Leute getroffen, die letztes Jahr Examen gemacht hatten. Eine von ihnen schloss sich Lakshmi an und fragte, ob sie «eine Türkin namens Selin» kenne.

«Das war seltsam», sagte Lakshmi. «Ich weiß nicht mehr, wie sie hieß. Zina, Zelda oder so ähnlich.»

Ich starrte sie an. «Zita?»

«Ja, genau. Wer ist das?»

«Iwans Ex-Freundin.»

«Seine Ex? Warum ist die so scharf darauf, mit dir zu reden? Sie hat nach deiner Handynummer gefragt. Hätte ich sie ihr geben sollen? Ich dachte, vielleicht gehst du ihr aus dem Weg. Was will sie denn?»

«Keine Ahnung. Wie war sie denn so?»

«Sehr an dir interessiert. Klein. Nicht besonders toll angezogen. Hat er wegen dir mit ihr Schluss gemacht oder mit dir wegen ihr?»

«Ich glaube, sie waren schon getrennt, als ich ihn kennenlernte», erwiderte ich.

«Logisch», sagte sie. Ich fragte nicht, was sie meinte.

◇

Ich war immer davon ausgegangen, dass Lakshmis Familie reich war. Dann fand ich heraus, dass sie für keinen ihrer Kurse auch nur ein einziges Buch gekauft hatte. Sie *hatte* die meisten Bücher, doch hatte sie sie von Freunden und Freundinnen geerbt, die älter waren als sie: glamouröse, postkoloniale Leute im letzten Studienjahr, die Lakshmi auch nach New York mitnahmen, wo sie bei Schlussverkäufen, die nur für geladene Gäste waren, oder in Secondhandläden auf Kommissionsbasis, in denen reiche Frauen und Teenager ihre einmal getragene Haute Couture loswurden und den Erlös darauf verwendeten, voneinander Medikamente gegen Angststörungen und ADHS zu kaufen.

Die Gabe, so aufzutreten, als hätte sie Geld, hatte Lakshmi, wie sich herausstellte, von ihrem Vater gelernt, der Diplomat war. Sie war in palastähnlichen Domizilen in verschiedenen Teilen der Welt aufgewachsen, umgeben von Dienern, Chauffeuren und Gärtnern, und ihre Eltern hatten üppige Einladungen gegeben, ohne dass ihnen auch nur ein einziger Gegenstand im Haus gehört hatte.

Alle Studenten und Studentinnen aus Singapur, einschließlich Joanne, bekamen dasselbe Stipendium: Es umfasste sämtliche Studiengebühren und ein Gehalt, und als Gegenleistung mussten sie ein paar Jahre nach dem Examen für die singapurische Regierung arbeiten. Joanne, die sich die Haare selbst schnitt, weder teure Kleider noch Make-up mochte und für fast alles Flüssigseife verwendete, benutzte das Stipendium, um sich ein Karbonrennrad und einen Laptop mit eingebautem CD-ROM-Laufwerk zu kaufen: Dinge, die sie mit einer Art ehrerbietigem Erbarmen behandelte, das ihre allgemeine Haltung gegenüber dem zu verkörpern schien, was Singapurer «Verpflichtung» nannten. In Joannes Fall wurde alles dadurch kompliziert, dass ihre Eltern sie eigentlich auszahlen konnten, weil ihre Mutter amerikanische Staatsbürgerin war – was wir alle wussten, sogar ich, doch Joannes Eltern hatten anscheinend nie mit ihr darüber gesprochen.

Der berühmteste Singapurer in Harvard hieß Percival und war ein Altphilologe mit zinnoberrotem Haar, der saisonale Eleusinische Mysterien abhielt, auf denen ein Ferkel gebraten wurde und Psychedelika genommen wurden. Die meisten Nicht-Singapurer wussten nicht, dass Percival aus Singapur kam. Doch die anderen Singapurer führten ihn als Sinnbild dafür an, was «Verpflichtung» bewirken konnte. Auf der Highschool hatten sie ihn als gefügigen, Blazer tragenden Mathe-Olympier erlebt.

Die Übereinkunft der Studenten aus Singapur kam mir zuerst irgendwie extrem und archaisch vor. Doch je mehr ich über die Situation der Einzelnen erfuhr, desto deutlicher schien es, dass alle eine

«Verpflichtung» hatten; nur war sie weniger förmlich und nicht per Gesetz oktroyiert; sie galt ihren Eltern, nicht dem ganzen Land. Riley hatte ein Vollstipendium von einem Pharmaunternehmen, für das ihre Mutter in der Vertriebsabteilung arbeitete. Außer ihr war niemand besonders gut in der Schule gewesen, weshalb sie diejenige war, die Ärztin werden musste.

Dass Joanne freiwillig zehn Stunden GED-Testvorbereitung für Erwachsene pro Woche unterrichtete, schien mit dieser Verpflichtung zusammenzuhängen. Es war dasselbe Bildungsprogramm, das ich im Jahr zuvor abgebrochen hatte. An jedem Wochentag fuhr sie mit dem Fahrrad sechs Meilen zu dem sozialen Wohnungsbau und kam guter Dinge zurück. Als ich sie fragte, ob sie die Leute dort stressten, wurde sie nachdenklich und sagte: «Manche machen einen ein bisschen nervös.»

Was mich betraf, so waren ehrenamtliche Tätigkeiten die Idee meiner Mutter. Einmal hatte ich erwähnt, ich würde mir einen Job suchen. Ihrem Weltbild zufolge war dies eine Beleidigung – so als würde ich sie beschuldigen, nicht richtig für mich zu sorgen. Auf der Highschool hatte ich so gut wie möglich versucht, dankbar zu erscheinen und dankbar zu sein, da ich ja wusste, wie glücklich ich mich schätzen konnte im Vergleich zu den Kids, die arbeiten mussten – weil sie arm waren oder weil ihre Eltern zu den Reichen gehörten, die meinten, ihren Kindern Unannehmlichkeiten zu ersparen, würde ihnen schaden. Normalerweise waren das Leute, die ich als durch und durch amerikanisch erachtete – Weiße, wie meine Highschoolfreundin Clarissa sie nannte. Clarissa, deren Eltern aus China kamen, betrachtete sich nicht als weiß und erklärte mir, dass auch ich nicht weiß sei. Doch ich fragte meine Mutter, und meine Mutter sagte empört, natürlich seien wir weiß.

Eltern, die nicht arm waren und aus anderen Ländern kamen oder Juden waren, wollten oft nicht, dass ihre Kinder Jobs hatten. Eine Erklärung war, dass wir so verschwindend wenig verdienten, dass die Probleme, die sich dadurch für sie ergeben würden, die

Mühe nicht lohnten. Leoras Mutter hatte die Einstellung: «Ich habe keine Zeit, dich von deinem Scheinjob abzuholen.» Leoras Mutter fand immer die beleidigendsten Worte. «Ich höre nicht auf einen Zehnjährigen», sagte sie, oder auf «einen Siebenjährigen» oder auf «einen Zwölfjährigen», in einem Ton, der alles, was man entgegnete, vollständig abtat, sodass jeder Einspruch zwecklos war. In dieser Hinsicht hatte ich mehr Glück als Leora: Meine Eltern baten mich oft um meine Meinung, und wenn sie mich einmal nicht fragten, dann nicht wegen irgendeines Prinzips, auf das sie stolz waren. Dennoch wusste ich, dass Leora meinte, sie habe mehr Glück als ich, weil sie Geschwister hatte und nie «eine Scheidung hatte erleben müssen». Doch meine Eltern waren die Einzigen, die sich nie so verhielten, als schulde ich ihnen Geld dafür, dass ich am Leben war, oder die über «verwöhnte» oder «egoistische» Kinder sprachen oder sagten, ich müsse Ärztin werden, oder die Partei anderer Erwachsener ergriffen, statt mir zur Seite zu stehen. Dafür war ich ihnen so dankbar, dass ich manchmal in meinem Zimmer saß und weinte.

Dieses Jahr hatte ich beschlossen, mir einen Job zu suchen. Der bestbezahlte Job für Studenten war die Arbeit im Studentenwohnheim. Sie wurde als lustiges Teamerfahrungserlebnis angepriesen, nur dass man nicht in die Wildnis ging, sondern die Badezimmer und Klos anderer Kids sauber machte. Letztes Jahr hatten Priya und Joanne einen Wohnheim-Jobber, der gleichzeitig Lehrassistent in Mathematik war und ihnen mit Whiteboard-Marker Rechenaufgaben an den Spiegel geschrieben hatte. Je nach Lösung hinterließ er dann ein weinendes oder ein lächelndes Smiley, und als sie einmal eine besonders schwierige Aufgabe gelöst hatten, sogar eine Badeperle, die wie ein Delfin aussah.

Studierendenwohnheimjobs, für die bis zu zwölf Dollar pro Stunde bezahlt wurden, gab es nur für Federal-Work-Study-Studierende, was bedeutete, dass deine Eltern nur soundsoviel verdienen durften. Swetlanas Mitbewohnerin Dolores hatte ein Vollzeitstipendium und einen Work-Study-Job – sie wusch Geschirr in einem der Speisesäle – und konnte ihren Eltern Geld geben, das diese wiederum ihren Eltern schickten. Manche sagten Gutes über die Studentenwohnheimjobber, doch ich hatte nie etwas Gutes über das Geschirrspülen gehört, nur dass die Arbeitszeiten flexibler waren.

Der bestbezahlte Job, bei dem man eigentlich nichts Unangenehmes machen musste, war die Bücherrückgabe in der Bibliothek, die ebenfalls zum Work-Study-Programm gehörte. Andere Jobs begannen bei vier fünfundsiebzig die Stunde und schienen nicht sehr interessant zu sein. Die interessanten Jobs nannten sich Praktika und waren ohne Bezahlung.

Ich fand einen Job außerhalb des Campus, bei dem ich Daten für einen Gartenkatalog einspeisen musste. Ich erhielt eine Adressenliste von Leuten, die an Gartenarbeit interessiert sein könnten und tippte sie in einen Computer ein. Bezahlt wurde ich per eingegebener Adresse. Wenn ich tippte so schnell ich konnte, verdiente ich fast zwanzig Dollar die Stunde. Doch dann fing ich an, rasende Schmerzen in den Handgelenken und Händen zu bekommen, und ging zum Health Center, wo man mir sagte, das komme vom Tippen. Also gab ich den Job auf.

Danach fand ich einen Job auf dem Campus im Ukrainischen Forschungszentrum. Er gehörte nicht zum Work-Study-Programm und man verdiente trotzdem sieben Dollar pro Stunde. Beim Vorstellungsgespräch versuchte ich so gut ich konnte zu zeigen, dass ich hochmotiviert war. «Ihre Leidenschaft für russische Literatur ist beeindruckend, aber ist Ihnen auch klar, dass wir ein Ukrainisches Forschungsinstitut sind? Und dass es sich vor allem um Büroarbeit handelt», sagte Rob, der Mann, der mich befragte, und klang, als wollte er mich entmutigen. Doch ich sagte, Büroarbeit gefalle mir sehr und ich sei verrückt nach dem Violinisten Nathan Milstein. Schließlich erklärte Rob, ich könne dort arbeiten.

Das Ukrainische Forschungsinstitut war in einem kolonialen Holzhaus untergebracht und in den verschiedenen Zimmern waren

Büros. Etwa ein Drittel der Leute, die dort arbeiteten, waren Ukrainer, die immer kurz davor waren, die Fassung zu verlieren. Wenn jemand «die Ukraine» sagte statt «Ukraine» oder glaubte, ein Wort auf Ukrainisch sei auf Russisch dasselbe Wort, oder fragte, ob ein ukrainischer Schriftsteller auf Russisch schreibe, genügte dies, um sie zum Wahnsinn zu treiben. Diese Überempfindlichkeit kannte ich von meinen türkischen Landsleuten, und sie löste in mir ein liebevolles, fürsorgliches Gefühl aus.

◊

Der Futon in unserem Gemeinschaftsraum war mit einem Batiktuch bedeckt, das Priya über alles breitete – als würde das helfen. Riley und Priya waren im Labor. Ich wusste nicht genau, wo Joanne war, aber sie war sehr still und schlief sehr oft. Als ich voller Bewunderung an Joannes Fähigkeit dachte, überall einschlafen zu können, sah ich voller Erstaunen, dass sie tatsächlich unter dem Tisch schlief, kaum einen Meter entfernt in etwas, was ich für einen leeren Schlafsack gehalten hatte.

Beim Checken meiner E-Mails sah ich eine weitergeleitete Nachricht vom Präsidenten des Türkischen Studentenclubs. «Hast Du Lust, am Samstag um 8 Uhr aufzustehen, dein schönstes Lächeln aufzusetzen und wie ein konstruktives, sexuell aktives, ethnisch uneindeutiges Mitglied der Harvard-Gemeinschaft auszusehen?», hatte er geschrieben. Die weitergeleitete Nachricht war eine Einladung von Crimson Key, der Studentengruppe, die Campusführungen veranstaltete. Sie versuchten, verschiedene internationale und gemischtethnische Studierende dazu zu bringen, eine Art Besucherdelegation zu begrüßen, damit Harvard diverser wirkte, als wenn nur Crimson-Key-Leute dabei waren.

Mir fiel auf, dass die E-Mails des türkischen Clubs seit letztem Jahr dramatisch an Qualität gewonnen hatten. Damals sagte niemand etwas Witziges oder Interessantes oder brachte zum Ausdruck, dass er sich von Leuten wie Crimson Key distanzierte. Dieser Wandel, ebenso wie der positive Eindruck, den ich vom Singapurclub bekommen hatte, motivierte mich, zu einem Treffen des Türkischen Clubs zu gehen.

Anscheinend waren alle dort auf dieselbe berühmte Oberschule in Istanbul gegangen. Abgesehen von dieser Oberschule redeten sie immerzu nur darüber, wo genau man in Boston einen bestimmten Käse bekam: nämlich im armenischen Laden in Watertown. Fast niemand sagte etwas Witziges, es sei denn, man zählte die Neckereien über übermäßiges Essen und Trinken dazu. Sie wirkten im Großen und Ganzen eher wie lahme Miniaturerwachsene, nicht wie Studierende.

Der Einzige, mit dem ich mich gern unterhielt, war Şahin, der Präsident. Er war auf derselben Oberschule gewesen wie die anderen, wirkte aber deprimiert, sagte witzige Sachen und schien sich nicht darum zu scheren oder auch nur zu bemerken, dass mein Türkisch nicht so gut war wie das aller anderen. Während unserer Unterhaltung wechselte er zwischen Türkisch und Englisch hin und her, als sei es ihm gar nicht bewusst. Er war verrückt nach Vögeln, und hinterher sah ich ihn oft mit gelben Sportkopfhörern über den Campus schreiten, den Blick auf den Boden gerichtet – weil er Vogelrufe auswendig lernte und versuchte, ein Reisestipendium zu bekommen, um an weit entfernte Orte zu fahren, an denen sich die interessantesten Vögel versammelten. Sich all die Vogellaute zu merken, schien für Şahin genauso mühsam zu sein wie für mich, Russisch zu lernen. Er war der einzige türkische Mensch, der sich wirklich für ein bestimmtes Wissensgebiet interessierte und nicht einfach automatisch Medizin, Ingenieurswissenschaften oder sogenanntes ‹Management› studierte – im Gegensatz zu anderen aus der Türkei, die mir bisher begegnet waren.

Zwei Studierende, die im Aufbaustudium waren und Burcu und Ulas hießen, kamen manchmal zu den Clubtreffen, um Petitionen über den Völkermord an den Armeniern in Umlauf zu bringen. Die beiden waren sehr anstrengend – nicht nur im Hinblick auf die Petitionen. Man konnte genau sehen, wie ihre Eltern waren.

Die meisten Petitionen zitierten zwei Professoren in Princeton, die sagten, das Massaker an den Armeniern im Osmanischen Reich sei Teil eines regionalen Konflikts gewesen, an dem prorussische armenische Gruppierungen beteiligt waren, und genau genommen handele es sich nicht um einen Völkermord. Die Petitionen waren manchmal an das Holocaust Museum in Washington gerichtet, mit der eindringlichen Bitte, den Völkermord an den Armeniern bei verschiedenen Veranstaltungen oder Ausstellungen nicht zu erwähnen. Diese Petitionen hatten oft Erfolg, weil es im Holocaust Museum immer genug Leute gab, die nicht unterstellen wollten, dass irgendetwas in der Geschichte mit dem Holocaust vergleichbar sei. Andere Petitionen waren an amerikanische Gesetzgeber adressiert, die dazu gebracht werden sollten, nicht laut zu sagen, dass der 24. April der offizielle Gedenktag für den Völkermord an den Armeniern war. Diese Petitionen hatten weniger Erfolg, weil es mehr Armenier gab, die einen Gedenktag wollten, als Türken, die dagegen waren.

Vom Völkermord an den Armeniern hatte ich von den Eltern von Amerikanern seit der Grundschule gehört. Oft war es das Erste, worüber sie redeten: entweder über einen Teppich, den sie gekauft hatten, oder trotzig «Jims Schwager ist Armenier» oder «unser Kinderarzt ist Grieche». Nie hatte ich Türken schlecht über Armenier reden hören, und ich wusste, dass Amerikaner liebend gern über «Hass zwischen Ethnien» sprachen, weswegen ich immer dachte, dies sei eine ihrer Fixiertheiten und nicht Spiegel der Wirklichkeit. Zu erfahren, dass derartige Petitionen tatsächlich existierten, war enttäuschend. Gegen einen Gedenktag für ein Massaker Lobbyarbeit zu leisten, erschien ungehobelt, ganz gleich, ob es sich um einen Völkermord gehandelt hatte oder, wie ein paar Gelehrte aus Princeton meinten, um einen normalen Krieg. (Worin unterschied sich überhaupt ein großartiger, ehrenwerter Krieg, in dem versucht wurde, das eigene Land zu schützen, indem man Leute umbrachte, von einem beschämenden Völkermord, in dem man versuchte, das eigene Land zu schützen, indem man Leute umbrachte?) Wenn Ulas jedoch darüber sprach, dass die Franzosen und die Amerikaner dauernd versuchten, die Anerkennung von Völkermorden in anderen Ländern durchzusetzen, dabei aber nie über den Völkermord an den Algeriern oder den amerikanischen Indigenen sprachen, ärgerte ich mich so sehr über die französische und die amerikanische Regierung, dass es fast körperlich wehtat. Burcu und Ulas versuchten manchmal, Şahin dazu zu bringen, ihre Petitionen zu verbreiten, aber er lehnte immer ab.

◊

Ein berühmter sowjetischer Sänger war gestorben und alle Russischdozenten waren niedergeschlagen. Ich sah Galina Fyodorovna im Kopierraum weinen. Der Sänger war ein Sinnbild für die Moskauer Straßenkultur der Kinder gewesen, insbesondere in einer berühmten Straße. Ihm zu Ehren mussten alle Russischstudenten Gedichte von Puschkin auswendig lernen. Gemäß der Logik des russischen Volkes war das sinnvoll, weil immer alles mit Puschkin verbunden war.

In unserem Kurs mussten wir eine Strophe aus *Eugen Onegin* auswendig lernen. Ich war aufgeregt, denn *Eugen Onegin* war erst das zweite russische Buch, das ich je gelesen hatte, und zwar auf der Highschool, direkt nach *Anna Karenina*. Es war in einer Art Sonettform geschrieben, die Puschkin erfunden hatte, weswegen es schwer zu übersetzen war. Einer der Hauptgründe, warum man Russisch lernte, bestand darin, dass man dann *Eugen Onegin* lesen konnte.

Vladimir Nabokov war irgendwann so wütend über sämtliche englischen Übersetzungen von *Eugen Onegin* geworden, dass er das Werk selbst übersetzte – seine Übersetzung war superliterarisch und reimlos und zerstörte seine Freundschaft mit Edmund Wilson: einem erwachsenen Mann, den die Leute ‹Bunny› nannten. Diese

Übersetzung wollte ich lesen. Meine Mutter hatte viele Romane von Nabokov, nicht jedoch *Eugen Onegin*. Ich kaufte es mir bei Barnes & Noble auf der Route 22: eine meiner ersten Stationen, als ich nach der Führerscheinprüfung im Wagen meiner Mutter losfuhr.

Nur weil ich *Anna Karenina* so gerne gelesen hatte, wollte ich *Eugen Onegin* lesen. Bei der Lektüre wurde mir klar, dass *Anna Karenina* immer mehr das Buch meiner Mutter gewesen war als meines. Der gewaltige Konflikt in *Anna Karenina* bestand in Annas Zerrissenheit zwischen ihrem Liebhaber und ihrem Kind, zwischen denen sie wählen musste, weil ihr Ehemann sie dazu zwang. Auch meine Mutter war zwischen ihrer Arbeit und der Liebe zu ihrem Kind hin und her gerissen, was ihr Mann ihr nicht glaubte und ihr Freund nicht verstand. Ich wusste, dass sie Jerry mit Wronskij und meinen Vater mit Karenin verglichen hatte. Fast alle Frauen in *Anna Karenina* waren Mütter und alle hatten Ehemänner oder Liebhaber – bis auf ein einziges Mädchen, Warenka; doch selbst sie bekam beinah einen Heiratsantrag von Kosnyschew, als sie mit ihm Pilze sammelte. Kosnyschew hatte also zumindest in Erwägung gezogen, mit Warenka Sex zu haben. Es gab in diesem Buch keine Frau, mit der keiner schlafen wollte.

Tatjana, die Hauptfigur von *Eugen Onegin*, war keine Mutter. Sie hatte eine Mutter: eine leicht reizbare, konventionelle, weggetretene Person, die sie am Handeln hinderte. Tatjana war ein Teenager und wohnte in der Provinz. Sie konnte nirgends hingehen, las permanent Romane und versuchte nicht, mit jemandem Sex zu haben. Selbst als Eugen Onegin auftauchte, wollte sie nichts weiter, als ihn dann und wann zu treffen, an ihn zu denken und weiter Romane zu lesen. Erst als sie herausfand, dass er fortgehen würde, wurde sie verzweifelt und schrieb ihm einen Brief.

«Tatjanas Brief» war in Russland berühmt – alle kannten ihn auswendig. Ein Absatz daraus war einer von insgesamt zweien, die wir für den Gedenktag des Sängers auswendig lernen konnten: entweder die erste Strophe des Buches oder den Anfang von Tatjanas

Brief. Die meisten, darunter auch Swetlana, wählten die erste Strophe, weil sie kürzer war, ich jedoch wollte mir lieber den Anfang von Tatjanas Brief einprägen.

Swetlana konnte sehr gut auswendig lernen. Ihr Vater hatte ihr die sogenannte ‹Loci-Methode› beigebracht. Man stellte sich einen Weg durch ein Gebäude oder zwischen ein paar Gebäuden vor und platzierte dann in Gedanken auf diesem Weg alle Dinge, an die man sich erinnern wollte, und zwar an verschiedenen Orten – loci. Um sich an diese Dinge zu erinnern, musste man dann nur im Geiste die Strecke zurückverfolgen.

Swetlana schlug vor, dass wir einen konkreten Spaziergang planten und an bestimmten Stellen haltmachten die wir verwenden würden, um uns an unsere Strophen zu erinnern.

«So was wie die Stationen des Kreuzwegs?»

«Das funktioniert tatsächlich sehr gut, weil es vierzehn Kreuzwegstationen gibt und eine Onegin-Strophe vierzehn Zeilen hat.» Wir beschlossen, im Garten vor dem Wohnheim, in dem wir letztes Jahr untergebracht waren, loszugehen und in Richtung Fluss zu laufen.

Es war den ganzen Tag bedeckt gewesen, aber erst in der Nähe unseres alten Wohnheims gerieten wir in den Regen. Wir standen kurz da und ließen den Anblick auf uns wirken: die öde Backsteinfassade, die spitzen Giebel. Zu wissen, dass unsere Ausweise uns keinen Einlass mehr geben würden, gab uns das Gefühl, abgewiesen zu werden. Neue Studienanfänger gingen ein und aus. Manche hatten sehr genau überlegt, wie sie sich kleideten. Andere sahen so energisch imprägniert aus, als seien sie Gartenmöbel.

Die erste Zeile von Tatjanas Brief – «Ich schreibe Ihnen – geht denn mehr?» – konnte man sich leicht merken und auch leicht mit dem Gebäude verbinden, weil ich dort an Iwan geschrieben hatte. Der Grundgedanke des Briefs war, dass er sie unwiederbringlich kompromittierte. Dass sie sich völlig in Onegins Gewalt begab, indem sie ihm schrieb und sich seinem Ehrgefühl anvertraute. Nie hätte sie so etwas getan, sagte sie, wenn alles so weitergegangen wäre wie zuvor – wenn sie Onegin einmal pro Woche hätte sehen und ein paar Worte mit ihm hätte wechseln können, und dann «zu sinnen, sinnen stets nur über eines», bis sie sich wieder trafen. Ich konnte kaum glauben, was dort stand: «zu sinnen, sinnen stets nur über eines». Auch ich hatte nur das gewollt.

Vor dem Café Gato Rojo im Grad-Student-Union's-Gebäude musste Swetlana eine Zeile über Onegins kranken Onkel auswendig lernen. Praktischerweise war Swetlana im Gato Rojo einmal bei einem Treffen mit ihrem Französischtutor richtig krank geworden. Meine Zeile handelte davon, dass ich mich einst Eugen Onegins Verachtung ausgesetzt hatte. Na ja, ich wusste, dass Iwans Freundin Eunice, eine Studentin, die bald Examen machte, ihre Sprechstunden im Gato Rojo abhielt. Ich wusste es, weil ich sie online per «Finger» gesucht hatte und ihre Sprechstundenzeiten gefunden hatte. Ich verachtete mich dafür.

Nach unserem Spaziergang ging Swetlana zur U-Bahn-Station, um zur Therapie zu fahren. Ich saß auf einer Bank und dachte an Tatjanas Brief an Onegin – ob er als Erfolg zu betrachten war. Einerseits fanden sie nicht zueinander. Dann gab es ein Duell, bei dem jemand starb. Nein, man konnte nicht sagen, dass die unmittelbare Folge positiv gewesen war. Andererseits mochte Puschkin den Brief sehr. Er sagte, er habe eine Kopie davon behalten, die er immer wieder gelesen habe. War Puschkins Liebe, und die Liebe aller, die Eugen Onegin lasen, nicht wichtiger als Onegins Verliererverhalten?

Puschkin sagte, mancher Leser und manche Leserin würden Tatjana verurteilen, ihr Verhalten als impulsiv oder ungehörig bezeichnen. Doch war, wer so dachte, nicht ehrlich, sondern meinte im Grunde nur, dass Tatjana nicht strategisch dachte. Sie konnte keine Spiele spielen. «Die Coquette urteilt kaltblütig / Tatjana liebt in vollem Ernst / und gibt sich bedingungslos der Liebe hin ...» Ich liebte Tatjana dafür, dass sie ihre Gefühle nicht verbarg, und Puschkin dafür, dass er Leute aufrief, die Takt mit Rechtschaffenheit verbanden. Solche Leute gab es immer noch: die sich verhielten, als sei das Eingeständnis von Liebesgefühlen, bevor man sie dazu gebracht hatte, einem etwas zu kaufen, ein Verstoß – nicht gegen den Pragmatismus oder gar die Etikette, sondern gegen die Moral. Es bedeutete, dass man keine Selbstkontrolle hatte, nicht auf seine Belohnung warten konnte, dass man den blöden Marshmellowtest nicht bestanden hatte. Igitt. Ich glaubte einfach nicht, dass Heuchelei tugendhafter war als Ehrlichkeit. Wenn das Lügen einem eine Belohnung einbringen konnte, dann wollte ich sie nicht.

Das passte zu der Art, wie Frauen in meiner Familie über «unseren» gemeinsamen Charakter sprachen. In Liebesdingen waren wir zu klug und zu ehrlich, um Spiele zu spielen. Wir konnten nur mit einem Menschen glücklich werden, der kein Affentheater brauchte. Diejenigen, die das brauchten, waren zwar in der Mehrheit, doch sich mit ihnen abzugeben, lohnte sich nicht. Wir übten nicht nur keine Anziehungskraft auf sie aus, weil wir dazu einfach nicht in der Lage waren, sie waren es auch nicht wert, angezogen zu werden, und nicht fähig zu echter Liebe.

Trotzdem hatte ich von klein auf Frauen gesehen, mit denen ich verwandt war, beispielsweise meine Tanten und meine Mutter, die vom Leiden an der Liebe zu Männern zugrunde gerichtet wurden. «Vom Leiden zugrunde gerichtet» war die Bedeutung, die ich später mit türkischen Formulierungen verband, die ich damals nur halb verstand: *kendini yerlerden yerlere attı* oder *başını taştan taşa vurdu*. Jemand «warf sich (aber seien wir ehrlich, vermutlich ein weibliches Ich) von einem Stockwerk zum anderen» oder «schlug ihren Kopf auf einen Stein nach dem anderen». Der Grund für ihr Verhalten war, dass ein Mann einer anderen Frau mehr Aufmerksamkeit geschenkt hatte – derjenigen, die Spiele gespielt hatte. Und gut, dass wir den Mann los sind: denn er war von unserer Intelligenz und Ehrlichkeit eingeschüchtert worden.

«Jemanden los zu sein» hieß, dass die Liebe ausgeknipst wurde wie elektrisches Licht, wenn man merkte, dass das Objekt der Liebe dumm war oder feige oder keinen Geschmack hatte – ließ sich durch Beobachtung jedoch nicht unbedingt erhärten. Es gab Anzeichen dafür, dass es in der Tat möglich war, unendlich an Feiglingen zu leiden, die einen schlechten Geschmack hatten. Doch vielleicht waren davon nur Frauen einer früheren Generation betroffen – Frauen, die, wie sie mir selbst versicherten, weniger Glück hatten als ich und die weniger klug waren. Dass Puschkin bekräftigte, was meine Verwandten immer gesagt hatten: dass es besser war, klug und ehrlich zu sein, als Spiele zu spielen.

Insgesamt betrachtet war es, wie ich fand, richtig gewesen, Iwan zu schreiben. Indem ich ein paar Wörter in den Computer getippt hatte, hatte ich so viel ausgelöst – verlorenen Schlaf, Flugtickets, die gekauft werden mussten, Geld, das den Besitzer wechseln musste. In gewisser Hinsicht war es eine Erprobung dessen gewesen, was ein Mensch allein durch Schreiben erreichen konnte. Doch es gab auch Zeiten, in denen ich Angst hatte, albern und würdelos gehandelt zu haben. Ich dachte an den Ball am Anfang von *Anna Karenina*, auf dem Kitty Wronskij verliebt angeblickt hatte, der sich eigentlich bereits für Anna interessierte: «... und noch lange danach, Jahre später, sollte ihr dieser Blick voll Liebe, mit dem sie ihn damals angesehen hatte und den er nicht erwiderte, mit peinigender Scham ins Herz schneiden.» Kitty starb buchstäblich vor Scham und musste auf Badekur nach Deutschland gehen. Danach vertraute sie sich Warenka an, die sagte: «Wieso denn?» [...] «Sie konnten doch nicht einem Mann, dem Sie gleichgültig waren, sagen, dass Sie ihn liebten.» Und Kitty erwiderte, nein, natürlich nicht, sie habe niemals auch nur ein Wort davon gesagt.

Aus irgendeinem Grund dachte ich damals daran, dass meine Mutter mir gesagt hatte, mein Vater habe irgendwann in den 1970er-Jahren *Anna Karenina* als bourgeoisen Roman über eine gefallene Frau tituliert und sich überrascht darüber gezeigt, dass meine Mutter sich für so ein Buch interessierte. Konnte er so etwas wirklich gesagt haben? Meine Eltern hatten nicht dieselben Erinnerungen und erinnerten sich auch anders als ich.

Einmal, wir gingen noch auf die Mittelschule, nahm mein Vater mich und Leora mit nach New York, wo wir uns *Die Elenden* ansahen. Hinterher auf der Heimfahrt hatte er sich beklagt, dass die Mutterschaft so sentimental dargestellt worden sei – dass die Mutterschaft, die «Mutterliebe» eine Figur automatisch in eine Heilige verwandelte, dass Fantine in *Die Elenden* eine Prostituierte und von zweifelhafter Moral war und nicht jemand wie Jean Valjean, der einen Laib Brot gestohlen hatte, um seine Familie zu ernähren.

Es hatte immer zu meiner Identität gehört, objektiver zu sein als meine Eltern – imstande zu sein, zwischen ihren Ansichten zu wählen, das, was mir brauchbar erschien, zu behalten und alles andere zu verwerfen. Einerseits war ich auch der Meinung, dass der Ausdruck «Mutterliebe» irgendwie nervig war und etwas mit dem Gefühl zu tun hatte, das ich empfand, wenn meine Mutter über «ihr Kind» sprach. Andererseits erkannte ich in dem, was mein Vater über *Die Elenden* sagte, eine tendenziöse, undurchlässige, «vorurteilsbeladene» Meinung wieder, die man geflissentlich überhören musste – eine Fähigkeit, die zu den wichtigsten des Erwachsenenlebens gehörte. Ging es in den *Elenden* nicht genau darum, dass Fantine, eine Prostituierte, sich kaum von Jean Valjean unterschied, der einen Laib Brot gestohlen hatte, um seine Familie zu ernähren? Die Art, wie mein Vater «um seine Familie zu ernähren» sagte, war mindestens ebenso nervig wie die meiner Mutter, wenn sie «mein Kind» sagte.

In dieser Frage, wie auch in vielen anderen, kam ich zu dem Schluss, dass ich, falls man mich zwingen würde, eher meiner Mutter zustimmen würde, obwohl weder mein Vater noch meine Mutter hundertprozentig recht hatten.

DIE VIERTE WOCHE

Übers Wochenende fuhr ich mit Riley, Priya und Joanne zum Einkaufen nach Boston. Im Garment District, wo man Kleidung für fünfundsiebzig Cent pro Pfund bekam, kaufte ich mir ein Cordhemd in braunstichigem Orange und einen Charmeuse-Wickelrock mit großen purpurfarbenen Blumen. Es sah so aus, als seien wir auf der Suche nach «Stoffen». Ich verstand es nicht genau: Stoffe hatten wir doch schon genug. Trotzdem suchte ich im Textilladen ein paar Meter braunen Satin aus, aus dem man vielleicht Raumteiler basteln konnte.

Wir verbrachten den Nachmittag in Somerville und rannten einem Fernseher und einem Videorekorder hinterher, den ein Postdoktorand Priya versprochen hatte. Die Koordinierung, die dafür nötig war, die Anzahl der Telefonate und Änderung unserer Pläne erinnerten eher an eine Geiselnahmeverhandlung als an einen freiwilligen Besitzaustausch. Es erschien möglich und dann recht wahrscheinlich, dass es den Videorekorder gar nicht gab. Das war Priyas permanentes Problem: Männer, die ihr verzweifelt und unverfroren Dinge anboten, die sie gar nicht hatten. Schönsein brachte so etwas mit sich.

Auf dem Rückweg von Somerville kamen wir dauernd an Stapeln von weggeworfenen Haushaltswaren vorbei. Ich zog einen Fußabtreter hervor, auf dem stand ICH BIN NICHT DEIN FUSSABTRETER.

«Sieht aus, als sei das Ding in der Lage, sich selbst was vorzumachen!», sagte ich begeistert. Joanne fragte freundlich, ob ich ihn mit nach Hause nehmen und zu unserer Fußmatte machen wolle. Ich stellte mir vor, wie es wäre, diese protestierende, verärgerte Fußmatte jeden Tag zu sehen. Wir würden ihre Vorstellung von sich selbst tagtäglich mit Füßen treten. Ich legte die Matte dorthin zurück, wo ich sie gefunden hatte, zwischen einen CD-Turm und einen zum Teil auseinandergenommenen Futon. Ein paar Straßen weiter fand Riley eine weitere Fußmatte, mit sieben Katzen darauf, die mit ihren Schwänzen WELCOME schrieben. Das war eindeutig die richtige Fußmatte.

Als wir zurückkamen, wartete Lewis, ein Kommilitone von Riley und Priya, vor dem Eingang. Erst war ich irritiert, dass dieser Typ immer im Weg war, doch dann stellte sich heraus, dass er verrückt war nach Priya. Er hatte zu ihr gesagt, er sei sich nicht sicher, ob die anderen Typen sie überhaupt attraktiv fänden, doch er müsse ununterbrochen an sie denken.

«Und wenn er der Einzige wäre, der mich attraktiv findet?», fragte Priya und riss ihre klaren Augen vor Schreck weit auf.

Joanne ging zu einem Dinner des Singapur-Clubs. Sie fragte mich, ob ich mitkommen wolle, was mich rührte. Aber wenn die Singapurer unter sich waren, fingen sie an, Singlish zu reden, und es wurde zu anstrengend, dem Gespräch zu folgen.

Ich verbrachte die nächsten Stunden in Rileys und meinem Schlafzimmer und bastelte einen Baldachin über dem oberen Stockbett, indem ich den braunen Satin mit Klebeband an die Decke klebte und dann Reißzwecken auf das Klebeband drückte. Es sah richtig gut aus. Jetzt konnte ich im Bett lesen und das Gefühl haben, dass mir niemand zusah.

Im Gemeinschaftsraum hatten sich zwei andere Kommilitonen aus dem vormedizinischen Semester zu Riley und Priya und Lewis gesellt: ein Typ, der fast wie Lewis aussah und einen Pulli mit Hahnenfußmuster trug, und ein Mädchen, das so schön war wie Priya, wenn auch auf andere Weise. Priya saß im Schneidersitz auf dem Boden.

Sie trug ausgefranste Jeans und ein rosarotes Trikot mit tiefem, rundem Ausschnitt, und ihr Gesicht war hinreißend von feinem Haar umrahmt. Das andere Mädchen hockte im Schneidersitz am Rand des Futons, und ihre weiße Bluse und ihr marineblauer Rock wirkten nicht nur maßgeschneidert, sondern waren auch noch gebügelt. Irgendwie kam sie mir bekannt vor, ich war mir jedoch nicht hundertprozentig sicher.

Lewis saß in der Mitte des Futons und hatte die Arme hinter den Rücken gelegt. Er sah aus, als fühlte er sich völlig zu Hause, mehr als ich, die dort wohnte. Seine Rede bestand abwechselnd aus feindseligen oder schmeichelhaften Bemerkungen, die direkt an Priya gerichtet waren oder von ihr handelten. Priya hatte eine Schüssel Toll-House-Cookies-Teig vorbereitet, die herumgereicht wurde. Alle nahmen Cafeterialöffel und schlugen zu. Nur das Mädchen mit den gebügelten Kleidern wollte keinen Teig essen und nutzte die erste Gesprächspause dazu, allen zu erzählen, dass sie nicht wisse, ob sie tabakabhängig sei oder nicht. Alle sahen sie irritiert an. Sie erklärte, sie rauche genau eine Zigarette pro Tag, wenn sie allein war und die Sonne unterging und sie auf dem Dach eines bestimmten Hauses stand. «Aber ich weiß nicht, ob ich abhängig bin», sagte sie.

Riley erzählte von seinem Cousin, der das Rauchen aufgegeben hatte, als seine Frau ein Baby bekam, und dann von Nicorette abhängig wurde, das so teuer war, dass er die gekauten Nicorette-Stücke immer hortete und im ganzen Haus verteilte. Am Ende war er in der Pädiatrischen Notaufnahme gelandet, weil sein zweijähriges Kind es geschafft hatte, seine Hoden mit an die zehn Stück gekauter Nicorette zusammenzukleben, die es unter den Tischplatten erspäht und abgesammelt hatte.

Ich erzählte, wie mein Dad einmal in einem Labor in einem Krankenhaus für Kriegsveteranen arbeitete, wo er Hunde zigarettensüchtig machen musste. Die Hunde konnten nicht anders, als den Rauch durch ein Mundstück zu inhalieren. Anfangs hassten sie das

Rauchen, doch nach einer Weile wurden sie abhängig, und wenn man ihnen die Zigaretten abnahm, heulten sie Tag und Nacht. Erst als ich die Geschichte zu Ende erzählt hatte, merkte ich, wie deprimierend sie war. Alle hielten eine Weile inne.

«Ich weiß trotzdem nicht, ob ich abhängig bin», sagte das Mädchen. Sie schilderte ihr Rauchritual minuziös, gab dabei aber nicht viele Details preis, sondern beschrieb alles sehr wortreich, verdeutlichte Zeit und Ort immer wieder in allen Einzelheiten, so als seien sie von Natur aus interessant und einzigartig. Sie bewahrte ihre Zigaretten in einem erlesenen Etui in ihrer Schublade mit Unterwäsche auf. Als sie die Unterwäsche erwähnte, wurde Lewis hellhörig. Als sie darüber sprach, was sie tat, wenn es regnete, erkannte ich sie: Sie war Peters Freundin, diejenige, die nach Iwans E-Mail-Adresse gefragt und über Johannes Keplers Genie geredet hatte.

Was diese schöne Nichtraucherin betraf, so hatte ich gemischte Gefühle. Einerseits verabscheute ich sie, weil sie so viel redete und so wenig sagte und weil sie Rileys Gesichtsausdruck gar nicht wahrnahm. Andererseits sprach sie zumindest begeistert über etwas, was sie gerne tat, für sich, nur um der Erfahrung willen oder um eine gewisse Vorstellung von sich zu haben.

Sie war jetzt auf das Thema zurückgekommen, dass sie nicht wisse, ob sie sich als «Raucherin» bezeichnen könne. Es gehe ja nicht, sagte sie, um die Zigarette an sich ... sondern vielmehr um ... (die Tageszeit, das Zigarettenetui, die Frisierkommode).

Ich sah, dass Priya Riley mit leidenden Rehaugen anblickte, und verstand, dass Priya der schönen Nichtraucherin gegenüber ebenfalls Bedenken hegte. Schockiert musste ich feststellen, dass ich die beiden irgendwie über einen Kamm geschoren hatte – weil beide schön waren und ein ähnliches Image pflegten: dasjenige einer Zauberfee, die die anderen einlud, an ihrer Verblüffung über ihr eigenes Geheimnis und ihre Besonderheit teilzuhaben.

Ich hatte es versäumt, einen wichtigen Unterschied zwischen ihnen zu erkennen, der augenfällig war – sowohl für Priya als auch für Riley. Wenn Priya sich auf dieselbe Weise verhielt, dann subtiler und mit einem größeren Bewusstsein dafür, ob es die anderen interessierte. Priya hätte nie so lange schwadroniert. Sie würde nur verträumt eine Andeutung machen, wie sehr sie Steak Tatar liebte oder neuronale Netzwerke, die dann einen Moment lang anmutig in der Luft schwebte und gleich darauf verschwand.

Als ich mich wieder ins Gespräch einklinkte, wurde mir leicht panisch bewusst, dass das Mädchen immer noch über die eine Zigarette redete, die sie pro Tag rauchte. Wie konnte das sein? Warum saßen wir hier? Sie sagte immer wieder, dass sie allein sein müsse und sich in der Vergangenheit darum bemüht habe, Leute zu finden, die sich ihr anschließen würden. Dann kam sie mit widerwärtiger Zwangsläufigkeit auf ihr Thema zurück: dass sie nicht imstande sei, festzustellen, ob sie abhängig sei oder nicht.

«Na ja», sagte Lewis neckisch, «wenn du das nächste Mal auf die Dachterrasse gehst, dann mach das Gleiche wie immer, aber steck dir keine Zigarette an. Wenn du dann Entzugserscheinungen bekommst, bist du abhängig.»

Abrupter als beabsichtigt stand ich auf. «Ich muss jetzt gehen», platzte ich heraus. Alle blickten mich an, deshalb sagte ich noch: «Mir ist gerade eingefallen, dass ich noch was lesen muss.»

«So etwas verträgt manchmal keinen Aufschub», sagte Riley in einem vernünftigen Ton, der das Gegenteil dessen war, was ich empfand. Wir lachten alle, und ich konnte entrinnen.

Eigentlich hatte ich nicht vorgehabt, etwas zu lesen, ich hatte gar nichts vorgehabt, höchstens nachsehen wollen, was in der Cinemathek lief. Doch die letzte Filmvorführung begann in zwei Minuten – ein Dokudrama über «einen Transvestiten, ein Arbeiter-‹Mädchen› im kriegsgeschundenen Belgrad, das eine besondere Art humanitärer Hilfe auf den Balkan bringt, indem es als Blitzableiter für die erotischen Sehnsüchte gewalttätiger Männer agiert». Obwohl ich mich durchaus für das kriegsgeschundene Belgrad interessierte, wollte ich einen Film voller gewalttätigem, geschlechterüberschreitendem Sex nicht allein sehen, und schon gar nicht zu spät und abgehetzt dort ankommen.

Ich begann in meinem Zimmer im Kreis umherzugehen, automatisch meine Seite aufzuräumen, die Stoffschnipsel und Klebebandreste aufzulesen und die Quittungen und Plastiktüten und Handzettel und Seiten der Russischhausaufgaben. Ich fand die antiquarische Ausgabe von *Nadja*, die ich gerade gekauft hatte, und beschloss, sie zu lesen.

Die Straße wirkte dunkler als sonst. Alle paar Meter drang Musik aus dunklen oder kaum beleuchteten Fenstern. Menschengrüppchen wankten vorbei, die Mädchen lachten hysterisch und sanken den Typen an die Brust. Ich wusste, dass das genau das war, was man tun musste, wusste aber nicht, wie und warum. Ich setzte meinen Walkman auf und hörte ein rein spanisches Album von Itzhak Perlman, das mir einen Schimmer Hoffnung gab, so als sei das Leben vielleicht wie diese tödlichen Violinparadestücke: wichtig, komplex, mit Präzision und Eleganz aufzuführen.

Die regulären Bibliotheken machten samstags früh zu, deshalb ging ich in die Bibliothek des Mather House. Im TV-Bereich saßen ein paar Typen auf einem Sofa, die urplötzlich aufsprangen, mit den Fäusten in die Luft schlugen und brüllten.

«Ja! Ja! Ja!», schrie einer von ihnen.

In die Bibliothek zu kommen, war eine Erleichterung: ein lautloser Betonkubus mit einer Wendeltreppe in der Mitte. Dort waren nur zwei Besucher: Einer hatte die Augen zu und trug Kopfhörer; der andere ließ kunstvoll einen Bleistift rotieren und starrte dabei in ein riesiges Lehrbuch. Beide waren Asiaten. Dass sie nicht mitmachten, was alle anderen für cool hielten, löste in mir eine Welle der Verbundenheit und Bewunderung für sie aus.

Die erste Zeile von *Nadja* – «Wer bin ich?» – war genauso, wie ich sie in Erinnerung hatte. Die Seiten danach waren immer noch sterbenslangweilig. Doch diesmal las ich weiter. Wenn es dort etwas gab, was mein Leben ändern könnte, sollten ein paar langweilige Seiten dem nicht im Wege stehen.

Auf Seite 17 durchfuhr mich bei der Erwähnung von J. K. Huysmans freudige Erregung: der Autor von *Gegen den Strich,* dem Buch, aus dem ich von der «ästhetischen Lebensweise» erfahren hatte. Wenn man versuchte, ein Rätsel zu lösen, und dabei einem Namen begegnete, der einem bei den eigenen Nachforschungen schon einmal begegnet war, war dies ein Zeichen dafür, dass man sich auf der richtigen Spur befand.

André Breton lobte J. K. Huysmans, weil er anders als die konventionellen Schriftsteller war – «die Empiristen des Romans» nannte er sie –, die ihre Zeit damit verschwendeten, reale Menschen in erfundene Figuren zu verwandeln. Ich war verblüfft. War das nicht genau die Aufgabe des Romanschriftstellers: echte Menschen in Romanfiguren zu verwandeln? Doch Breton schien sich darüber zu ärgern:

> Einem mir bekannten Autor wurde in Hinblick auf ein Werk von ihm ... worin die Heldin zu deutlich wiedererkennbar war, nahegelegt, er möge wenigstens *noch* die Haarfarbe ändern. Blond hätte sie offenbar Aussichten gehabt, keine Brünette zu verraten. Nun, ich finde das nicht kindisch, ich finde es skandalös.

In diesen Worten erhaschte ich den Schimmer einer möglichen Freiheit. Ich verstand, dass meine Unfähigkeit, das zu tun, worüber er redete – die Menschen, die ich kannte, zu verkleiden und in «Romanfiguren» zu verwandeln –, mein größtes Problem beim Schreiben war und so meine gesamte Lebensplanung beeinflusste, was ein weitaus größeres Problem war als Iwan. Falls Iwan nicht sowieso zu einem Problem gehörte, das bereits vor ihm bestand.

Schriftstellerin wollte ich schon werden, bevor ich überhaupt lesen konnte und noch alle Bücher vorgelesen bekommen musste – die mir immer zu kurz vorkamen: Zu viele Fragen blieben offen, zu viele lose Enden wurden nicht weiterverfolgt. Meine Eltern erklärten mir, ich erwartete zu viel von *Frosch und Kröte – Dicke Freunde*, das Buch sei kein Roman. Auf diese Weise verstand ich, dass ein Roman alles erklären würde, was ich immer noch wissen wollte: beispielsweise, warum Kröte war, wie sie war – warum es ihr meistens nicht gut ging – und warum Frosch ihr half, ob er wirklich wollte, dass es Kröte besser ging, oder ob er irgendwie von ihrem Unwohlsein profitierte.

Ich wusste, dass Romane im Gegensatz zu Kinderbüchern ernsthaft und wichtig waren und dass jemand die Romane schreiben musste und dass dies genauso ein Beruf war wie der meiner Eltern, die im Krankenhaus Patienten behandelten. Alle zivilisierten Länder hatten solche Leute. Sie waren geradezu das Merkmal einer zivilisierten Welt.

Kaum hatte ich Schreiben gelernt, schrieb ich ununterbrochen. Ich schrieb ein Heft nach dem anderen voll, notierte Dinge, die die Leute sagten oder die ich in Büchern gelesen hatte. Die Erwachsenen fragten mich, ob ich einen Roman schriebe. Ich glaubte schon, dass das, was ich schrieb, bereits irgendwie ein Roman war oder dass diese Art zu schreiben irgendwann ins Romanschreiben übergehen würde.

Erst auf der Highschool, als ich zum ersten Mal Unterricht in Kreativem Schreiben hatte, kam ich in Schwierigkeiten. Ich merkte mit Schrecken, dass ich darin nicht gut war. Ich war gut in Grammatik und beim Argumentieren oder darin, mir zu merken, was andere gesagt hatten, oder Stresssituationen lustig wirken zu lassen. Doch es stellte sich heraus, dass diese Fähigkeiten nicht benötigt wurden, wenn man schrullige Leute erfinden oder sie mit einem Begehrensbogen ausstatten wollte. Ich hatte schon genug damit zu tun, über die Leute zu schreiben, die ich kannte, über all das, was sie so sagten.

Dafür musste ich schreiben. Jetzt sollte ich auch noch Leute erfinden und mir ausdenken, was sie sagten?

Es stellte sich heraus, dass über etwas zu schreiben, worüber man bereits nachdachte, nichts mit kreativem Schreiben zu tun hatte, sondern «Nabelschau» war. Besessen davon zu sein, wie man das eigene Leben erlebte, war kindisch, egoistisch, unkünstlerisch und verachtenswert. Ich versuchte, das Problem dadurch zu lösen, dass ich meine Gedanken und Beobachtungen einer erfundenen Figur erzählte – die einen neutralen, überall üblichen Namen hatte, weil ich nicht als jemand erscheinen wollte, der dauernd auf seinem Türkischsein herumritt. Bücher, in denen es nur darum ging, dass ein Mensch aus einem bestimmten Land kam, und die dann dauernd vom Essen handelten, mochte ich nicht. Trotzdem ergab das, was ich schrieb, nur dann Sinn, wenn die Leute darin aus einem anderen Land kamen, und außer der Türkei kannte ich keine anderen Länder.

Im Kreativen Schreiben hatten wir ein Arbeitsbuch mit Aufgaben. Man musste Fragebögen über die eigenen Figuren ausfüllen, über ihr Lieblingsessen und ihre Lieblingsfarbe. Ich war verzweifelt: Wer hatte denn bitte schön eine Lieblingsfarbe? Dann dachte ich, okay – um sich jemanden vorzustellen, der anders war als man selbst, war in der Tat Fantasie gefragt. Die Wörter «Tacos» und «beige», die ich auf Zettel schrieb, gaben mir das Gefühl, jegliche Möglichkeit, dass mir jemals im Leben etwas Aufregendes widerfahren könnte, werde soeben zunichte gemacht.

In fast jeder Übung spielte ein Diner eine Rolle, ebenso wie in den Geschichten, die wir lasen. Ganz offenbar bestand eine Verbindung zwischen Kreativem Schreiben und Diners. Da ich dauernd an Diners dachte, empfand ich das als glücklichen Zufall. Damals wohnte ich bei meiner Tante väterlicherseits, die tatsächlich in einem Diner arbeitete, und zwar illegal. Der Diner gehörte einem Typen aus Adana, der nur türkische Menschen ohne Arbeitserlaubnis einstellte. Erst sah es so aus, als tue er ihnen einen Gefallen, doch das wurde dann fraglich. Beispielsweise als einer der regulären Köche einen Nierenstein bekam, was, wie alle sagen, genauso schmerzhaft ist, wie ein Kind zu gebären. (Was wäre, wenn alle sagten, Jungen müssten, bevor sie dreißig sind, zwei Nierensteine bekommen – wie der Mann, den meine Tante schließlich heiratete, sodass sie nicht mehr im Diner arbeiten musste, oft zu mir über das Kinderkriegen gesagt hatte?) Der Diner-Besitzer bezahlte dem Koch die Operation und folterte ihn fantasievoll, als er danach in seiner Schuld stand – beispielsweise, indem er Kuttelsuppe kochen musste. Kuttelsuppe hat einen unverwechselbaren Geruch, von dem manchen Leuten schlecht wird. Der Koch zählte auch zu ihnen.

Diese Situation war prall mit Erzählstoff gefüllt, der über mich hinausreichte und das Richtige für Kreatives Schreiben war. Doch als ich anfing, «Kurzprosa» daraus zu machen, fand ich das unhöflich und fühlte mich sogar als Verräterin. Ich war dem Diner-Besitzer nur wenige Male begegnet, er hatte mir nie etwas getan, und meine Tante sagte manchmal, so schlimm sei er ja gar nicht. Er gab ihr oft kostenlos Pollo Cacciatore mit nach Hause, von dem ich ebenfalls aß.

Außerdem wusste ich, dass der Nierenstein und die Kuttelsuppe noch keine Geschichte ergaben; ich konnte das nicht einfach aufschreiben und dann Kreatives Schreiben nennen. Ich musste die allgemeinmenschliche Situation, für die beides stand, identifizieren und herausarbeiten und dabei meine Fantasie verwenden. Vermutlich musste der Koch in Aktion treten: sich irgendwie befreien oder dem Diner-Besitzer Scherereien machen. Doch ich hatte diesen Koch gesehen. Er hieß Serdar und war eindeutig die Art Mensch, die sich zwar fortwährend beklagte, im Grunde aber respektvoll und unfähig war. Das Einzige, was mir an Entschiedenheit je über ihn zu Ohren gekommen war, ist, dass er mit den Fäusten an die Wand schlug, als er herausfand, dass seine Mama in Adana Krebs hatte, was alle anderen wussten, ihm jedoch verschwiegen hatten, damit er nicht durchdrehte. Als er es dann herausfand, musste er ja durchdrehen. Er landete mit einer gebrochenen Hand in der Notaufnahme.

Mein Dad hatte seine Behandlung bezahlt, weil meine ganze Familie zu dem Zeitpunkt Mitleid mit ihm hatte.

Ich versuchte, Serdar zum Erzähler zu machen, aber es wirkte immer noch so, als behandelte ich ihn herablassend. Ich versuchte, selbst als Erzählfigur aufzutreten, die in dem Diner arbeitete. Doch ich hatte noch nie in einem Diner gearbeitet und man hätte es mir auch nie erlaubt – beides gehörte wesensmäßig zu mir. Ich dachte daran, meine Tante nach Einzelheiten zu fragen, genierte mich jedoch. Der Diner stand für die Art Probleme im Leben, vor denen ich beschützt worden war und sie nicht.

Der Unterricht in Kreativem Schreiben war zu Ende und theoretisch musste ich nie wieder über Diners lesen oder schreiben. Doch die Saat der Panik war gesät worden. Mir waren die Augen geöffnet worden: für den Unterschied zwischen meinem jetzigen Schreiben und einem richtigen Roman.

Damals kam gerade der Film *Was vom Tage übrig blieb* in die Kinos, und mein Vater kaufte alle drei Romane von Kazuo Ishiguro. Ich las sie auch: Knapp, eigenständig und geheimnisvoll waren sie, und sie gaben nichts von ihm preis, dem englischsprachigen Schriftsteller namens Kazuo Ishiguro, wer immer das sein mochte. Wie mitfühlend und fantasievoll, dass er Romane schrieb, die entweder von total englisch klingenden Leuten handelten, die seit den 1930er-Jahren in einem Landhaus in England lebten (und nicht Kazuo Ishiguro geheißen haben können), oder über total japanisch klingende Grafiker in Osaka in den 1940er-Jahren (die keinen Roman auf Englisch hätten schreiben können). Ishiguro schrieb als Ich-Erzähler, der jedoch unzuverlässig war, das heißt verrückt oder unwissend und nicht mit dem Autor identisch. Was für eine Disziplin – welch fehlender Stolz! Mir wurde klar, dass ich beim Schreiben immer nur zu zeigen versucht hatte, wie viel ich sah und verstand.

Mein Gefühl der Entmutigung gibt ein Zitat auf dem Umschlag von *Der Maler der fließenden Welt* wieder:

> Gute Schriftsteller gibt es zuhauf – gute Romanschriftsteller sind jedoch sehr selten. Kazuo Ishiguro ist … nicht nur ein guter Schriftsteller, sondern auch ein wunderbarer Romanschriftsteller.
>
> – THE NEW YORK TIMES BOOK REVIEW

Auf so etwas hatte ich gehofft, um mich zu drücken: mein Gefühl, eine gute Schriftstellerin zu sein. Mir wurde bang, als ich mir eingestand, wie sehr ich mich geirrt hatte.

◊

Als sich die Sache mit Iwan ereignete, notierte ich immer alles in mein Notizbuch oder in den Computer und fragte mich manchmal, ob ich aus den vielen Seiten irgendwann einen Roman machen würde. Die Idee war beschämend. Ich schämte mich dafür, so unkünstlerisch und selbstsüchtig zu sein, nicht gewillt, prächtige, fiktive Figuren zu erfinden. Ein ganzes Buch über Iwan schreiben zu wollen, war beschämend. Was wäre, wenn er davon erfuhr?

Aus irgendeinem Grund entsann ich mich plötzlich, dass meine Mutter und ich einst über *Mommie Dearest – Meine liebe Rabenmutter* gelacht hatten, ein Buch von Joan Crawfords Tochter, das wir beide nicht gelesen hatten, das meine Mutter aber oft – immer wenn sie etwas von mir wollte – beschwor, indem sie mit hoher Stimme «Mommie Dearest» sagte.

Dann fiel mir ein anderer Witz ein, den meine Mutter machte, wenn sie etwas getan hatte, was sie für falsch hielt, beispielsweise nach einer Notlüge am Telefon, oder wenn sie den Gurt während der Fahrt im Auto aufgemacht hatte: «Schreib das bloß nicht in deinem Roman.» Auch darüber musste ich immer lachen, obwohl dies unterschwellig bedeutete, dass der chaotische Zustand, den man in der Kindheit durchlebte, irgendwie zur Habenseite beitrug oder später kapitalisierbar war – obwohl oder gerade weil er für die eigene Mutter diskreditierend war. Deine Bonität und die deiner Mutter stimmten also irgendwie nicht überein.

Aber warum dachte ich jetzt an meine Mutter, wo mein Thema doch Iwan war? Igitt: «Iwan.» Wenn ich jemandem seinen Namen sagte, hatte ich immer das Gefühl, ihn zu verraten – so als bewirkte *ich* die entweder falsche oder ironisch klingende hyperkorrekte Aussprache, als wollte ich sagen, dass er ein Angeber sei, weil sein Name nicht «Ai-wän»* ausgesprochen wurde, wie sämtliche Amerikaner meinten – aber sonst wirklich kein Mensch auf Erden. «Wenn ich jemanden ungeheuer mag, sage ich niemandem, wie er heißt»: Ich las diese Zeile in *Das Bildnis des Dorian Gray* und spürte einen ekligen Anflug von Ehrlosigkeit.

Doch André Breton sagte genau das Gegenteil: «Ich bestehe auch weiterhin auf den Namen, bleibe dabei, mich nur für Bücher zu interessieren, die offen sind wie Schwingtüren und deren Schlüssel man nicht zu suchen braucht.» All die Umschiffungen, die ich glaubte erfunden zu haben – zwei reale Personen in eine «fiktive» «Figur» zu verwandeln, aus einer realen Person zwei Figuren zu machen, Aussehen und Herkunftsland der realen Personen zu ändern –, kannte er bereits und betrachtete sie als gemeine Tricks. Er schien stolz darauf zu sein, dass er *nichts* veränderte, auch nicht sich selbst.

War diese Selbstgerechtigkeit in Ordnung? Konnte es sein, dass die Art Buch, die er beschrieb, besser sein konnte als die Romane, die ich schon kannte – besser als «psychologische Literatur mit ihren erfundenen Plots»? Akuter: Gab es eine Möglichkeit für mich, doch noch Schriftstellerin zu werden? Bestand ein Zusammenhang mit Huysmans und dem ästhetischen Leben? Wie wäre es, wenn ich das ästhetische Leben als Algorithmus verwenden könnte, um meine beiden größten Probleme zu lösen: wie ich leben sollte und wie ich Romane schreiben sollte. Im realen Leben würde ich so tun, als befände ich mich in einem Roman, und würde dann das tun, was die Romanfigur meines Erachtens tun sollte. Danach würde ich

* Unübersetzbares Wortspiel: engl. «Eye-van» bedeutet «Augentransporter» [Anm. d. Übers.]

alles niederschreiben und hätte am Ende einen Roman geschrieben, bei dem ich nicht lauter fingierte Figuren hatte erfinden müssen und hinterher auch noch so tun musste, als würden sie mir etwas bedeuten.

◊

Ungefähr auf Seite 20 lässt Breton das Leben-und-Tod-Thema von realen Menschen und Romanen plötzlich fallen und beginnt aus irgendeinem Grund mit einer minuziösen Beschreibung einiger Zufallserlebnisse, die er und seine Freunde gehabt hatten. Warum sind die Zufallserlebnisse anderer Leute immer so langweilig? Nadja taucht erst auf Seite 53 auf: «Plötzlich, sie ist vielleicht noch zehn Schritte von mir entfernt, sehe ich eine sehr ärmlich gekleidete junge Frau mir entgegenkommen ...» Ich bebte vor Anerkennung. Ärmlich gekleidet zu sein, war also nicht unbedingt das Gegenteil des ästhetischen Lebens, sondern konnte damit in Einklang stehen.

Nachdem Nadja ins Spiel kam, gab es fast auf jeder Seite so etwas wie einen Hinweis. Zum Beispiel wird Nadja krank und kann sich keinen Arzt leisten. Deshalb beschließt sie, sich selbst durch eine manuelle Arbeit zu heilen, und «versucht, in einer Bäckerei, ja in einer Metzgerei eine Anstellung zu bekommen». Das bezog sich eindeutig auf eine Geschichte, die Iwan mir viele Male erzählt hatte. Sie handelte von seinem Highschoolfreund, dessen slowenische Freundin nach Budapest gezogen war, wo sie am Ende in einer Fleischverarbeitungsfabrik arbeiten musste. Iwan hatte immer lachend und voller Bewunderung von dieser slowenischen Freundin gesprochen. Warum, hatte ich nie verstanden und es blieb ein Rätsel. Schließlich gab es noch einen anderen Bezugspunkt, weil André Breton es offensichtlich ebenfalls irgendwie witzig oder bewundernswert fand, dass Nadja in einer Metzgerei arbeitete.

◊

Ich begann, alles in *Nadja*, was sich auf meine Probleme beziehen ließ, lückenlos in meinem Notizbuch festzuhalten. Bald wollte ich nur noch an dieser Liste arbeiten. Die Reihen voller Zahlen und Zitate sahen ein wenig aus wie in *Fahles Feuer* – einem Roman, dessen erste Hälfte aus einem Gedicht bestand, während die zweite ein autobiografischer Kommentar des geisteskranken Nachbarn des Dichters ist. Ich wünschte, ich könnte so ein Buch über *Nadja* schreiben, wo ich jede Zeile erklären konnte, die in besonderem Maße mit Ereignissen aus meinem Leben zu tun hatte. Natürlich würde niemand solch ein Buch lesen wollen – die Lektüre wäre sterbenslangweilig. Warum konnten Naturwissenschaften und Geschichte langweilig sein, andere Bücher dagegen nicht? Wann war ich zum letzten Mal von etwas in meinem «realen» Leben so beeindruckt wie von der spontanen Enthüllung, dass André Breton verheiratet war? Und von der noch spontaneren Enthüllung, dass Nadja eine *Tochter* hatte: «ein Kind, dessen Vorhandensein sie mir sehr vorsichtig beigebracht hat und das sie abgöttisch liebt». Diese Zeile las ich immer wieder – sie veränderte alles. Wie alt war die Tochter, wo und von wem war sie? Warum ging Nadja allein in Paris umher? Ich dachte an meine eigene Mutter, die mich abgöttisch liebte und sich ebenfalls in einen Mann verliebt hatte, der dann jemand anderen geheiratet hatte. Warum passierte Leuten so etwas? Befasste sich irgendwer mit diesem Kram? War irgendjemand dabei, ihn in Ordnung zu bringen?

◊

Abends herrschte im Slawischen Institut eine andere Atmosphäre: wie an einem Flughafen oder wie die Vergangenheit. Man hatte für den Gedenktag des Sängers einen Filmprojektor aufgestellt. Ein Professor hielt eine Rede und dankte den Sprachlehrern und Sprachlehrerinnen für ihre harte Arbeit, was ein wenig dürftig klang. Wie die meisten Literaturprofessoren war er Amerikaner. Die Sprachlehrer und Sprachlehrerinnen kamen alle aus der ehemaligen Sowjetunion, waren nicht fest angestellt und wurden nicht «Professor» oder «Professorin» genannt.

Ich trug Tatjanas Brief zu schnell vor, doch alles andere klappte gut. Ein mir unbekanntes Mädchen rezitierte denselben Text, blieb aber nach vier Zeilen stecken. Ich fragte mich, ob sie verliebt war und ob der Typ ein Idiot war.

Fünf Leute hintereinander trugen die Strophe über Onegins Onkel vor. Immer wieder dasselbe zu hören, war langweilig, bis Swetlana an die Reihe kam. Wieso wirkte sie viel lebendiger als alle anderen? Puschkins Witze wurden wieder witzig, wenn Swetlana sie erzählte.

Sie setzte sich neben mich, und Matt aus dem dritten Studienjahr setzte sich auf den leeren Platz neben ihr auf die andere Seite, schlug ihr auf die Schulter, beugte sich zu ihr und sagte etwas, wovon sie ein rosiges Gesicht bekam.

Wir sahen einen Schwarz-Weiß-Film, in dem der Barde ein Lied über Puschkin sang, den er «Alexander Sergejewitsch» nannte. Die vielen Silben brachte er irgendwie ergreifend in nur vier oder fünf Noten unter. Das Lied hieß «Trotzdem ist es traurig» und handelte davon, dass es trotz aller Vorteile, die der Menschheit seit Puschkins Tod zuteilgeworden waren, traurig war, dass wir nicht mehr mit Alexander Sergejewitsch zusammensitzen konnten. Als das Lied vorbei war, weinte die Hälfte der Leute im Raum. Die traurigste Zeile war: «nicht mal für eine Viertelstunde».

Danach gab es einen Empfang, und Swetlana schnappte sich sofort ein Glas Wein und begann mit den Lehrern und Lehrerinnen und mit den Studierenden im letzten Studienjahr Russisch zu reden. Doch ich ging früher, setzte mich in die Bibliothek und las *Nadja* zu Ende.

Nadja hatte Geldsorgen. Sie «ist den Drohungen des Besitzers ihres Hotels ausgesetzt und dessen grässlichen Angeboten» und «macht keinen Hehl daraus, welches Mittel sie einsetzen würde, um zu Geld zu kommen», wenn Breton ihr nicht half. Breton fand anscheinend, sie hätte das lieber geheim gehalten.

Na ja, zumindest diese eine Sache hatte sich in den letzten siebzig Jahren geändert. Mädchen wurden nicht mehr dauernd in die Prostitution gezwungen. Natürlich gab es immer noch Prostituierte, aber manche Leute waren gerne Prostituierte und fanden, dass es ihnen zu Macht verhalf, und zu glauben, sie seien Opfer, war nicht feministisch.

Zwang man immer noch Leute in die Prostitution? Bei genauerer Überlegung war die offensichtliche Antwort ‹Ja›. Doch kam es bestimmt nicht mehr so häufig vor wie früher. In wirklich jedem älteren Roman gab es eine Figur, die in die Prostitution gezwungen wurde, während ich so etwas noch nie von jemandem gehört hatte, den ich kannte. Ich kannte ein Mädchen, die für eine «Ivy League Frauen»-Doppelseite im *Playboy* posiert hatte. Aber für den *Playboy* Modell zu sitzen, um die Studiengebühren für Harvard bezahlen zu können, war nicht dasselbe, wie mit dem Hotelbesitzer schlafen zu müssen, um nicht hinausgeworfen zu werden.

Irgendwann fing André Breton an, Nadja lästig zu finden. Was sie genau falsch gemacht hatte, war schwer zu sagen. Hatte sie sich zu sehr darüber beklagt, dass sie sich würde prostituieren müssen? Hatte sie zu viele Wortspiele gemacht? Es war, als sei es soeben erst geschehen. «Schon seit Längerem verstand ich mich nicht mehr mit Nadja. Um ehrlich zu sein, vielleicht haben wir uns nie verstanden …»

Iwan hatte Dinge gesagt wie «vielleicht haben wir uns nie richtig verstanden, vielleicht hatten wir nie wirklich miteinander gesprochen». Ich fand das absurd. Doch sein Standpunkt setzte meinen außer Kraft. Wenn eine Person fand, es sei ein Gespräch gewesen, und die andere Person war nicht dieser Meinung, dann hatte diese andere Person recht.

«Ich urteile darüber *a posteriori*, und vielleicht ist es zu gewagt, wenn ich sage, dass es anders nicht hätte sein können», schreibt Breton. A posteriori urteilen – genau das tat Iwan, der sich verhielt, als hätte alles zwischen uns einen unvermeidlichen Lauf genommen. Wie ungerecht das war, wenn die Leute das Tatsächliche als einschränkenden Nachweis für das behandelten, was möglich war! Ich hatte das Gefühl, dass ich genau dagegen ankämpfte, und zwar schon seit jeher: gegen die Tyrannei der besonderen, willkürlichen Art und Weise, in der die Dinge sich zufällig entwickelt haben.

◊

Ich hatte nicht erwartet, dass in *Nadja* am Ende alles gut wird, doch dass sie verrückt wurde und in eine Irrenanstalt eingewiesen werden musste, schockierte mich. Breton erwähnt es beiläufig, wie es seine Art ist («Vor einigen Monaten teilte man mir mit, dass Nadja wahnsinnig sei ...»), und ging dann zu einer scharfen Gesellschaftskritik der Nervenheilanstalten über, in denen die Armen schlecht behandelt wurden. Weil er psychiatrische Kliniken so hasse, habe er Nadja nie besucht und nie nach ihr gefragt. Das Buch hatte noch weitere fünfundzwanzig Seiten, auf denen Nadja nicht erwähnt wurde. Dann war es zu Ende. Wurde sie aus der Anstalt entlassen? Wie kam es, dass niemand, der über das Buch sprach, das erwähnenswert fand?

Ich drehte mein Exemplar um und las, was auf der Rückseite stand: was ein wenig gruselig ist, wenn man das Buch bereits gelesen hatte – so als bekäme man eine Nachricht von den Toten. «*Nadja* erschien 1928 in Frankreich und ist der erste und vielleicht beste surrealistische Liebesroman aller Zeiten», war dort zu lesen.

Die Nadja im Buch ist zwar ein Mädchen, doch wie bei Bertrand Russells Definition der Elektrizität als «keine Sache,

> sondern eher die Art und Weise, wie etwas geschieht», so ist Nadja nicht unbedingt eine Person, sondern eher die Auslöserin eines bestimmten Verhaltens in anderen.

Allein die Vorstellung, gesagt zu bekommen, man sei kein Mensch, sondern veranlasse nur eine Verhaltensweise. «Also, ich kann nicht behaupten, dass ich viel von der Wirkung halte, die ich auf dich habe», würde ich sagen.

«So was kann passieren, wenn man das ästhetische Leben fetischisiert. Man kann dann unverantwortlich und destruktiv werden», sagte Swetlana später über André Breton. «Aber Leute wie er können einen neuen Stil erfinden, und das weiß ich zu schätzen.»

«Was hätte er tun sollen, als er Nadja kennenlernte?», fragte ich. «Ohne unverantwortlich und destruktiv zu sein.»

Sie überlegte. «Er hätte versuchen können, stabilisierend auf ihr Leben einzuwirken, anstatt eine romantische Liebesaffäre mit ihr einzugehen.»

Ich spürte einen stechenden Schmerz. Ich hatte nicht gewollt, dass Iwan stabilisierend auf mein Leben einwirkte.

◊

Eine Frage, die im Ethikseminar immer wieder auftauchte, war, wie die «Abscheuliche Schlussfolgerung» zu vermeiden war. Die «Abscheuliche Schlussfolgerung» besagte, dass man eine Verschlechterung der Lebensqualität einer Bevölkerung rechtfertigen könne, wenn dies die Bevölkerung vergrößere. Nicht zu dieser Schlussfolgerung zu gelangen. Selbst wenn man etwas sagte, was nicht beleidigend klang, wie «Ich glaube, wir sollten so viel wie möglich Gutes für die größte Anzahl an Menschen tun», bedeutete dies, dass, wenn es eine Million Menschen gab, deren Leben «sehr lebenswert» war, und man die Möglichkeit hatte, aus ihnen eine Milliarde Menschen zu machen, deren Leben «kaum lebenswert» war, wäre man moralisch dazu verpflichtet. Damit war man bei der «Abscheulichen Schlussfolgerung» angelangt. Bei der Formulierung «kaum lebenswert» drehte sich mir der Magen um. In welchem Land geschah das?

André Breton war nicht so klug und nicht so nett wie der Ethikprofessor. Doch worüber er schrieb, fand ich wichtiger. Er schlug keine Regeln für Situationen vor, die Auswirkungen auf etwas hatten, was wir uns nicht vorstellen konnten; er interpretierte etwas, was wirklich geschehen war. Dass es wirklich geschehen war, wurde auf jeder Seite bekannt gegeben und mit Fotos versehen. Dass Breton sein eigenes beschissenes Verhalten nicht geschönt hatte, war in gewisser Hinsicht ein weiterer Echtheitsbeweis.

Nadjas Bedeutung bestand darin, dass dieses Buch den Lauf der Dinge zumindest in einem winzigen Teil darstellte. Zum Lauf der Dinge gehörte, dass Frauen dazu neigten, wahnsinnig zu werden. Männer konnten diese Tendenz in ihnen auslösen. Doch ihnen die Schuld zu geben, hieß, Partei zu ergreifen, unlogisch zu werden, in den Wahnsinn der Frauen einzutreten – weil der Wahnsinn der Frauen zum Großteil aus dem Schuldigsein der Männer bestand.

◇

Im Russischkonversationsunterricht redete Irina Nikolajewna so schnell und benutzte so viele unbekannte Wörter, dass ich kaum verstand, was sie sagte. Doch manchmal funkelte etwas wie ein goldener Ring am Grund eines Bachs und ein vollkommen klarer Satz drang zu mir. So zum Beispiel: «Alles, was ihr jetzt wünscht, was ihr euch so leidenschaftlich wünscht und von dem ihr glaubt, ihr werdet es nie bekommen – werdet ihr eines Tages kriegen.» Unsere Blicke begegneten sich zufällig, und mir war, als redete sie mit mir. «Ja, du wirst es bekommen», sagte sie und blickte mich an, «doch wenn es so weit ist, wirst du es nicht mehr wollen. So ist das nun mal.»

Meine Gedanken überschlugen sich. Redete sie von Iwan? Was wusste sie? Iwan und ich waren letztes Jahr bei ihr im Unterricht gewesen. Hatte sie etwas mitbekommen? Hatte er ihr etwas erzählt? Ich wusste, dass er sie mochte – wir mochten sie beide und hatten darüber geredet. Hatten sie Kontakt zueinander? War das das Ereignis? Was genau war das Ereignis? Wie konnte sie so sicher sein, was es war – das, was sich ereignete? «Du wirst es nicht mehr wollen»: weil Tatjana Eugen Onegin am Ende von *Eugen Onegin* zurückwies? Konnte es sein, dass alle russischen Menschen permanent an *Eugen Onegin* dachten?

Irina Nikolajewna konnte unmöglich wissen, was ich mir wünschte. Und nie würde ich es nicht wollen.

Teil 2

Der Rest des Herbstsemesters

OKTOBER

Die goldene Zeit des Jahres war da. Jeden Tag wurden die Blätter leuchtender, die Luft wurde klarer und kälter, das Gras strahlender. Die Sonnenuntergänge dehnten sich aus, schmolzen dahin und streckten sich stundenlang, und die Backsteinfassaden leuchteten rosafarben, und was blau war, wurde noch blauer. Wie oft im Leben erlebte man einen perfekten Herbst? Warum war ich anscheinend immer am falschen Ort und hörte die falsche Musik?

Im Russischkurs lasen wir *Rudolfio*, eine Kurzgeschichte, die von einem sechzehnjährigen Mädchen namens Io handelt, die in einen achtundzwanzigjährigen verheirateten Mann verliebt ist. Io, die launisch war, behauptete, dass sie und dieser Rudolf, wenn sie zusammen waren, eine Einheit bildeten: *Rudolfio*. Rudolf lachte und sagte, Io sei witzig. Io redete viel über «Erwachsene»: dass sie nur mit anderen Erwachsenen sprachen und diejenigen, die nicht erwachsen waren, als Untermenschen behandelten. Rudolf lieh Io *Der kleine Prinz*, ein Buch, dass er, ein erwachsener Mann, aus irgendeinem Grund besaß.

Als Rudolfs Frau einmal fortgegangen war, kam Io in sein Haus. Ihre Brüste ähnelten «kleinen Nestern, die unbekannte Vögel gebaut hatten, um ihre Jungen auszubrüten». Io fragte Rudolf, warum er so jung geheiratet und so verhindert hatte, dass sie, Rudolfio, heiraten konnten. Rudolf lachte. Sie war wirklich witzig! Später hatte er das tiefe Empfinden von «einer Art unbeschreiblicher, noch unerkannter Melancholie, die dennoch in der Natur vorkam».

Rudolf ging auf eine Geschäftsreise, ohne Io etwas davon zu sagen. Bei seiner Rückkehr fragte er sich, ob er vielleicht zu froh sei, sie wiederzusehen.

«Bist du fortgegangen und dann zurückgekehrt?», fragte Io. Auf Russisch war dies ein einziges Wort. Die Verben der Bewegung gehörten mit Abstand zum Schlimmsten beim Russischlernen.

Io und Rudolf gingen auf einem leeren, vermüllten Grundstück spazieren. Io bat Rudolf, sie zu küssen. Rudolf küsste sie auf die Wangen. «Auf die Lippen», sagte Io. Doch Rudolf erwiderte: «Nur Menschen, die sich sehr nahestehen, küssen einander auf die Lippen.» Io gab ihm eine Ohrfeige und rannte durch den Müll davon.

In jener Nacht kam Io nicht nach Hause. Ihre Mutter geriet in Panik und rief Rudolf an. Rudolf wusste von nichts. Am nächsten Nachmittag tauchte Io wieder auf und weigerte sich, mit Rudolf zu sprechen. Rudolf kam zu ihr nach Hause. Er fand sie auf ihrem Bett sitzend, mit dem Gesicht zur Wand, und stumm hin und her schaukeln. Er sagte, sie müsse ihm zumindest sagen, wo sie die ganze Nacht gewesen sei.

«Fahr zur Hölle», antwortete Io.

Rudolf nickte. Dann nahm er seinen Regenmantel, drehte sich um und fuhr zur Hölle.

Bis dahin war ich von der Geschichte nicht sehr beeindruckt, doch dieses Ende haute mich um. Er drehte sich um, nahm seinen Regenmantel und fuhr zur Hölle.

Im Unterricht fragte uns Irina Nikolajewna, ob Rudolf Io geliebt habe. Fast alle fanden, dass er sie nicht geliebt hatte.

«Vielleicht liebte er sie ein kleines bisschen», sagte Julia.

«Er hat sie nicht geliebt», sagte Gavriil mit Bestimmtheit. «Er hat sein Spielchen mit ihr getrieben.»

«Hat Rudolf seine Frau geliebt?», fragte Irina Nicolajewna.

Gavriil war dieser Meinung. Julia sagte, vielleicht. Swetlana sagte, Rudolf sei ein sehr konventioneller Mensch, der an der Institution der Ehe hänge, aber nie groß über sie nachgedacht habe. «Unter diesen Umständen ist das Thema Liebe vielleicht irrelevant», sagte sie.

Wir lernten die russischen Verben für «heiraten», die für Männer und Frauen je andere waren. Ein Mann «vermählt sich auf jemandem» (Präpositionalkasus), während eine Frau «Gattin werdend hinter jemandem hergeht». Irina Nikolajewna veranschaulichte den Unterschied, indem sie Strichmännchen malte. Alle lachten über den Mann *auf* der Frau.

Wir diskutierten über die Kussszene in *Rudolfio* – dass Io gekränkt war, dass Rudolf sie gekränkt hatte. Wir sprachen über den Unterschied zwischen einem Kuss auf die Wange (Präposition und Singular) und einem Kuss auf die Lippen (Präposition und Plural). Irina Nikolajewna bat jeden von uns, zu schildern, wie wir zum ersten Mal jemanden auf die Lippen geküsst hatten.

Julia sagte, sie habe mit neun Jahren einen Jungen auf dem Spielplatz geküsst. Gavriil sagte, er habe seine Freundin mit elf bei einem Schulball geküsst. Swetlana sagte, sie habe mit dreizehn den Freund ihrer Cousine im Belgrader Zoo geküsst.

Ich log, ich hätte mit fünfzehn einen Jungen im Sommerlager geküsst.

«Mit fünfzehn? Sind Sie sich sicher, Sonja?» Irina schrieb «15» an die Tafel. Es stellte sich heraus, dass sie fand, ich müsse jünger gewesen sein.

«Mit fünfzehn», sagte ich mit Entschiedenheit.

Irina wollte wissen, wie der Junge gewesen sei. Ich sagte, er habe Mandoline gespielt, woraufhin weitere Fragen folgten, wie er Mandoline gespielt habe und wo.

«Er spielte überall Mandoline – ununterbrochen», sagte ich.

«Das Slawische Institut ist wirklich seltsam», sagte Swetlana auf der Toilette. «Ich habe jetzt wirklich Angst. Ich glaube kaum, dass man in den anderen Sprachkursen über die eigene sexuelle Geschichte reden muss. Witzigerweise fühlte ich mich damals mit dreizehn ganz furchtbar, weil ich den Freund meiner Cousine geküsst hatte. Aber heute kam es sehr gelegen, denn sonst hätte ich überhaupt niemanden geküsst. Ich habe mich gefragt, was ich gesagt hätte, wenn ich noch nie jemanden geküsst hätte. Dann war ich plötzlich um dich besorgt! Ich weiß, dass du noch nie einen Freund hattest, und konnte mich auch nicht entsinnen, dass du je erwähnt hast, du hättest jemanden geküsst. Fast hätte ich mich zu dir umgedreht und zu dir gesagt: ‹Selin, sag dieses eine Mal im Leben nicht die Wahrheit, ja?› Aber dann hattest du den Mandolinenspieler auf Lager! Ich war wirklich erleichtert!»

«Ja, der war meine Rettung», sagte ich und betrachtete meine dunklen Augenringe im Spiegel. Mein Haar ähnelte dem Nest eines unbekannten Vogels, in dem die Jungen ausgebrütet werden sollen.

Was war Io in jener Nacht widerfahren, als sie nicht nach Hause kam? Sollte damit angedeutet werden, dass sie vergewaltigt worden war? Es kam mir so vor, als seien derlei Andeutungen in Short Storys nicht gerade selten.

◊

Im Kurs über den Zufall lasen wir ein Interview mit John Cage, in dem er sagte, das Hupen der Autos auf der Sixth Avenue sei jetzt für ihn die tiefgründigste Musik. Und zwar, weil er Struktur und Anmaßung dessen, «was man Musik nennt», nicht mehr «brauche». «Wenn etwas nach zwei Minuten langweilig wird», schreibt Cage, «probiere man es vier Minuten lang ... dann acht. Dann sechzehn. Dann zweiunddreißig.» Ich seufzte. Nur jemand, der bereits alt und berühmt war, konnte so etwas sagen – dass irgendein Mist, der zufällig auftauchte, große Kunst sei. Ich konnte schließlich nicht überall verkünden: «Das hier sind die Geräusche der Sixth Avenue. Ach, die finden Sie nicht interessant? Dann probieren Sie es mal zweiunddreißig Minuten lang aus.» Abgesehen davon, dass ich gar kein Verlangen danach hatte.

◇

Baudelaire schrieb, sich in einer Menschenmenge zu bewegen sei eine Kunst, zu der nur Dichter fähig seien. Eine Fee musste ihm ein besonderes Talent in die Wiege gelegt haben. Daher hatte er freien Zugang zur Persönlichkeit eines jeden. «Einzig für ihn ist alles vakant.»

Wenn irgendein Dichter versuchen sollte, *meine* Persönlichkeit wie ein leeres Gebäude zu betreten …!

Ich befragte das *I Ging*, ob ich den Kurs über den Zufall aufgeben sollte. Ich zog Hexagramm 6: «Sorgliches Innehalten auf halbem Weg bringt Heil. Zu Ende führen bringt Unheil.»

Swetlana kaufte das neue R.E.M.-Album *New Adventures in Hi-Fi*, und wir hörten es uns in ihrem Zimmer an. Wie erstaunlich es doch war, wenn Leute, die so unverwechselbar klangen, etwas Neues machten. Wie wäre es wohl, sie zu sein – und zu wissen, warum sie R.E.M. waren? In einem Song hieß es «I'd sooner chew my leg off» – «Ich würde mir eher ein Bein abkauen», eine subjektive Behauptung, von deren kosmischer Wahrheit ich trotzdem so beeindruckt war, dass ich meinen Ohren kaum traute.

Swetlana hatte den Abend mit Schreibarbeit für das Wildnisprogramm bei Scott im Zimmer verbracht. Sie hörten Folk Music, nippten Chardonnay und tranken auf ihre nicht-sexuelle Liebe zueinander. Scott musste, wie ich erfuhr, Teile seiner selbst absterben lassen, um seine Beziehung zu Jenna fortzusetzen, die «seine Musik und seine Spiritualität» nicht mochte. Was Swetlana für Scott empfinde, sei, sagte sie, kein Verknalltsein, sondern Liebe. «Beim Verknalltsein baut man sein Ego auf, in der Liebe gibt man etwas von sich selbst. Um zu lieben, braucht man Selbstsicherheit, damit man dem anderen Menschen etwas geben kann.» Schweigend absorbierte ich die Schlussfolgerung, dass das, was ich für Iwan empfand, nur ein Verknalltsein war, da es um meine Selbstsicherheit schlecht bestellt war.

◊

Ein Gedicht in *Real Change* hatte unglaublicherweise die Überschrift «Die Vorstellung, dass keiner sie je geküsst hatte». Wurde ich jetzt verrückt?

> Unschuld in Versuchung geführt
> Die Freuden des Fleisches zu spüren
> Kindheit gestohlen mit dreiundzwanzig
> als seine Zunge auf ihre Brust traf

Kindheit gestohlen mit ... dreiundzwanzig? Wie lange wollte dieser Mensch seine Kindheit denn bewahren? Trotzdem behielt ich das im Gedächtnis, wie immer, wenn ich von jemandem hörte, der beim ersten Kuss älter als neunzehn war. Einmal hörte ich einen Schriftsteller im NPR sagen, seinen ersten Kuss habe er erst mit fünfundzwanzig bekommen. Er war jedoch in den 1940er-Jahre geboren und schwul.

Der Rest des Gedichts handelte davon, dass sie hinterher alles bereute, währenddessen jedoch nichts gewesen sei als «Vergnügen, Schmerz, vermeintliche Liebe, / und in seinen Armen zu liegen».

Was hatte sie hinterher bereut? Hatte sie gedacht, er würde sie lieben, und dann kam heraus, dass dem nicht so war? Es konnte doch nicht schon wieder das sein, oder doch? Handelte denn alles immer nur davon?

Juho lud mich an den High Table ein, wie das wöchentliche Dinner seines Forschungsstipendiums genannt wurde, außerdem hieß auch die Tafel so: mehrere aneinandergereihte Tische auf leicht erhöhtem

Boden. Menschen in Kellnerkleidung schenkten Wein aus. Manche Professorinnen und Tutoren trugen schwarze Talare. Ich konnte kaum glauben, dass es solche Brimborien immer noch gab, noch dazu in Amerika: Menschen, die in schwarzen Talaren an einer Tafel saßen, die zwanzig Zentimeter höher war als der übrige Raum, und sie dann «High Table» nannten.

Ich merkte, dass ich mir die anderen Fellows des Vereins so vorgestellt hatte wie Juho und davon ausgegangen war, dass sie ihm irgendwie ähnelten. Dies war nicht der Fall. Er war eindeutig der Jüngste, mehrere Jahre jünger als die anderen. Sein grüner Jogginganzug hatte nicht das Geringste mit der Kleidung der anderen zu tun. Ein Tutor in schwarzem Talar sprach ihn mit «Juhu» an und fragte mit forcierter Heiterkeit, wann sich Juho zum letzten Mal rasiert habe. Juho sagte, das wisse er nicht mehr genau, es könne aber ein Dienstag gewesen sein.

Um Juho irgendwie zu verteidigen, strengte ich mich besonders an, mit den anderen Fellows zu reden und sie nach ihren Projekten zu fragen – als Beweis dafür, dass Juho und ich genauso vollständig auf dieser Welt wohnten und ebenso flüssig über sie sprachen wie alle anderen und dass wir dasselbe Recht hatten, uns anzusehen, was andere Leute taten.

Die Frau, die mir gegenübersaß, sagte, sie versuche mithilfe eines Computermodells einer nicht mehr gebauten Flöte die Musik zu rekonstruieren, die während der Tragödienaufführungen im alten Griechenland gespielt wurde. «Tragödiendichtung und Musik waren für die Griechen untrennbar, doch heute haben wir keine Vorstellung davon, wie diese Musik geklungen hat», sagte sie mit einem britischen Akzent.

«Was glauben *Sie*, wie sie geklungen hat?» Ich war mir bewusst, dass ich fast mit ihr flirtete, so wie Iwan es getan hätte. Sie musste mindestens zehn Jahre älter sein als ich, doch nahm ich den Anflug eines Lächelns oder einen Funken in ihrem Blick als mögliches Potenzial wahr – oder nahm wahr, dass Iwan es so wahrgenommen hätte.

«Ich glaube, es klang Furcht einflößend», sagte sie.

Ich wollte noch länger mit ihr reden, mehr über sie herausfinden, doch der Typ neben ihr unterbrach sie dauernd und versuchte, etwas über die Fläche zu sagen, die eine Kuh abgrasen würde, wenn man sie an einen «verschiebbaren Zaun» bände.

Ich sägte an einem gegrillten Spargel herum. Bestand das Wesen eines Zauns nicht darin, dass er unverrückbar war?

Riley war beim SPCA gewesen und hatte sich um eine Katze bemüht. Landläufiger Meinung zufolge konnte eine Katze in einer Notunterkunft besser versteckt werden als in einem normalen Studentenwohnheim. Ich hatte noch nie eine Katze gehabt, verstand auch nicht, warum man eine haben sollte, und hatte negative Kindheitserlebnisse mit einem Hund gehabt. Ich war mir 60 Prozent sicher, dass dieser letztendlich eingeschläfert wurde. Außerdem hatte ich sowieso schon das beunruhigende Gefühl, permanent von fremden geheimen Nachrichtendiensten umschwirrt zu werden, und hatte daher nicht das Bedürfnis, noch mehr empfindsame Wesen in unsere Wohnung aufzunehmen. Doch Priya, Joanne und vor allem Riley liebten Katzen, und ihre Liebe war stärker als meine Gleichgültigkeit.

Wie sich herausstellte, konnte der SPCA eine Katze nur dann überlassen, wenn man ein vom Vermieter unterschriebenes Formular besaß, aus dem hervorging, dass Haustiere erlaubt waren. Da Katzen in unserem Haus *nicht* erlaubt waren, hatten wir ein Problem. Riley hatte vor, das Formular von einer Tutorin im Haus unterschreiben zu lassen, von der sie glaubte, sie hätte insgeheim eine Katze. Der Plan schlug fehl. Danach grüßte uns die Tutorin nicht mehr auf dem Gang.

◊

In der Quincy-Küche lief «Head over Feet» – die neue Alanis-Morissette-Single – im Radio. Es ging um Reife, darum, etwas Gutes für sich selbst zu wollen. Ich war empört. Ich hatte gedacht, Alanis Morissette sei da, um uns zu erinnern.

Jetzt staunte sie darüber, wie «gesund» sie sich fühlte, seit sie fähig war, «etwas Vernünftiges» zu wollen. Klar war, dass dieses Vernünftige irgendein Langweiler war.

«Du meinst ‹Heels over Feet› – ‹Kopfüber›.» Erst als Swetlana meinen Arm tätschelte, merkte ich, dass ich das laut gesagt hatte.

«Ist ja gut», sagte sie besänftigend.

«‹Head over feet› ist sozusagen das, was üblich ist. Die Art aller, die auf zwei Füßen gehen.»

«Na ja, Selin, wir begeistern uns ja nicht unbedingt für Alanis Morissette wegen ihrer unproblematischen idiomatischen Ausdrucksweise.»

Normalerweise aßen wir in einem Sitzungssaal, nicht im Hauptspeisesaal zu Mittag – es war ein kleiner Raum, der oft leer stand. Die eine Wand war vollständig mit einer Weltkarte von Mercator ausgefüllt. Der gesamte nördliche Polarkreis war stark vergrößert und auffallend, wie eine riesige groteske menschliche Stirn. Bei Franz-Josef-Land und Sewernaja Semlja stach dies besonders ins Auge.

Wir stellten unsere Tabletts ab und redeten sofort darüber, welche Dichterin wir lieber mochten: Anna Achmatowa oder Marina Zwetajewa. Die beiden berühmtesten russischen Dichterinnen. Swetlana mochte, wie sie sagte, Zwetajewa – eindeutig die coolere Wahl. Ich fand, dass ich Achmatowa ähnlicher war, und verteidigte sie deshalb, war aber nicht sehr glücklich darüber.

Scott hatte Swetlana zu einer Halloween-Party eingeladen. Sie wusste nicht, was für ein Kostüm sie wählen sollte. Im normalen Leben trug sie manchmal Zöpfe, mit denen sie ganz anders und sehr niedlich aussah, es wäre also eine Möglichkeit gewesen, doch Swetlana hatte Angst, damit infantil zu wirken.

Ich versuchte, mir eine kompetente Figur mit Kultsymbolcharakter vorzustellen, die zwei Zöpfe hatte. «Vielleicht wie eine Walküre mit einem Wikingerhut? Aus der Oper?»

«Ich weiß nicht ... da komme ich mir vielleicht wie eine Tonne vor», sagte Swetlana und komponierte einen Happen Hüttenkäse mit rohem Brokkoli auf einer Gabel. Ein Monat Diät ließ ihr Gesicht bereits länger und modellierter erscheinen und ihre Augen glitzernder.

Je länger wir über das Halloween-Kostüm redeten, desto mehr wirkte es wie eine Falle. Wenn sie ein Kostüm wählte, das als sexy aufgefasst werden konnte, würde Scott sie vielleicht aufziehen. Doch wenn sie sich absichtlich entsexualisierte, war das auch irgendwie erniedrigend.

Anna Achmatowa hatte eine ähnliche Nase wie ich. Ihr Name war ein Pseudonym; sie glaubte, ihre Urgroßmutter sei ein Abkömmling eines Khans namens Achmat aus dem fünfzehnten Jahrhundert. Ein Gedicht von ihr über einen linken Handschuh, der über eine rechte Hand gestreift wird, machte sie berühmt. Sie schrieb über Abschiede und letzte Worte. Ein Gedicht hieß «Man hat mir heute keinen Brief gebracht». Manchmal schrieb sie über «ihn» oder «meinen Mann». Ihr Mann im wirklichen Leben war ebenfalls ein berühmter Dichter und hatte versucht, sich umzubringen. Beide litten und ließen sich scheiden. Später wurde er hingerichtet. Der gemeinsame Sohn wurde verhaftet. Achmatowa stellte sich zu den Unmengen von Müttern und Ehefrauen, die vor den Gefängnistoren warteten, und schrieb «Requiem» – ein politisches Gedicht, das als Samisdat zirkulierte und als krasse Abweichung von ihrer Liebeslyrik betrachtet wurde. Auch war es voll mit weiblichem Leiden. Zum Schluss verglich sie sich mit Maria bei der Kreuzigung: «Doch zur Mutter – schweigend, ohne Träne – Wagte niemand auch nur hinzusehen.» Alles, was mit leidenden Müttern zu tun hatte, empfand ich als bedrückend.

«Wie oft seht ihr euch pro Tag, du und Selin?», fragte Riley, als Swetlana und ich ihr auf dem Weg in und aus unseren jeweiligen Zimmern zum dritten Mal begegneten.

«Findest du es seltsam, dass wir so viel Zeit miteinander verbringen?», fragte mich Swetlana hinterher. «Es ist fast, als hätten wir eine Beziehung.»

«Hmm ...», sagte ich zögernd. Hatten wir denn keine Beziehung?

«So viel Zeit würde ich schätzungsweise mit einem Freund verbringen», erklärte Swetlana.

«Ach so», sagte ich.

Valeries älterer Bruder, der gerade seinen Doktortitel in Mathe erworben hatte und jetzt für die CIA arbeitete, kam zu Besuch. Swetlana sagte, sie würde von ihm herausfinden, was mit Iwan los war.

«Wie bitte? Nein, lass das lieber», sagte ich.

«Selin, wir müssen die Wahrheit herausfinden. Und du weißt ja, dass sich die Matheleute alle kennen.»

«Was er weiß, bringt uns nichts. Wenn es was Wissenswertes wäre, wird er es dir nicht erzählen. Und hinterher erzählt er Iwan, dass wir Nachforschungen über ihn anstellen.»

«Keine Sorge, ich mach das sehr dezent.»

«Nein, lass es lieber.»

◇

Wir waren alle auf dem Weg ins Sprachlabor, um den Film *Moskau glaubt den Tränen nicht* zu sehen. Riley hatte den Titel für einen Witz gehalten, aber der Film hieß wirklich so. Er handelte von zwei Mädchen, die in einem Wohnheim lebten: eine hitzige Blondine, die immer Pläne ausheckte, um sich reiche Ehemänner zu angeln, und eine tragische Brünette, die in einer Fabrik arbeitete und Ingenieurin werden wollte. Der Film zeigte ihr Leben über zwanzig Jahre hinweg.

Irgendwann fährt die Brünette, die jetzt in den Vierzigern, erfolgreich, aber alleinstehend ist, mit der U-Bahn. Sie trägt noch die beschissenen Kleider, in denen sie geholfen hat, jemandes Datscha zu renovieren. Ein Handwerker hält sie für eine Fabrikarbeiterin und verliebt sich in sie. Damit waren alle ihre Probleme gelöst – bis der Handwerker herausfand, dass sie in Wirklichkeit Ingenieurin war und wütend wurde, angeblich, weil sie ihn getäuscht hatte, doch in Wirklichkeit, weil er fand, Männer müssten mehr verdienen als Frauen. Sie blickte ihn an, während ihr Mienenspiel Bände sprach, und statt alle möglichen Gründe zu ihrer Rechtfertigung vorzubringen, sagte sie schlicht: «Vergib mir.»

Die Demut in ihrem Ton war erregend – und etwas völlig anderes, als zu protestieren oder vernünftige Erklärungen abzugeben. Und es funktionierte: Er vergab ihr, und zwar auf eine Weise, die irgendwie äußerst sexuell war, obwohl sie eine attraktive Frau war und er wie ein kleinlicher, brutaler Elf aussah. Ich war voller Verlangen, diese Worte zu Iwan zu sagen, und sehnte mich danach, dass er mir vergab.

◊

Die Sommerzeit war zu Ende. Als ich eines Nachmittags den Quincy-Innenhof überquerte, konnte ich so etwas wie vier Steine in hellen Farben erkennen. Dann standen zwei von ihnen auf, zogen weiße Quasten hinter sich her und wurden unverkennbar zu Swetlanas Wohnblockkameraden Danny und Josh.

«Hey, Selin! Hast du vor, ins Haus zu gehen?», fragte Josh in einem seltsam gleichgültigen Ton. Ich merkte, dass alle vier Typen mich anblickten.

Wie kam es, dass sie alle gleichzeitig ausgesperrt worden waren? Dann sah ich, dass Josh mir seinen Ausweis hinhielt, und mir fiel ein, dass Freitag war und sie keine Elektrizität benutzten.

«Oh ja, auf jeden Fall», sagte ich und zog seine Karte durch. Ein grünes Licht erschien und ich hielt ihnen die Tür auf. Zum zigsten

Mal beeindruckte mich die schiere Anzahl verschiedener Regeln, denen ein Mensch folgen konnte. Besonders diese Regel erschien mir ziemlich sinnlos, doch vielleicht wussten die Jungs etwas, was mir verborgen blieb. Sie unterhielten sich vergnügt im Korridor, und der eine, dessen Namen ich nicht kannte, rief mir über die Schulter zu: «Danke, Selin!»

Riley saß im Gemeinschaftsraum am Tisch und lackierte sich die Nägel mit Chanel Vamp. Priya lag auf dem Boden und machte eine Kerze, während sie laut aus einem teuren Kleiderkatalog für Jugendliche vorlas, den sie aus Versehen zugeschickt bekommen hatte. Er war voller Bilder von dreizehnjährigen Models, die keck in Dreihundert-Dollar-Pullovern mit Gänseblümchen auf den Taschen posierten. Priya machte sich über sie lustig, doch uns wurde klar, dass sie ebenfalls vorhatte, ein Hemd zu bestellen.

Riley bat mich, ihr die Nägel der rechten Hand zu lackieren. Da sie mich nur selten um Hilfe bat, freute ich mich. Noch dazu, wo ich gerade erst ein paar religiösen Menschen geholfen hatte, die Tür zu öffnen!

«Der Lack gerät ziemlich leicht in die Kluft», sagte Riley und meinte die Stelle, an der der Nagel an der Seite auf den Finger traf. Das Wort «Kluft» hatte ich dafür noch nie gehört.

«Moskau glaubt nicht an Tränen», sagte ich zu ihr, faltete jedoch eine Serviette zusammen, mit der es mir gelang, den Nagellack aus der Kluft zu bekommen.

Ich erzählte Riley und Priya von Swetlanas Wohnblockkameraden, die im Dunkeln vor der Tür gesessen hatten, weil sie nach Sonnenuntergang keinen Kartenleser benutzen durften. Priya sagte, einmal sei sie im Science Center von irgendeinem Typen angebrüllt worden, den sie nie zuvor gesehen hatte, weil sie nicht wusste, dass sie diejenige war, die den Lift rufen musste.

«Aber war das ein Freitag? Ich glaube, der Typ war einfach nur ein Arschloch.»

«Auch das ist eine bedeutende Weltreligion.»

Ich sagte, es sei nicht logisch, dass es jemandem verboten sei, einen Lift zu rufen, dass er aber jemand anderen beauftragen dürfe, den Lift zu rufen.

«Auf derlei Diskussionen solltest du dich nicht einlassen – glaub mir», sagte Riley. «Auf der Highschool reden sie über nichts anderes. Du ziehst dabei immer den Kürzeren.» Offenbar hatte Morris einen praktizierenden Juden in der Mathegruppe gefragt, warum es für ihn in Ordnung war, in einem Zimmer mit brennendem Licht zu sitzen, nicht jedoch, dieses Licht selbst anzuknipsen. Die folgenden zwanzig Minuten hatte der Typ alles, was Morris sagte, dachte und glaubte, logisch demontiert. Morris wusste nicht, wie ihm geschah. «Also, ich habe MUN gelernt», sagte er hinterher. Mir drängte sich der Gedanke auf, dass es Verschwendung war, wenn Leute mit so guten logischen Fähigkeiten so viele Jahre und so viel Energie darauf verwendeten, ein altes Buch mit der heutigen Welt in Einklang zu bringen. Konnte man nicht einfach ein neues Buch schreiben?

Joanne war gerade fünfzig Meilen nach Lowell, Massachusetts, geradelt und wieder zurück.

«Gibt's in Lowell was Besonderes?», fragte Riley.

Joanne überlegte. «Wahrscheinlich schon», sagte sie und hängte ihr Rad an die Wand.

Riley hatte die SPCA aufgegeben und war einer Usernetgruppe beigetreten. Ich wusste nicht genau, was das war, doch anscheinend bekam sie auf diese Weise Kontakte zu Leuten, die oft ein, zwei Katzen abzugeben hatten und es mit dem Papierkram nicht so genau nahmen. Zum Beispiel gab es einen Typ, der Hauskatzen mit Servalen kreuzte. Die Servale mussten mit «lebendiger Frischbeute» gefüttert werden, das kam also nicht infrage, war jedoch nur ein Beispiel. Riley erklärte mir beim Lunch gerade alles über Servale, als unser Freund Jeremy fragte, ob er sich zu uns setzen könne.

«Wir wollten gerade gehen», sagte Riley, obwohl wir uns gerade erst hingesetzt hatten. Jeremy holte sich trotzdem einen Stuhl und fing an, von den *Enden der Parabel* zu schwärmen.

Riley schob ihren Stuhl zurück. «Ich hab Labor», erklärte sie. «Hast du nicht Russisch, Selin?»

Ich hatte gerade in ein Erdnussbuttersandwich gebissen. Ich war nicht wie Riley, die während einer Mahlzeit jederzeit aufstehen und gehen konnte, ganz gleich, ob sie fertig war oder nicht. Puschkin sagt, das größte Glück bestehe darin, vom Tisch aufstehen zu können, bevor der Weinkelch leer sei. Das galt nicht für mich: Ich aß mein Sandwich weiter. Riley verweilte einen Moment mit besorgtem Blick und ging dann weg.

Jeremy ging von Thomas Pynchon zu seinem anderen Lieblingsthema über: seiner Liebe zu zwei Mädchen namens Diane. Ich hatte ihn bei diesem Thema noch nie entmutigt, weil ich mich geschmeichelt fühlte, dass er sich mir anvertraute, und weil ich es interessanter fand, als irgendwem zuzuhören, der all die berühmten Professoren auflistete, bei denen er Seminare gemacht hatte – was in der Cafeteria nicht selten war. Doch irgendwie war es überhaupt nicht interessanter. Die Geschichten zogen sich endlos und waren voller Einzelheiten und Zufälle.

Ich kannte Diane W. nicht, doch Diane H. war eine Bekannte, die ringförmige Ohrringe, Stufenröcke und knöchelhohe Sneakers von Converse trug. Riley hatte einmal ironisch über sie gesagt, sie hätte mit vier verschiedenen Typen, die wir kennen, geschlafen, unter anderem mit diesem Ronnie, der manchmal log und sagte, er habe ein Buch gelesen, obwohl das nicht stimmte. Riley war Feministin, daher wusste ich, dass ihre Ironie, wenn sie über Diane sprach, nicht daher rührte, dass sie sie für eine Schlampe hielt. Es war komplizierter und hatte mit Selbstachtung zu tun.

Als ich in unser Zimmer zurückkam, tauschte Riley Nachrichten mit einer Frau in Dorchester aus, deren fettleibige norwegische Waldkatze sich auf ihr neugeborenes Baby gesetzt hatte, was beinahe tödlich ausgegangen wäre. Wenn Riley ihre Trümpfe richtig ausspielte, konnte dies irgendwann unsere Katze werden.

Für meinen Kurs in Naturwissenschaften musste ich einen Film über Schwarze Löcher ansehen. Ein Dozent der theoretischen Physik erklärte, woher wir wissen, dass es schwarze Löcher gibt, obwohl wir sie nicht sehen können.

«Wart ihr schon mal auf einem Ball?», fragte er mit liebevoller, empfindsamer Stimme. «Habt ihr je die jungen Männer in ihren schwarzen Smokings und die Mädchen in ihren weißen Kleidern gesehen, die umschlungen herumwirbeln, und dann wird das Licht schwächer und man sieht nur noch die Mädchen?»

Ich war noch nie auf einem Ball oder einer anderen Tanzveranstaltung gewesen. Die absolute, essenzielle Natur dieser Erfahrung kosmologisch bestätigt zu bekommen, war gleichzeitig beunruhigend und beruhigend.

Der Physiker sagte, das Mädchen sei ein gewöhnlicher Stern und der Junge ein Schwarzes Loch. Den Jungen könne man nicht sehen, doch das Mädchen, das um ihn herumwirbele, sei der Beweis dafür, dass er existiere und sie im Orbit halte. Das war wie die Bestätigung im *Tagebuch eines Verführers*, wo der Verführer verschwindet und Cordelia im Kreis herumgeht. Mir kam es so vor, als würden die Elemente, die in meinem Leben um mich herumwirbelten, ebenfalls irgendwie von Iwans Abwesenheit festgehalten oder als seien sie wegen ihm dort – als Gegengewicht zu einer Leere.

◊

Riley zeigte mir, wie man auf Unix den Befehl «Sprechen» benutzte. Man brauchte nur «Sprechen» einzugeben und danach die E-Mail-Adresse der Person. Wenn diese den Talk annahm, teilte sich der Bildschirm horizontal. Was man selbst schrieb, erschien oben, und was die andere Person schrieb, unten. Man konnte einander beim Tippen, Denken und beim Betätigen der Rückwärtstaste zusehen. Man konnte löschen, was man gerade geschrieben hatte, und dann etwas anderes schreiben – das konnte eine Art Witz sein. Man konnte die Identität einer Person annehmen, die einen gewaltsam verdrängt hatte, oder so tun, als sei man sein eigener Computer, der soeben ein Empfindungsvermögen erlangt hatte.

Als ich «talk» eintippte und dann Iwans Berkeley-Adresse, bekam ich eine Fehlermeldung.

Swetlana hatte Valeries Bruder ausgefragt, der mit Iwan in irgendeinem Graduiertenmathekurs gewesen war. Er sagte, Iwan sei ihm sympathisch gewesen. Swetlana erklärte, ihre Mutter verfechte die These, dass Iwan der Teufel in Menschengestalt sei. «Davon verstehe ich nichts», erwiderte der Bruder.

Ich schrieb Iwan eine E-Mail und fragte, ob wir über Unix chatten könnten. Er schrieb zurück, dass er im Prinzip gerne mit mir chatten würde, dass jedoch praktisch gesehen nicht alle Netzwerke miteinander verbunden seien und dass er nicht wisse, ob es in unserem Fall klappen würde. Zudem wisse er nicht, ob er mit mir chatten könne, da er nicht wisse, wer ich sei. «Es gibt ja viele Selins und ich weiß nicht, welche ich kriege. Was ist, wenn ich die treffe, die in mir den Teufel sieht?»

Ich versuchte, Iwan in einer E-Mail zu erklären, was passiert war: warum Swetlanas Mutter gesagt hatte, er sei der Leibhaftige, dass es damit zu tun hatte, dass er im Flugzeug nach Paris aufgetaucht sei und mich und Swetlana erschreckt hatte, und auch mit der Haltung von Swetlanas Mutter mir gegenüber, die in mir stur eine jämmerliche Gestalt sah, vielleicht weil sie sich über die osmanische Okkupation Serbiens ärgerte, aber auch, weil sie auf Swetlana eifersüchtig war und also auch irgendwie eifersüchtig auf mich; und warum Swetlana sich vielleicht entschieden hatte, die Bemerkung ihrer Mutter an Valeries Bruder weiterzugeben, obwohl ich sie gebeten hatte, das nicht zu tun. Die Sache zwischen Iwan und mir war, wie mir klar wurde, schwer gewesen für Swetlana, hatte ihre Selbstverbesserungspläne belastet und ihre Interaktion mit Scott. All diese Schritte erklären zu wollen, war langweilig und anstrengend. Ich stellte mir dauernd vor, dass es Iwan langweilig würde oder dass er mir nicht glaubte und dass es dauernd so klang, als würde ich anderen die Schuld geben, zum Beispiel Swetlana und ihrer Mutter. Dann versuchte ich, mir die Schuld zu geben, was aber ebenfalls öde und langweilig war, sodass ich am Ende gar nichts mehr zu erklären versuchte.

◇

«Das ist demütigend», sagte Swetlana in der Kopfhautpflegeabteilung der CVS Pharmacy, als sie ein Entlausungsset aus dem Regal nahm.

Halloween war erst am kommenden Donnerstag, doch Scotts Party hatte schon stattgefunden. Swetlana war schließlich als sie selbst gegangen, nachdem sie zu der Überzeugung gelangt war, dass Kostümierungen in gewisser Weise gegen die Würde des Menschen waren. Das Resultat davon war – oder vielleicht war das auch Zufall –, dass eine betrunkene Person ihr einen altmodischen Hut auf den Kopf gesetzt hatte. Noch mindestens drei weitere Leute hatten sich auf der Party ebenfalls Läuse geholt.

Nicht zum ersten Mal kam mir in den Sinn, wie viel einfacher unser Leben wäre, wenn wir regelmäßig miteinander ausgingen. Dieses Entlausungsset kostete elf Dollar!

«Fändest du es einfacher, wenn wir mit Mädchen ausgehen könnten?», sagte ich laut.

Swetlana antwortete nicht gleich. «Die meisten Lesben, die ich kenne, finde ich ein bisschen einschüchternd», erklärte sie schließlich. «Und ihren Sinn für Ästhetik teile ich auch nicht unbedingt – sie scheinen nicht viel für Ästhetik übrig zu haben. Ich glaube kaum, dass ich da reinpasse. Auch, weil ich immer nur Jungs begehre.»

Daran dachte ich ebenfalls: an meine physische Reaktion auf Iwan, an das Gefühl, einen leichten elektrischen Schlag zu bekommen, an die schwere, langsame Maschinerie, die bei mir in der Brust und zwischen den Beinen in Gang kam. Derlei Dinge hatte ich bei Mädchen nicht gespürt. Allerdings auch nicht in Iwans Gegenwart, sondern eher, wenn er nicht da war.

Und was war dieses körperliche Gefühl wert? Reichte es aus, um all die Nachteile auszugleichen? Mit Iwan konnte man nicht einfach so reden, als sei er ein normaler Mensch; er hörte nicht zu oder verstand nichts oder ging irgendwohin, wo man ihn nicht fand. Außerdem dachten alle seine Freunde, ich sei verrückt. Anstatt mit all diesen Leuten zu tun zu haben, wäre es doch viel schöner und entspannender, Swetlanas glänzendes goldenes Haar zu streicheln, ihr zu sagen, wie schön sie war, und ihr dabei zuzusehen, wie sie noch schöner wurde – was immer geschah, wenn ihr jemand Komplimente machte. Ihr Körper brauchte Komplimente, und ich wusste, was ich ihr sagen sollte – wieso konnte ich es ihr nicht sagen?

«Aber Mädchen sind schöner und man kann viel leichter mit ihnen verhandeln. Und mit meinem Verlangen nach Jungs läuft es auch nicht gut. Deshalb habe ich das Gefühl, dass ich Mädchen vielleicht in Erwägung ziehen sollte.»

Swetlana antwortete wieder nicht sofort. «Bei allem, was über küssen und einander an den Brüsten herumspielen hinausgeht, würde mir schlecht», sagte sie nach einer Weile.

Mir wurde bewusst, dass auch ich nur an Küsse und Brustspiele gedacht hatte. Was taten Lesben sonst noch? Abgesehen von Oralsex, der allem Anschein nach abscheulich war. Wie die Leute darüber in Sitcoms redeten: «Mag er ... Tiefseetauchen?» Dafür musste man selbstlos sein – eine großzügige Liebhaberin.

Abgesehen davon war Oralverkehr mit einem Jungen wahrscheinlich genauso abstoßend. Das schienen die Typen auch zu finden. Sonst würden sie Leuten, die ihnen im Verkehr den Weg versperrten, ja nicht «Schwanzlutscher» entgegenbrüllen.

«Ekelst du dich nicht, wenn du an Sex mit einem Typen denkst?», fragte ich.

«Doch, schon, aber es ist ein erregendes Gefühl. Die Vorstellung, penetriert und dominiert zu werden.»

Ich erkannte, dass ich die Vorstellung, penetriert und dominiert zu werden, ebenfalls erregend fand, obwohl die technische Seite und alles, was damit einherging, unklar und beunruhigend war. Und warum mussten wir überhaupt davon erregt werden? Warum nicht von etwas anderem?

Aber ich wusste, dass das kindisch und unrealistisch von mir war, und Swetlana hatte recht. Die Liebe war keine Pyjamaparty mit der besten Freundin. Liebe war gefährlich, gewalttätig und hatte auch etwas Abstoßendes. Anziehungskraft ging nahtlos in Ekel über. Die Liebe enthielt Tod und Wahnsinn. Diesen Dingen entkommen zu wollen, war unreif und widersprach allen Romanen.

◊

«Hörst du dieses Geräusch auch dauernd?», fragte Riley. Wir lernten beide noch spät in der Nacht.

«Nein», erwiderte ich.

Riley hielt ihren CD-Spieler an. «Das hier», sagte sie. Ich hörte immer noch nichts. Wir hatten «Criminal» von Fiona Apple gehört: Rileys Lieblingssong. Ich bekam das Gefühl, dass Riley dachte, *sie* sei eine Kriminelle. Warum, weiß ich nicht genau. In meinen Augen hatte sie nichts Falsches getan. Sie war jedoch auf einer katholischen Schule gewesen.

Für mein Tutorium las ich *Furcht und Zittern* weiter. Dann blickten Riley und ich gleichzeitig auf: Jetzt hörte ich es auch. Riley schob ihren Stuhl zurück und sah nach.

«Selin!», rief Riley vom Flur aus. «Jemand für dich.»

Ich ging zur Wohnungstür. «Hallo», sagte Juho, der auf der Fußmatte mit den WELCOME-Katzen stand. «Ich hab gesehen, dass bei dir noch Licht ist, und dachte, ich klopf mal an. Und dann dachte ich, ich mache zuerst lange Pausen zwischen den Klopfzeichen, und verkürze sie dann immer weiter, um zu sehen, wie nahe die Klopfgeräusche zusammenrücken müssen, um als Klopfen wahrgenommen zu werden.»

Riley warf mir einen Blick zu. «Ich geh rein», sagte sie.

In der Wohnung konnten wir nirgends reden: Im Schlafzimmer saß Riley und lernte, und im Gemeinschaftszimmer schlief Joanne. Ich nahm meinen Mantel und ging ins Treppenhaus. Juho ging hinter mir her bis zur Eingangshalle. Dort angekommen sah ich, dass er ein Riesenloch am Hosenknie hatte und dass Blut an seinem Bein hinunterfloss.

Ich ging zurück nach oben, um Desinfektionsmittel und ein Pflaster zu holen. Als ich wiederkam, saß Juho mit weit zurückgelehntem Kopf draußen auf der Treppe. Da wurde mir klar, dass er betrunken war. Er rollte das Hosenbein seiner Anzugshose hoch – die grünen Trainingshosen waren am High Table verboten –, schien aber nicht zu wissen, was er mit dem Pflaster anfangen sollte, und wendete es immer wieder hin und her. Er sagte, man habe ihn nicht über den Alkoholgehalt von Portwein aufgeklärt. Ich betupfte den Schnitt mit Alkohol und brachte das Pflaster auf seinem Bein an. Es musste gebrannt haben, aber er sagte keinen Ton.

Juho erklärte das Experiment mit der Tür, das er sich ausgedacht hatte. Er hatte einmal geklopft und dann dreißig Sekunden gewartet. Dann hatte er nochmals geklopft und fünfundzwanzig Sekunden gewartet und danach die Pause um jeweils fünf Sekunden verkürzt, bis sie nur noch fünfzehn Sekunden betrug, um sie um je eine Sekunde zu verkürzen. Als die Klopfzeichen alle zwölf Sekunden erfolgten, war Riley aufgetaucht.

«Dieses Ergebnis hat mich überrascht», sagte er. «Ich hätte nicht gedacht, dass Klopfzeichen, die zwölf Sekunden auseinanderliegen, als Klopfen wahrgenommen werden.»

Ich sagte, Riley habe es wohl nicht als Klopfen wahrgenommen.

«Ach so», sagte er ein wenig traurig. «Dann ist das Experiment nicht aussagekräftig.»

Mir fiel ein, dass er ja hier war, um zu forschen und zu experimentieren. Dass Harvard die Klopfstudien sponserte, die er an unserer Tür unternahm, war interessant. Was für ein anstrengendes Forschungsstipendium: Woher sollte man wissen, was zu tun war? Mir kam zum ersten Mal der Gedanke, dass Juho es vielleicht nicht wusste; dass er vielleicht so war wie ich, nur noch ein bisschen extremer, und in seinen institutionell nicht zugelassenen Hosen durch die Welt lief und nicht fachgemäß an Türen klopfte. Doch dann erinnerte ich mich, dass er sowohl in Chemie als auch in Physik promoviert worden war, also über ein Wissen und über Fähigkeiten verfügte, die ich mir nicht vorstellen konnte, und damit Entscheidungen traf, die ich ebenso wenig verstand.

Ich blickte zu ihm hinüber, während er mit seiner üblichen friedlichen Miene in den Himmel sah und dabei leicht schwankte, anscheinend ohne sich über irgendetwas den Kopf zu zerbrechen.

◇

Furcht und Zittern handelte davon, dass Abraham die großartigste und interessanteste Persönlichkeit in der Menschheitsgeschichte war, weil er, als Gott zu ihm sagte, er solle auf einen Berggipfel steigen und seinen eigenen Sohn töten … na ja, da hat er sofort die Esel gesattelt. Kierkegaard mutmaßte, wie unangenehm dieser Ausflug gewesen wäre und worüber Abraham mit Isaak wohl gesprochen hätte.

Kierkegaard hatte *Furcht und Zittern* 1843 unter dem Namen Johannes de Silentio veröffentlicht, im selben Jahr wie *Entweder/*

Oder. De Silentio bedeutet «von der Stille». Und zwar, weil das Thema sich der Sprache entzog, weil es so unsäglich und paradox war, dass Abraham zugestimmt hatte, seinen eigenen Sohn zu töten. Abraham konnte mit niemandem darüber reden. Keiner hätte ihn verstanden oder ihm das mit Gott geglaubt, und stattdessen hätte jeder gedacht, er wolle seinen Sohn insgeheim töten.

In unserem Tutorium lernten wir, dass *Furcht und Zittern* «die teleologische Aufhebung des Ethischen» veranschaulichte. Judith mochte diese Ausdrucksweise ganz offensichtlich. «Aber was ist von dieser *teleologischen Aufhebung des Ethischen* zu halten?», fragte sie immer wieder.

«Die teleologische Aufhebung des Ethischen» besagte, dass es in Ordnung war, das eigene Kind zu töten, wenn Gott es befahl. Es bedeutete, daran zu glauben, dass Gott einen liebte, auch wenn er sich verhielt, als sei dem nicht so. Schließlich wäre der Glaube unnötig, wenn das Verhalten aller sichtlich mit der Haltung übereinstimmte, die von ihnen erwartet wurde.

Warum waren religiöse Menschen so verrückt danach, ihre eigenen Kinder zu töten?

Beim Dinner erzählte Morris von einer Diskussion über Kants kategorischen Imperativ, die in seinem Kurs über moralisches Urteilen stattgefunden hatte. Beim kategorischen Imperativ ging es darum, dass die Regeln der Moral universell waren und dass es keine Ausnahmen gab. Lügen beispielsweise war immer falsch – für alle und unter allen Umständen. Aber wenn ein Mörder mit einer Axt vorbeikam und bei dir anklopfte und sagte: «Guten Tag, Sir, darf ich erfahren, wo Ihre Kinder sind? Ich will sie nämlich umbringen» – hatte man dann das Recht zu lügen? Auf diese Frage hatte Kant mit ‹Nein› geantwortet. In Morris' Kurs über moralisches Urteilen wurde darüber eine ganze Stunde lang diskutiert.

Ich fand es nicht sehr sinnvoll, darüber zu diskutieren, wie ich auf einen Axtmörder reagieren würde, der etwas sagte, was ein

Axtmörder so nie sagen würde. Allgemeiner gesagt misstraute ich dem Vorhaben, eine Reihe allgemeiner Regeln aufzustellen, die unter allen Umständen funktionierten. Es würde sicherlich immer ein paar Situationen geben, in denen eine Regel, die irgendwer ersonnen hatte, nicht funktionierte. Ich selbst hatte oft erlebt, dass meine Lebensumstände mich daran hinderten, eine Regel zu befolgen, die für alle anderen sinnvoll war. Wenn ich das erklärte, sagten immer alle lachend: «Wie sollten wir denn auf so was kommen?»

Riley kam mit einer riesigen Reisetasche aus Dorchester zurück. In der Tasche war Stanley mit seinen zwölf Kilos. Es war der Höhepunkt der eine Woche dauernden Verhandlungen mit Stanleys Besitzerin Barbara, die eine Nervenkrankheit hatte, die sie manchmal dazu zwang, ungewollt das Wort «Schnellboot» zu sagen.

Stanley war neun Jahre, kastriert und entkrallt. Seine Gemütsruhe war schrecklich. Wenn er langsam und ohne Begeisterung durch die Wohnung ging, erinnerte er mich an den alten Mann, den wir aus irgendeinem Grund immer in Adana besuchen mussten: Wenn er angesprochen wurde, antwortete er nicht und schien auch nicht zu hören, was gesagt wurde, und auch nicht das, was aus dem Fernseher erklang, der den ganzen Tag im Hintergrund lief. Stanley vermittelte mir dasselbe düstere Gefühl – als sei jegliche Vitalität, die einst in ihm gewesen war, vor Langem ausgelöscht worden. Andererseits konnte es natürlich sein, dass er es genoss, auf Dingen zu sitzen, beispielsweise auf Schlüsseln und Ausweisen (und, wie Riley betonte, auf Babys), weil er sich zu diesem Zweck besonders anstrengte.

Stanley zeichnete sich problematischerweise durch die Angewohnheit aus, seinen Darm direkt *neben* dem Katzenklo auf den Teppich zu entleeren. Er bekam eine größere Kiste, die Riley auf das von ihm bevorzugte Stück Teppich stellte. Daraufhin verlagerte er sein Geschäft ein paar Zentimeter weiter nach rechts.

«Moskau glaubt nicht an Tränen», sagte Riley und holte das Teppichpulver.

Priya fing an, gegen den Gestank Räucherstäbchen anzuzünden, sodass ein schwerer, übler Geruch aus Sandelholz und Katzenexkrementen entstand, der für unsere Wohnung charakteristisch wurde.

«Setz mich bloß nicht auf *Furcht und Zittern* an», sagte Swetlana. «Als ich mit dem Studium anfing, hat dieses Buch bei mir beinahe einen Nervenzusammenbruch ausgelöst.»

«Echt?»

«Ich bin eine Woche nicht mehr aus meinem Zimmer gegangen. Valerie und Hedge haben mir Schälchen mit Essen aus der Cafeteria gebracht. Sie müssen gedacht haben, dass ich total fanatisch bin.»

«Wo war ich damals? Wieso hab ich dir keine Schälchen mit Essen gebracht?»

«Weiß ich nicht mehr. Es war mir wirklich peinlich. Wahrscheinlich hab ich mich geniert, es dir zu erzählen, weil ich dachte, du könntest mich für selbstgefällig oder lahm halten. Das ist wahrscheinlich das Schlimmste an einem Nervenzusammenbruch, der von Kierkegaard ausgelöst wird.»

Am Ende hatte Swetlana jemanden gefunden, mit dem sie über *Furcht und Zittern* reden konnte: Dave, der jahrelang Zeit gehabt hatte, über die Sache nachzudenken, weil sich in seiner Vorschule ein riesiges Wandgemälde von Abraham befand, der Isaak gerade umbringen will.

Was für eine Scheißvorschule war das denn?, hätte ich fast gefragt, mir dann aber überlegt, dass so eine Bemerkung nicht dazu angetan war, dass mir jemand über seinen von Kierkegaard ausgelösten Nervenzusammenbruch erzählte.

◊

Der schwarze Bildschirm meines Computers war mit grünen Textlinien gefüllt. Wie fruchtbare Felder, wie Geld, wie das Licht, wenn man über die Straße gehen darf.

Message von TalkDaemon@playfair.stanford.edu um 20:54
Talk: Verbindung angefragt von ivanvar@playfair.stanford.edu
Antworte mit: talk ivanvar@playfair.stanford.edu

Message von TalkDaemon@playfair.stanford.edu um 20:58
Talk: Verbindung angefragt von ivanvar@playfair.stanford.edu
Antworte mit: talk ivanvar@playfair.stanford.edu

Message von TalkDaemon@playfair.stanford.edu um 21:01
Talk: Verbindung angefragt von ivanvar@playfair.stanford.edu
Antworte mit: talk ivanvar@playfair.stanford.edu

Das musste Iwan sein, der von einer Stanford-E-Mail-Adresse versuchte, mit mir zu chatten. Ich wusste, dass er im Sommer einmal in einem Stanforder Labor gejobbt hatte. Die letzte Anfrage war vor fast einer Stunde gesendet worden. Ich setzte mich schnell hin und tippte: «talk ivanvar@playfair.stanford.edu»

Der Computer dachte kurz nach und erklärte dann: «Dein Gesprächspartner ist nicht eingeloggt.»

Ich schrieb Iwan schnell eine E-Mail: «Versuchen wir es noch mal?» Er antwortete nicht. Weder an diesem Tag noch am nächsten.

◊

Am Samstag wachte ich spät auf. Dann checkte ich sofort meine E-Mails und benutzte «Finger», um Iwans Stanford-Konto zu überprüfen. Da es in Kalifornien noch nicht einmal neun Uhr war, ging ich eigentlich nicht davon aus, dass er eingeloggt sein würde. Doch der Computer begann Textzeilen auszuspucken. Er verwendete das Konto bereits.

Ich bat um eine Talk-Verbindung. Nach und nach erschienen einzelne neue Textzeilen auf dem Bildschirm.

[Noch keine Verbindung]

[Warte auf Antwort]

[Warte auf Antwort]

[Verbindung hergestellt]

Der Bildschirm teilte sich in zwei Hälften. Mein Herz schlug schneller als der blinkende Cursor. Ich tippte:

› Hallo

Und er antwortete:

›› hallo

Ein Glücksgefühl überkam mich. Feinde begrüßten einander nicht. Wir chatteten! Nach einer langen Pause tippte er ein:

›› wer bist du?

Vor Angst blieb mir fast das Herz stehen – weil es war, als würde er mich nicht kennen, als sei alles gelöscht und hätte in Wirklichkeit nie stattgefunden. Doch dann fiel mir ein, dass er geschrieben hatte, er habe das Gefühl, es gebe viele Selins, und ich verstand das als Frage, mit welcher er gerade chattete, was mir ein Gefühl der Leichtigkeit und Freiheit verschaffte, weil er mir die Wahl ließ – er bat mich, eine auszuwählen. Ich tippte:

› Ich bin die Seele in der Vorhölle.

Es folgte eine lange Pause.

›› kenne ich dich?

Ich fragte mich, was ich antworten sollte. Der Cursor blinkte unerbittlich.

› Das weiß ich nicht genau.

Noch eine Pause.

›› warum sagst du mir nicht, wer du bist?

› Das will ich ja gerne.

›› wer bist du?

› Weißt du denn nicht, dass ich es dir sagen würde, wenn ich könnte?

Pause.

›› mit wem versuchst du zu sprechen?

› Mit DIR. Versteh nicht, warum das so schwer ist.

›› für wen hältst du mich?

Ich fragte mich, ob es eine Möglichkeit gab, ihm zu sagen, dass die Frage davon abhing, mit wem er «umging». Weitere Wörter erschienen auf dem Bildschirm:

›› versuchst du, mit Iwan zu chatten?

Ein Übelkeit erregender Taumel erfasste mich. Ich tippte:

› wer bist du?

Die Person antwortete:

›› bist du celine?

Ich dachte, ich müsste mich gleich übergeben.

› ja, ich bin Selin. Ich versuche, mit Iwan zu chatten. wer bist du?

›› ich heiße zita.

›› iwan hat 2 email-konten – das eine hat er mir überlassen

Jemand klopfte an den Türrahmen und dann kam Riley herein. Das war eine große Erleichterung. «Ich habe die letzten zehn Minuten mit jemandem über Unix gechattet und dachte, es sei Iwan. Aber wie sich herausgestellt hat, war es seine Ex-Freundin!», sagte ich.

«Moment mal, was sagst du da?» Sie war im Freien gewesen und um sie herum hing ein Kissen aus Herbstluft. «Du meinst, er hat sein Konto offen gelassen, und sie hat es einfach benutzt?»

«Nein. Er hat zwei E-Mail-Konten, eines in Berkeley und eines in Stanford. Ich glaube, er hat ihr das Stanford-Konto gegeben. Auf dem Bildschirm erschien ‹chatte mit Iwan über diese Stanford-Adresse›, dann wurde ich verbunden, chattete aber mit ihr, nicht mit ihm.»

«Er hat ihr sein Konto gegeben? Sein Passwort? Wieso denn?»

«Keine Ahnung. Wahrscheinlich hatte sie nach dem Examen keine E-Mail-Adresse mehr.»

Riley wollte sich einen Pullover holen und stand jetzt mit den Armen in den Ärmeln da. «Sie benutzt also jetzt das Konto von ihrem Ex und er kann ihre E-Mails nach Herzenslust lesen?»

«Ich weiß nicht, ob er sie lesen kann. Vielleicht hat sie das Passwort geändert.»

Riley schloss die Augen und machte eine gequälte Miene. «Haben die noch nie was von Hotmail gehört?» Sie zog den Pullover an und kam an meinen Schreibtisch. «Wie hast du zehn Minuten mit ihm reden können, ohne zu merken, dass es jemand anderes war? Hat sie so getan, als sei sie er?»

«Das nicht», sagte ich. «Sie hat gesagt ‹Wer bist du›. Aber ich habe das für eine metaphysische Frage gehalten.»

«‹Die Seele in der Vorhölle›?», las Riley über meine Schulter hinweg.

«Das ist aus einem Buch», sagte ich abwehrend.

Zita fing wieder an zu tippen.

›› bist du noch da?

Ich tippte eilig:

› Huch! Sorry, ist mir wirklich peinlich.

Ich merkte, dass Riley hinter mir nicht einverstanden war. Sie hatte recht, ich sollte mich eigentlich nicht entschuldigen. «Willst du zum Brunch mitkommen?», fragte sie. «Oak und Lucas warten unten.»

Auf dem Bildschirm erschienen neue Worte:

›› iwan hat viel von dir geredet. ich hab fast das gefühl, dich zu kennen. er war ganz aufgeregt, als er dich kennenlernte.

«Geht schon mal vor», sagte ich zu Riley. «Ich brauch wahrscheinlich noch ein paar Minuten.»

«Vermutlich weiß die Seele in der Vorhölle das am besten.» Ich konnte hören, wie sie die Stirn runzelte. Und dann merkte ich, dass sie gegangen war.

›› ich wollte eigentlich schon länger mit dir sprechen. ich dachte, ich könnte dir ein paar Dinge über iwan erklären.

› wie zum Beispiel

›› durch Peter habe ich den Eindruck bekommen, dass dir im Moment alles düster erscheint. ich glaube, ich verstehe ganz gut, was du durchmachst. ich glaube, ich kann dir helfen, klarer zu sehen.

Ich saß kurz da, starrte auf den Cursor und fragte mich, ob er etwas mit «Curse» – dem englischen Wort für «Fluch» – zu tun hatte. Und wer hatte ihn eigentlich «talk daemon» genannt? Dann tippte Zita wieder:

›› bist du bereit, zu telefonieren? ich kann nicht so schnell tippen wie du.

Ich stellte mir vor, wie ich «Ich muss los» eintippte und dann zum Brunch ging. Sie würden sich noch nicht zu Tisch begeben haben. Lucas würde ewig lang darauf warten, dass sein Bagel fertig getoastet war. Oak würde das Waffeleisen zu voll füllen und eine blumenkohlartige Waffel kreieren. Riley würde eine korrekte Waffel backen, zwei Bissen davon essen und den Rest stehen lassen.

Riley hatte etwas mit Swetlana gemeinsam, und nicht nur mit ihr, sondern, wenn ich es recht überlege, buchstäblich mit allen anderen, die ich kannte: Sie alle rieten mir davon ab, mit Zita zu telefonieren.

Ich sehe null Vorteil in einem solchen Gespräch, sagte meine Mutter in meiner Einbildung. Ich wusste, dass sie es genau wie Riley seltsam und verdächtig finden würde, dass Zita Iwans E-Mail-Adresse benutzte. Außerdem würde sie in einer Ex-Freundin, die mit mir sprechen wollte, Heimtücke oder Wahnsinn wittern. Ehrlich gesagt hatte ich ebenfalls Schwierigkeiten, mir vorzustellen, warum sie mit mir sprechen wollte. Das hieß jedoch nicht, dass es keinen Grund gab.

Warum sagten alle weiblichen Verwandten immer, wenn Frauen etwas Unerklärliches gesagt oder getan hatten, dass es aus Eifersucht geschehen war? Und wenn man sie dann darauf aufmerksam machte, dass ich oder du einmal praktisch das Gleiche getan hätten, ohne eifersüchtig zu sein, dann erwiderten sie: «Wir sind anders als die anderen.» Das galt für die Frauen aus der Familie meiner Mutter, für die Frauen aus der Familie meines Vaters und für die Frauen aus der Familie meiner Stiefmutter: Frauen aus drei verschiedenen Familien, die ansonsten völlig verschiedene Ansichten hatten. Trotzdem dachten sie alle, sie seien die Einzigen, die nicht aus Eifersucht handelten. Das besagte eindeutig, dass es überall Menschen gab, die nicht aus Eifersucht handelten. Warum sollte Zita nicht eine von ihnen sein? Schließlich hatte Iwan sie gemocht.

Wie dem auch sei, obwohl alle Frauen, die mir einfielen – Riley, Swetlana, meine Verwandten –, zahlreiche verschiedene Leben geführt und viele Erfahrungen gesammelt hatten, so war doch keine von ihnen je in einer solchen Lage gewesen.

Selbst während ich diese Gedanken hatte, wusste ich, dass sie reine Theorie waren, weil ich bereits entschlossen war, mit Zita zu reden. Wann und wieso war ich zu diesem Entschluss gelangt? Ich tippte meine Telefonnummer ein und drückte auf *Return*.

«Selin? Hier ist Zita.» Sie sprach mit leichtem Akzent und ihre Stimme klang jünger als erwartet.

«Hey», sagte ich. Wir fingen beide an zu lachen. Wir bestätigten einander, dass es merkwürdig war, miteinander zu sprechen, und dass unsere Unix-Session merkwürdig war. Das war ein Trost. Mir wurde klar, dass ich erwartet hatte, Zita sei wie Iwan und Peter, weil sie die beiden kannte und gleichaltrig war und wahrscheinlich ebenfalls aus Ungarn stammte, doch als wir ins Gespräch kamen, fand ich, dass sie in ihrer Sicht der Welt und in ihren Gefühlen mehr auf meiner Linie war, weil wir beide Mädchen waren. Wenn beispielsweise etwas merkwürdig war, waren wir imstande, das auch zu sagen, und dann fühlte es sich gleich weniger merkwürdig an.

«Na?», sagte sie.

«Na?», sagte ich.

«Ich wollte wirklich mit dir reden. Peter hat mir gesagt, dass du ganz aufgebracht bist wegen Iwan – was ich, glaube ich, verstehe. Als Iwan mir letztes Jahr von dir erzählte, war er ganz aufgeregt. Aber ich habe mir ein bisschen Sorgen gemacht, weil ich weiß, wie er sein kann.»

Ich fragte mich, ob Zita mich damit beeindrucken wollte, dass sie Iwan viel besser kannte als ich – dass sie immer aus der Ferne zugesehen hatte, besorgt, er könnte mich verletzen.

Irgendwann hatte Iwan Zita um eine «weibliche Perspektive» gebeten. «Wenn ich jemanden zum Kaffee einlade, heißt das dann, dass ich die Person mag, oder zeigt es nur, dass wir befreundet sind? Wenn ich mit jemandem schwimmen gehe, geht es dann um Zuneigung oder lediglich um Freundschaft?» Als er sagte, er wolle mich mit dem Motorrad zum Walden Pond fahren, war sie beunruhigt, weil sie sich bewusst war, dass es ein sehr romantisches Ausflugsziel war und wie mir das vorkommen musste. «Er sagte, ich würde nicht verstehen, dass das für dich nicht gelte. Aber hinterher erklärte er: ‹Vielleicht hattest du recht, Zita.›»

Zita sagte, sie wolle mir helfen, die Dinge zu verstehen.

Damit ich sie verstand, erzählte mir Zita die ganze Geschichte von ihrer Beziehung zu Iwan. Sie hatten sich im ersten Studienjahr bei einem Orientierungsprogramm für internationale Studenten kennengelernt. Iwan hatte ein spezielles mathematisches Gymnasium besucht, dessen Schüler alle sehr intelligent waren, aber nicht unbedingt über Sozialkompetenz verfügten. Er hatte noch nie eine Freundin gehabt. Zita war anders als er – sehr gesellig, viel Erfahrung mit Jungs, viele Freunde und Freundinnen, immer engagiert. Bereits als kleines Mädchen war sie Advokatin genannt worden,

Sozialarbeiterin, weil sie die Schwachen verteidigte, selbst wenn sie dabei in Streit geriet. Iwan zu helfen, der in Harvard verloren wirkte, war für sie eine Selbstverständlichkeit. Ich hätte ihn nicht wiedererkannt. Zita war ein Jahr älter als er und übernahm immer die Führung.

Doch auf dem College wurde es sehr schnell anders. Im Sommer des zweiten Studienjahrs veränderte sich ihr Kräftespiel. Sie fühlte sich eingeengt, und zwar durch Iwans intellektuelle Gewissheit, dass er schon immer wusste – seit seiner Kindheit –, dass er Mathematiker werden würde.

Zita war ganz anders. Sie war künstlerisch veranlagt und forschte gern. Sie befasste sich intensiv mit Buddhismus und war jetzt auf der Divinity School, wo sie Buddhismus studierte: Deswegen hatte sie kein eigenes E-Mail-Konto. Ich verstand nicht genau, ob niemand dort E-Mail-Konten hatte oder nur diejenigen nicht, die Buddhismus studierten.

Im vorletzten Studienjahr bekam Zita ein Stipendium für ein Studium in Thailand. Iwan wollte nicht, dass sie dorthin ging. «Wir stritten uns», sagte sie stolz. Sie landete schließlich in einem Tempel nördlich von Bangkok, wo sie vor dem Morgengrauen aufstand und fast den ganzen Tag meditierte. Zum ersten Mal nach einem Jahr oder länger fühlte sie sich richtig frei. Iwan hatte unterdessen in Harvard begonnen, mehr Zeit mit Peter zu verbringen, über den er Eunice kennenlernte. Peter und Eunice waren beide im Aufbaustudium. Peter studierte Wirtschaftswissenschaften und Koreanisch, und Eunice war seine Koreanischlehrerin gewesen.

Iwan und Eunice sahen sich ein paarmal bei Peter. Eines Tages begegneten sie sich auf der Straße, gingen Kaffee trinken und redeten drei Stunden lang miteinander. Danach trafen sie sich regelmäßig und diskutierten leidenschaftlich über Politik und Geschichte. Ein Geistesfunke war zwischen ihnen übergesprungen, den es mit Zita nicht gegeben hatte.

«Ich bin auf meine Weise klug», sagte Zita, «aber ich bin eher emotional als intellektuell. Leute und Gefühle sind mir wichtiger als Ideen. Iwan und ich redeten immer über etwas, was mich interessierte, nicht ihn. Ich hatte wohl nicht viel Geduld mit ihm.» Einen Augenblick später sagte sie beiläufig: «Worüber hast du mit Iwan geredet? Über etwas intellektuell Anspruchsvolles?»

Ich dachte an meine Gespräche mit Iwan. «Ich weiß nicht», sagte ich. «Ich glaube nicht.»

«Wahrscheinlich doch», sagte sie.

Ich wusste nicht, was ich sagen sollte, und saß deshalb nur da, bis sie wieder zu reden anfing.

In den Frühjahrsferien hatte Iwan Zita in Thailand besucht. Sie reisten in den Süden und fanden eine Hütte am Strand, die nicht viel kostete. Durch das Palmendach sahen sie die Sterne. Iwan und Zita hatten sich immer alles erzählt, deshalb erzählte er ihr auch von Eunice. Zita wusste nicht, wie sie das finden sollte. Die Pause war schließlich ihre Idee gewesen. Sie sagte Iwan, dass sie ihn immer noch liebe, und er sagte ihr, dass er sie auch immer noch liebe. Sie wusste, dass er auf Eunice verzichten würde, wenn sie ihn darum bäte. Aber dann würde er sich immer Gedanken machen. Zita sagte zu ihm, er solle sich von seinen Gefühlen leiten lassen, so wie sie, als sie nach Thailand gegangen war. Iwan sagte, er wisse nicht, was für Gefühle er habe oder wo sie ihn hinführen würden. Beide waren der Meinung, dass dies das Wesen der Gefühle sei, und dann hatten sie in der stockdunklen Hütte Sex miteinander und lauschten dem Krachen der Wellen.

Am Ende der Ferien ging Zita zurück in den Tempel, und Iwan reiste zurück nach Boston. Er wusste nicht genau, ob er in Eunice verliebt war oder sich nur intellektuell zu ihr hingezogen fühlte. Sie hatten lange, fordernde Gespräche über Geschichte und abstrakte Gedanken. Dann hatten die Collegeneulinge bei Sonnenaufgang einen Ball auf einer Brücke, zu dem ein Orchester aufspielte. Iwan lud Eunice dazu ein. Ihre Hände berührten sich und dann küssten sie einander. Zitas Stimme klang liebevoll und verschwörerisch, als sie mir das erzählte. «Er verliebte sich in sie», sagte sie.

Zita sah Iwan erst im Sommer wieder, als sie beide in Ungarn waren. Iwan holte sie vom Flughafen ab – mit einem Auto, in dem seine Mutter und alle seine Schwestern saßen. Es war so eng in dem Wagen, dass Zita auf Iwans Schoß saß. «Ich nehme ja nicht viel Platz ein», erklärte Zita.

Iwans Mutter fand, Zita sollte nicht auf Iwans Schoß sitzen, doch Zita und Iwan lachten. In Budapest sahen sie sich jeden Tag, so wie früher, und Zita verbrachte Zeit mit Iwans Mutter und seinen Schwestern, die sie sehr gerne mochte. «Meine Familie ist nicht so – sie ist auseindergebrochen. Aber ich bin ein sehr anhänglicher Mensch.»

Iwan und Zita sprachen über das Wesen der Liebe. Iwan wollte von Zita wissen, ob sie glaube, dass man gleichzeitig in zwei Menschen verliebt sein könne.

Zita sagte, das wisse sie nicht – vielleicht schon.

Später stellte Iwan Eunice dieselbe Frage. Eunice antwortete: «Nein.»

Zita blieb den restlichen Sommer über in Thailand und flog von dort im September direkt nach Boston. Aus Bangkok nach Boston zurückzukehren war schrecklich – in das strenge, graue, strebsame Boston – und ohne Iwan zu sein, der gerade eine ernsthafte Beziehung zu Eunice etablierte. In Budapest war noch alles möglich gewesen. In Boston nicht mehr. Zita merkte, dass Iwan sich entscheiden musste. Sie sagte zu ihm, sie habe sich geirrt – sie brauche ihn. Eunice war verunsichert und griff Iwan an. Alle drei waren in der Hölle.

An dieser Stelle hörte ich den Anklopfton. Zita, die nichts hörte, sagte, für Eunice sei die Situation am schlimmsten gewesen. Sie sei kein schlechter Mensch, aber sehr ehrgeizig und konkurrenzbewusst und sich immer genau im Klaren darüber, was sie wolle und wie sie ihr Ziel erreiche. Ich erkannte wieder, wie Nichtasiatinnen über Asiatinnen sprachen. Zita schien zu glauben, ich sei mehr wie sie und nicht wie Eunice. Wieso? Weil weder Zita noch ich Asiatinnen waren? Oder weil wir beide nicht bei Iwan gelandet waren?

Der Anklopfton hatte etwas besonders Hartnäckiges. Ich sagte zu Zita, ich würde mich gleich wieder melden, und drückte auf die Hörertaste.

«Selin?» Ich brauchte einen Moment, bis ich sie zuordnen konnte: Es war meine Mutter.

«Hallo, Mama! Kann ich dich gleich zurückrufen? Ich telefoniere gerade auf dem anderen Apparat.»

«Ich bin im Krankenhaus», sagte meine Mutter empört und bekümmert und fing an zu weinen. «Ich bin gerade operiert worden.»

Ich drückte wieder auf die Taste und sagte zu Zita, ich könne nicht mehr weitertelefonieren, meine Mutter habe mich aus dem Krankenhaus angerufen.

«Um Gottes willen, gerade eben? Du machst dir sicher Sorgen! Geht es ihr gut? Was ist denn passiert?»

«Ich weiß es nicht», erwiderte ich. «Ich spreche besser gleich mit ihr.»

«Ja, natürlich. Wir können ja später weiterreden. Ich geb dir meine Telefonnummer. Du kannst mich jederzeit anrufen. Wirklich jederzeit, Selin.» Ich notierte mir ihre Nummer.

Meine Mutter hatte gerade eine beidseitige Brustamputation überstanden. Sie hatte mir nicht gesagt, dass sie Brustkrebs hatte. Irgendwann hatte sie eine Zyste erwähnt, die eine Art Allegorie gewesen war. Sie hatte mir nicht die Wahrheit sagen wollen. Das erzählte sie mir jetzt, weil sie erleichtert war, dass die Operation geglückt war. Sie klang, als sei sie noch unter dem Einfluss der Medikamente.

Als ich zehn war, hatte die Schwester meines Vaters in der Türkei ebenfalls Brustkrebs und war zu mir und meinem Vater nach New Jersey gezogen. Das war genau zu der Zeit, als meine Mutter auszog.

Ich dachte an meine Mutter, die allein zum Arzt gegangen war, die Diagnose allein erhalten hatte und dann allein zur Operation gegangen war. Ich sagte ihr, ich würde nach New Jersey kommen und bei ihr wohnen. Aber sie sagte energisch, ich müsse zur Uni gehen. Meine Tante würde zu ihr ziehen. Ich war erleichtert. Dann hatte ich Schuldgefühle, weil ich erleichtert war. Wir sprachen noch zehn Minuten lang, bis sie sagte, sie sei müde.

◇

Es war nach ein Uhr nachmittags und ich war immer noch im Nachthemd. Ich zwang mich zu duschen und mich anzuziehen. Danach war es zwei.

Zita hob beim zweiten Klingeln ab. «Oh, ich freu mich sehr, dass du anrufst. Ich hatte schon Angst, du würdest dich nicht mehr melden. Wie geht es deiner Mutter?»

«Na ja, ich weiß jetzt, dass sie Krebs hat.» Kaum hatte ich das gesagt, hätte ich es am liebsten rückgängig gemacht. Zita stellte viele Fragen zur Diagnose und Behandlung, ob meine Mutter auf das Brustkrebsgen getestet worden sei und wann ich nach Hause fahren würde.

«Ist schon okay», sagte ich. «Sie ist Ärztin und Professorin für Medizin. Sie macht jetzt eine neue Hormonbehandlung und meine Tante wird bei ihr wohnen.»

«Sehr gut», sagte Zita, die immer noch besorgt klang.

«Willst du mir deine Geschichte zu Ende erzählen?»

«Möchtest du sie wirklich jetzt hören?»

«Ja.»

«Na gut ... wo waren wir stehen geblieben?»

«Es war sehr traurig. Du warst gerade aus Thailand zurückgekommen und hast Iwan vermisst, und Eunice war sehr konkurrenzbewusst.»

«Oh – weißt du, ich möchte nicht schlecht über Eunice sprechen.

Sie war in einer sehr schwierigen Situation. Sie war böse auf mich, aber ich war nie böse auf sie. Doch eine Zeit lang gab es starke Spannungen.»

Iwan hatte sich für Eunice entschieden, doch als er sah, dass Zita litt, wollte er für sie da sein. So war er nun mal. Doch Eunice sagte, er müsse wählen. Einen Tag lang hatte Zita gedacht, Iwan würde sich für sie entscheiden. Iwans Mutter war zu Besuch gekommen, und Eunice kochte das Abendessen. Iwan und seine Mutter und Eunice waren alle in der Küche und tranken Wein. Dann war Iwan ins Schlafzimmer gegangen und hatte Zita angerufen.

«Während Eunice für seine Mutter kochte», erklärte Zita mit einem Anflug von Genugtuung.

Zita konnte dann eine ganze Zeit lang nicht mehr klar denken. Deshalb dachte sie, sie könne nachempfinden, wie ich mich fühlte. Im Frühjahr war es ihr ähnlich gegangen. Sie hatte die Situation endlos mit ihren Freundinnen und mit Peter besprochen und hatte Iwans Mathefreunde befragt («du kannst dir vorstellen, wie das lief»). Ihr wurde klar, dass sie irgendwie versucht hatte, Iwan zurückzugewinnen: nicht mehr direkt, sondern sozial, beinah politisch, indem sie ihn zu überzeugen versuchte – was schon immer ihre Stärke war. Sie wollte, dass alle verstanden, was Gerechtigkeit war, und sie wollte diese Gerechtigkeit durchsetzen.

Erst im Herbst hatte sie richtig verstanden und akzeptiert, dass es ein endgültiger Bruch war, der für alle das Beste war; dass die Ursache dafür nicht in der Begegnung zwischen Iwan und Eunice lag, sondern in der Tatsache, dass Zita nach Thailand gegangen war, um diejenige zu werden, die sie in Wirklichkeit war. Als ihr das klar wurde, war sie nicht mehr so traurig. Dass etwas zu Ende ging, war natürlich immer traurig, aber etwas, was beendet werden musste, nicht zu beenden, war noch viel trauriger.

Eunice hatte zwar ihre Eigenarten, war aber für Iwan die Richtige. Und Iwan war der Richtige für Eunice, nicht jedoch für Zita. Und genau das wollte Zita mir über Iwan sagen: dass er manchmal in komplizierte Situationen geriet, aber nur, weil er so ein großes Herz hatte.

Als ich überlegte, wann das alles gewesen war, wurde mir bewusst, dass Zita zu all diesen Schlussfolgerungen gelangt sein musste, als mir Iwan zum ersten Mal begegnete.

«Dann hat er schon die ganze Zeit mit Eunice gelebt», sagte Zita aufgeregt. Ich erinnerte mich, wie ordentlich aufgeräumt Iwans Zimmer im Wohnheim war und dass er davon gesprochen hatte, einen Freund dort wohnen zu lassen. Ich hatte mich nie gefragt, warum Iwan seine Sachen nirgends verstreute oder wo er übernachtete, wenn andere Leute sein Zimmer benutzten.

Zita fragte, was Iwan mir über all das erzählt hatte. Doch warum sollte er mir etwas erzählen, wenn ich ihn nie danach fragte? Ich hatte erfahren, dass Eunice existierte, weil wir ihr, wie ich Zita erzählte, auf der Straße begegnet waren.

«Oh Gott. Was hast du zu ihr gesagt?»

«Nichts. Außer natürlich ‹Schön, dich kennenzulernen›», erwiderte ich.

«Und sie?»

«Nichts. Sie hat nicht gesagt ‹Schön, dich kennengelernt zu haben›. Sie sagte zu Iwan, er müsse um neun zu Hause sein.»

«Sie war sicher eifersüchtig», erklärte Zita. «Ich hoffe natürlich, dass sie jetzt nicht mehr so verunsichert ist. Ich habe mich weiterbewegt. Ich habe einen neuen Freund und bin jetzt glücklich.»

«Das ist toll», sagte ich und erkannte die Regel wieder, dass man glücklich war, wenn man einen neuen Freund hatte.

Zita sagte, jetzt, da sie mir ihre ganze Geschichte erzählt habe, müsse ich meine erzählen. Ich wurde unruhig. Ihre Geschichte hatte einen Anfang, eine Mitte und ein Ende. Zwischen Iwan und mir war nichts auf diese Weise geschehen. Unsere Geschichte ergab keinen Sinn. Was am wenigsten Sinn ergab, war, wenn ich es mir genau überlegte, die Tatsache, dass vor zwei Wochen jemand versucht hatte, von einem Stanforder E-Mail-Konto mit mir zu chatten.

«Das warst nicht du?», fragte ich Zita.

«Nein, natürlich nicht.»

«Dann war es also wirklich Iwan?»

«Nein, das ist unmöglich.»

«Aber wer dann?»

«Es kann ja nicht einfach irgendwer gewesen sein.»

«Ist aber so gewesen.»

«Nein, das kann nicht sein.»

Ich wusste nicht mehr weiter, denn ganz gleich, wie kooperativ wir uns gaben und auch waren – wir trauten Iwan mehr, als wir einander trauten.

«Und», sagte Zita. Ich merkte, dass sie etwas für ihre Geschichte zurückhaben wollte, was ja verständlich war. «Hab ich dich umgestimmt?»

Die Sonne fiel schräg durchs Fenster, sodass man jedes Staubkorn auf Rileys CD-Turm würdigen konnte. Was sollte man schon tun? Serdar zum Beispiel hatte mit den Fäusten gegen die Wand geschlagen. Doch das hatte für die anderen nur noch mehr Ärger und Kosten verursacht. Ich beschloss, meiner Mutter ein Geschenk zu schicken. Wir hielten immer Ausschau nach Geschenken, die wir einander schicken konnten, und ich hatte bereits eine hübsche Kerze in Form einer Hippokrates-Büste im Auge. Andererseits: Wozu sollte so eine kitschige Kerze gut sein? Und was taugte Hippokrates überhaupt? Aus dem Flur kamen Stimmen. Leute, die unterschiedliche Sachen essen oder trinken gingen, bevor ein wenig Zeit verstrich und sie wieder etwas essen und trinken mussten. Es gab doch bestimmt mehr im Leben als nur den Versuch, Pech zu verhindern.

Ich sehnte mich danach, aus dem Fenster zu springen – nicht aus unserem Schlafzimmerfenster im dritten Stock, vor dem das Bett stand, oberhalb des schildkrötenförmigen Schwimmbeckens der

Kindertagesstätte – sondern aus einem anderen, höher gelegenen Fenster. Irgendwie tauchte Peter in meiner Einbildung auf und erklärte mit ruhiger, ernster Stimme, Selin habe doch sehr viel ernstere Probleme gehabt, als alle geahnt hätten. Ausgeschlossen, dachte ich. Ich würde dableiben und diese Leute zu Grabe tragen.

NOVEMBER

Das Weinen begann bei Liedern und Filmen. Dann auch im Bett. Ich hielt eine Rolle Klopapier bereit, die ich zwischen das obere Stockbett und die Wand geklemmt hatte. Die benutzten Papierknäule stopfte ich in die Papprolle zurück. Wenn ich mir die Nase putzen musste, zog ich mir die Bettdecke über die Ohren, sodass Riley nichts hörte. Wenn ich erst einmal so eingeigelt war, fing ich offenbar an zu schnarchen, denn kaum ließ das Elend ein bisschen nach, riss mich das Gefühl, Riley schlage von unten an meine Matratze, wieder mitten hinein. Der Mensch musste in einem Zustand des Dauerkummers sein und drohte dann, andere am Schlafen zu hindern.

Als ich morgens aufwachte, fühlte ich mich ein, zwei Sekunden leicht und frei, ohne den geringsten Anlass, mich aufzuregen. Dann strömten mein Wissen und meine Erinnerungen zu mir zurück, eine Last senkte sich auf mein Brustbein und hinter meinen Augen begann es zu knirschen.

◊

Ich erhöhte meine Arbeitsstundenzahl am Ukrainischen Forschungsinstitut. Was für eine Erleichterung, dass es die Möglichkeit gab, Zeit in etwas so klar Messbares verwandeln zu können. Eine Stunde dazusitzen, ergab sieben Dollar.

Es stellte sich heraus, dass vieles, was für russisch gehalten wurde, eigentlich ukrainisch war. Borschtsch beispielsweise, oder

Gogol, den die Ukrainer «Hohol» nannten, was fröhlich klang – obwohl er kaum als Frohnatur dargestellt wurde. Alle bedauerten, dass er nicht in seiner Muttersprache geschrieben hatte. Seine Mutter war sechzehn, als sie ihn bekam.

Es stellte sich heraus, dass die Ukrainer ihre Kultur als auf einzigartige Weise «zwischen dem Osten und dem Westen hin und hegerissen» erachteten – genau wie die Türken, die Russen und viele Ungarn. Welche Kultur dachte das nicht von sich? Ich hatte es einmal aus dem Mund von Japanern über Japan gehört.

In der Mikrowelle des Ukrainischen Instituts spukte es eindeutig. Katya versuchte, eine Tasse Tee darin zu erhitzen, und musste feststellen, dass der Teebeutel ein paar Zentimeter weit weg von der Tasse mit heißem Wasser lag, als sie die Tür wieder aufmachte.

Die älteren Ukrainerinnen fanden mich unsensibel und lästig. Vor allem Olha hätte nicht gedacht, dass das Leben sie auf so etwas reduzieren würde.

Als ich einmal Tee kochte, machte ich eine Tasse mehr für Olha, so wie ich es bei ihr gesehen hatte: mit Milch und drei Tütchen Zucker. In meinem Naturwissenschaftskurs hatte ich ein Video gesehen, in dem jemand Milch in den Tee goss. Es lief rückwärts, sodass die Milch sich wieder entwirbelte und in das Kännchen zurückfloss. Allem Anschein nach unterschieden die physikalischen Gesetze nicht zwischen der Vergangenheit und der Zukunft, weshalb ein rückwärts abgespieltes Video nichts zeigte, was unmöglich war. Dass sich verrührte Milch auf diese Weise wieder trennte, war nicht unmöglich, aber unwahrscheinlich.

Ich brachte Olha den Tee und bildete mir ein, dass sich ihre Mund- und Stirnfalten daraufhin ein wenig glätteten. Auf einem rückwärts abgespielten Video ihres Gesichts würden die Falten verschwinden. War das in Wirklichkeit unmöglich oder bloß äußerst unwahrscheinlich?

Ich tippte ein Manuskript ab, in dem stand, die Kiewer Rus sei prä-ukrainisch und nicht prä-russisch. Ich transkribierte eine Reihe von Ansprachen eines ukrainischen Botschafters. Eigentlich sagte er so gut wie nichts – er berief sich nur auf bilaterale Beziehungen und geopolitische Gruppierungen und machte ab und zu eine schelmische Bemerkung über den «Kampf der Kulturen». War das typisch für das Diplomatenleben? Wie war das auszuhalten?

Ich stellte fest, dass man sich beim Einreichen eines Gehaltsschecks sofort von der Arbeit, die man geleistet hatte, distanzierte: Ein Job war ein Job. (War es so zum Holocaust gekommen?)

Nachdem ich den Scheck eingereicht hatte, machte ich eines Abends am Zeitungsladen am Marktplatz halt und kaufte ein Päckchen Zigaretten: Parliamants – die Marke, die mir als Erstes einfiel. Ich wollte mich nicht zu lange in die verschiedenen Marken vertiefen, sonst wäre der Ladenbesitzer vielleicht misstrauisch geworden und hätte nach meinem Ausweis gefragt. Den hatte ich zwar – achtzehn sein reichte aus –, aber jegliche Art von Auseinandersetzung oder Infragestellung hätte selbst bei schneller Klärung den reibungslosen Kauf zunichte gemacht, der irgendwie dazugehörte – wie die Schachtel mit dem Feld in Blau und Marineblau und dem Zierstempel, der dem Pilotenabzeichen der Pan Am ähnelte, das aus einer Zeit stammte, als man sich noch fein anzog, wenn man flog, und Aschenbecher in die Armlehnen eingebaut waren.

Ich musste an das Parlamentsgebäude in Budapest denken, das urplötzlich königlich kuchenhaft auf der anderen Seite des Flusses auftauchte, wenn man gerade dachte, man hätte sich verirrt, und wie seltsam der Gedanke war, dass es jetzt, im November um zwei Uhr morgens – ich sah auf die Uhr –, immer noch existierte. Womöglich arbeiteten die Leute dort gerade, sprachen Ungarisch, steuerten das Staatsschiff, leerten die Abfallkörbe.

«Streichhölzer?», fragte der Ladeninhaber, den mein Alter nicht interessierte. Ich bestaunte das Streichholzheftchen: ein richtiges kleines Buch mit einer Heftklammer. Und es war kostenlos. Das, wofür Prometheus mit seiner Leber bezahlt hatte.

In der Eingangshalle der Bibliothek kam ich auf die Idee, Zitas Abschlussarbeit zu suchen. Sie stand nicht im Regal. Also hatte sie auch keinen Preis dafür bekommen. Ob sie sich deswegen mehr aus Menschen und Gefühlen machte als aus abstrakten Begriffen?

Ich fand Zitas Abschlussarbeit im Online-Katalog der Bibliothek. In dem Eintrag stand auch der Name des Tempels in Thailand, in dem sie studiert hatte. Aus demselben schwachsinnigen inneren Zwang, der mich dazu gebracht hatte, Zitas Abschlussarbeit zu suchen, machte ich in einem Lexikon für östliche Religionen den Tempel ausfindig. Die Mönche dort lagen offenbar im Streit mit fast allen anderen Thai-Buddhisten, weil sie glaubten, dass man mit dem Erreichen des Nirwana «das wahre Selbst» erlange. Die anderen glaubten, Nirwana bedeute, das «Nicht-Selbst» zu erreichen. Die Wörter «Kontroverse» und «Streit» wurden mehrmals verwendet. Ich war überrascht, dass buddhistische Mönche so streitsüchtig waren.

In gewisser Hinsicht war es aufregend, einen zwar dürftigen, aber doch persönlichen Bezug zu diesem Stoff zu haben, der sich meinen eigenen Erfahrungen entzog. Bewirkt hatte dies anscheinend mein Schreiben.

Ich saß am Fluss, hörte Musik über meinen Walkman und rauchte eine Zigarette, als sich plötzlich ein Hochgefühl einstellte, meine Augen sich weiter öffneten und ich mich lebendiger fühlte.

◊

Das viele Weinen, das meinen Körper so schlaff und heiß und zittrig machte, brachte mich auch irgendwie dem Sex näher. Vielleicht gab es eine Grenzlinie, an der sich Sex und tiefe Traurigkeit berührten – eine dieser erstaunlichen Grenzen, die am Ende doch existierten, wie die Grenze zwischen Italien und Slowenien. Auch die Musik war etwas Angrenzendes: so wie Triest, das italienisch und slowenisch und irgendwie auch österreichisch war.

Die Musik machte einem am ehesten klar, wie Sex sein würde. Das Gefühl, an verschiedenen Stellen berührt zu werden und gleichzeitig mitzuschwingen. So wie wenn man mit geschlossenen Augen an einer Brüstung sitzt und die Sonne auf dem linken Augenlid spürt und leichten Wind auf dem rechten Vorderarm. Nur noch die Musik hatte diese Art Vielschichtigkeit, sodass jede neue Komponente die Bedeutung des Ganzen veränderte. Und so viel Steigerung und Zurücknahme – Versprechen und Vorenthalten, Vorenthalten, Vorenthalten. Ohne es stirbt man. Nie wird man es bekommen. Und sterben. Doch hier ist es.

Zuerst kam mir der Orgasmus sinnlos vor, wie ein ärgerlicher, jäher Krampf, der zu einem Zeitpunkt, da es interessant wurde, alles unterbrach. Doch mit der Zeit dauerte es länger, bis man ihn erreichte und er zu einem Erlebnis wurde, und dann verwandelte er sich in etwas Begehrenswertes in der Ferne – wie bei einer Sinfonie, wo lange außer Verschiebungen im Aufbau scheinbar gar nichts passierte, bis dann plötzlich die ersehnte Melodie hervorschimmerte – und so flüchtig diese Wahrnehmung auch sein mochte, sie war ein Wunder voller Versprechen, das alles in die Zukunft verschob und das Leben lebenswert erscheinen ließ.

Mir war klar, dass ich einen klitoralen Orgasmus erlebt hatte, der im Vergleich zum vaginalen Orgasmus unreif und unvollständig und irgendwie egoistisch und unmoralisch war. Das Flimmern und Pulsieren und die Aufwühlung, die ich manchmal hinterher empfand, waren der Beweis. Im Alleingang war es unecht und unrecht. Aber was würde der Mann tun – wie sollte es funktionieren? Ich versuchte von Neuem, mir einen Tampon einzuführen. ES KLAPPTE EINFACH NICHT, VERDAMMT NOCH MAL.

In der Musik brachte dies nicht die offenkundig erfreuliche Melodie zustande, sondern oft etwas viel tiefer Liegendes – das nicht unbedingt Bestandteil war, sondern in der Kombination der Noten lag, die wucherten und sich verzweigten und wieder verschmolzen; wie sie sich voreinander anspannten und dann zu lösen versprachen und plötzlich eine völlig unerwartete Richtung einschlugen, die im Nachhinein betrachtet zwingend erforderlich war, sodass man sich das Stück immer wieder anhören musste, weil die bloße Erinnerung daran nicht ausreichte.

Die verheerende Zeile gegen Ende des *Tagebuchs des Verführers*: «Wäre ich ein Gott, so täte ich für sie, was Poseidon für eine Nymphe getan: Ich verwandelte sie in einen Mann.» Ob Iwan das für mich täte? DU MUSST DAS FÜR MICH TUN. Bei dem Gedanken kam ich und schluchzte. Das Bad war der einzige Ort, den man abschließen konnte. Ich hatte die Dusche angestellt, lag aber auf dem Boden auf einem Handtuch, um mich besser konzentrieren zu können. Riley klopfte energisch an die Tür – sie musste auf die Toilette.

Immer wieder träumte ich nachts, ich sei zurück auf der Highschool – und säße dort den ganzen Tag fest, möglicherweise jahrelang. Mein Abschlusszeugnis wurde plötzlich angezweifelt, und meine Mutter hatte mich wieder an der Highschool angemeldet und das Schulgeld bezahlt. Nicht dass ihr das Abschlusszeugnis wirklich am Herzen gelegen hätte – sie war einfach begeistert, dass ich endlich eine vorzügliche Bildung erhalten und Physik von Grund auf verstehen würde.

Während des Traums versuchte ich irgendwann, dem Schulleiter zu erklären, dass ich eigentlich gar nicht zur Schule gehen müsse. Ich sei nur aus Höflichkeit meiner Mutter gegenüber da. Ich bräuchte das Abschlusszeugnis nicht mehr. Harvard erwähnte ich gar nicht, weil dies den Schulleiter aufbringen würde. Er würde es so verstehen, dass ich mir für seine Schule zu schade sei. Er wies bissig darauf hin, dass ich mit meiner Anwesenheit keinem einen Gefallen tue; es sei durchaus möglich, dass ich gar keinen Schulabschluss gemacht hätte und dass auch die Scheine, die ich glaubte erworben zu haben, ein Irrtum waren, und er an meiner Stelle wäre höchst besorgt darüber.

Aus irgendeinem Grund war das Schmerzlichste daran, dass ich mir all das selbst eingebrockt hatte. Laut Gesetz musste ich nicht mehr auf diese Schule gehen. Doch um sieben Uhr morgens war der Bus aufgetaucht und hatte ununterbrochen gehupt und dabei immer hartnäckiger den zunehmenden Ärger derjenigen zum Ausdruck gebracht, die warten mussten – und da bin ich eingestiegen. Gleichzeitig war ich mir im Klaren darüber, dass es zwar in der Highschool genau genommen keine Anwesenheitspflicht gab und dass sie von den meisten Leuten in meiner Position auch gar nicht erwartet wurde, dass Fernbleiben aber für mich persönlich nicht infrage kam – aufgrund dessen, was ich darstellte.

Als ich diesen Traum beim Brunch erzählte, kam heraus, dass außer Priya alle einen Highschool-Albtraum hatten. Lucas' Traum war derjenige, der meinem am ähnlichsten war: Er war so alt wie wir – im Alter eines Collegestudenten – und stand unter dem Stress, in seiner alten Schule ein Plätzchen finden zu müssen, wo er heimlich sein Pensum fürs College erledigen konnte. Auch bei ihm war es seine Mutter gewesen, die ihn an der Schule angemeldet hatte – mit der Erklärung, dass er nun endlich Mathematik lernen werde.

Im Tutorium befassten wir uns mit Freud. Wir lasen *Bruchstück einer Hysterie-Analyse*, über den Fall Dora. Dora wurde von ihrem Vater zu Freud gebracht, weil sie hustete und keine Luft bekam und den Freund ihres Vaters geohrfeigt hatte. Freud musste «ihre Krankengeschichte aufnehmen». Von dieser besonderen Begabung sprach meine Mutter oft: darüber, wer sie besaß und wer nicht. Es ging nicht einfach darum, den Patienten Fragen zu stellen.

«In Wirklichkeit sind die Kranken unfähig, derartige Berichte über sich selbst zu geben», schrieb Freud. Das Wort «Kranke» machte mir Magenschmerzen. Ich wollte keine Ärztin werden, aber manchmal befürchtete ich, dass ich nur auf diese Weise vermeiden konnte, Patientin zu werden.

Freud schrieb, Doras Problem bestehe darin, dass sie insgeheim in den Freund ihres Vaters, Herrn K, verliebt sei – in denjenigen, den sie geohrfeigt hatte. Nur weil sie Angst vor Sex hatte und ihre eigenen sexuellen Wünsche unterdrückt hatte, glaubte sie, ihn zu hassen.

Dora berichtete Freud, Herr K hätte ihr hinter einer Tür aufgelauert und sie dann geküsst. Freud sagte, ein normales, jungfräuliches Mädchen von vierzehn Jahren hätte in Anbetracht der Tatsache, dass ein derart ehrenwerter und attraktiver Mann in sie verliebt war, eine gesunde «Genitalsensation» empfinden müssen. Stattdessen empfand sie einen ungesunden Erstickungsreiz im Hals. Was der Beweis dafür war, dass Dora auch in ihren Vater verliebt war, der ein Verhältnis mit Ks Frau hatte. Der Erstickungsreiz war darauf zurückzuführen, dass Dora eifersüchtig auf Ks Frau war, die Oralverkehr mit Doras Vater haben durfte. (Oralverkehr zog also den *Hals* in Mitleidenschaft?)

Das Buch über Dora brachte mich zur Verzweiflung. Was wäre, wenn mir jemand sagte, alle meine Probleme seien auf sexuelle Ursachen und Frustrationen zurückzuführen – auf meine eifersüchtige und sexuell aufgeladene Liebe zu meinen Eltern? Außerdem entmutigte mich, dass Dora mir so weit voraus war, weil sie für einen Mann attraktiv gewesen war, von dem sie als Vierzehnjährige geküsst worden war – während die «Sweet Sixteen» an mir vorübergezogen waren und die Siebzehn und Achtzehn ebenfalls.

Im Seminar lernten wir, dass es zwei Interpretationsmöglichkeiten für das *Bruchstück einer Hysterie-Analyse* gab: (1) Freud hatte recht und Dora war in ihren Vater und in K verliebt; (2) Freud war ein unzuverlässiger Erzähler, der sich übermäßig mit K identifizierte.

Die Lektüre des *Bruchstücks* sollte uns beibringen, wie man einen Text lesen und deuten konnte, genau wie Freud Dora «las». Judith wollte, dass wir den Text als Aufführung betrachteten, bei der Freud, der «Autor», seine «Autorität» geltend machen musste, indem er abweichende Interpretationen an den Rand drängte. Wir sollten lernen, wie ein Diskurs an die Macht kam, wie man die blinden Flecken eines Texts identifizierte und wie man selbst Macht und Autorität erlangte. Die Vorstellung, dass alle versuchten, Macht und Autorität über andere zu erlangen, bevor ihnen die eigene Macht und Autorität streitig gemacht wurden, hatte etwas Deprimierendes.

Warum wurde Freud immer noch gelesen? Weil er recht gehabt hatte oder unrecht? Was genau stimmte nicht mit Dora? Das Wort «Hysterie» wurde immer ironisch verwendet, so als sei es zu rückständig und unfeministisch für eine Diskussion. Wir lernten, dass *Hystera* auf Altgriechisch «Gebärmutter» bedeutete und dass Hippokrates glaubte, die Gebärmütter könnten sich losmachen und in den Körpern der Frauen umherwandern. Was eindeutig nicht stimmte.

Judith zeigte uns mit einem Overheadprojektor Fotos aus der Klinik in Paris, in der die Hysterie erstmals dokumentiert wurde. Charcot, der Arzt, hatte Macht über die Frauen ausgeübt, indem er sie dokumentierte. Eine Frau lag mit ausgebreiteten Armen im Bett, als sei sie gekreuzigt worden. Eine andere gähnte verärgert. Manche hatten Krämpfe und krümmten den Rücken. Manche litten in Wirklichkeit an Epilepsie, hatten Schlaganfälle gehabt oder Hirnschäden. Epilepsie, Schlaganfälle und Hirnschäden gab es immer noch, während niemand mehr an Hysterie litt. Offenbar war die Hysterie durch die repressiven viktorianischen Normen verursacht worden. Da diese Normen nicht mehr existierten, war auch die Hysterie verschwunden.

Riley kopierte mir ihr Fiona-Apple-Album. Anfangs misstraute ich Fiona Apple wegen ihrer angriffslustigen, modelhaften Schönheit, weil sie so alt war wie ich, jedoch verächtlich über ihre Ex-Freunde sang, und weil die Liedtexte klangen, als hätte man sie gezwungen, ein Wörterbuch zu benutzen. Doch als ich mir das Album ein paarmal von vorne bis hinten angehört hatte, erschienen die schludrige

Grammatik und die Wortwahl plötzlich berechtigt und notwendig, und mir wurde klar, dass es möglich war, so blendend und zerzaust auszusehen, die Gliedmaßen kunstvoll aufgetürmt, und dennoch gut in etwas zu sein.

Fiona Apples Album machte mich deprimierter als jede andere Musik, an die ich mich entsinnen konnte. Die deprimierendsten Songs waren die, bei denen sich das Klavier willkürlich dahinschlängelte, dann plötzlich sehr entschieden wurde, um gleich wieder abzuschweifen. Woher wusste sie, wie man das macht? Der Song, der so anfing: «Days like this, I don't know what to do with myself – all day, and all night. I wander the halls ...» Wenn ich ihn gehört hatte, befiel mich die Gewissheit, dass ich mein Leben gelebt hatte, ohne je zu wissen, was ich mit mir Tag und Nacht anfangen sollte – wenn ich durch die Korridore ging, nicht wie eine Flaneurin durch die Straßen, sondern durch die Korridore.

Am besten kannte ich mich in klassischer Musik aus, wegen der Geige. Weil mein Vater nur klassische Musik hörte, hatten wir keine andere Musik zu Hause. Meine Mutter hatte amerikanische Popmusik gehört, aber nur im Radio. Für mich war das «Radiomusik» gewesen. Jahrelang war mir nicht klar gewesen, dass es diese Musik auf Schallplatte oder Kassette gab.

Wesentlich an der Radiomusik war: der Klang einer orakelhaften Wahrheit; das Gefühl, als «you» direkt angesprochen zu werden; die Ungewissheit, ob man selbst dieses «you» war. Das Resümee aller Radiomusik stammte von der Frau mit der geschlechtslosen Stimme einer Sphinx, die die Welt und die sieben Meere bereist und festgestellt hatte, dass jeder etwas suchte. «Some of them want to use you, some of them want to get used by you»: Ich erachtete das als die absolute Wahrheit, ohne jedes Wenn und Aber – entweder *obwohl* oder *weil* es der Logik des Eigennutzes auf eine Art widersprach, die im Erwachsenenleben zum Vorschein kommen und in gewisser Weise zu dessen bestimmendem Merkmal werden würde.

Tower Records war der uncoolste Ort überhaupt, um Musik zu kaufen, aber niemand erwartete dort von einem, dass man sich auskannte oder mit jemandem redete. Das Cover des neuen Fugees Album sah aus wie das Plakat für *Der Pate*. Was war befremdlicher: das Albumdesign, das sich nicht an mich richtete, oder dasjenige, das dies eindeutig tat (Fiona Apple)?

Auf dem Fugees-Album prangte das Cover von «Killing Me Softly»: ein Song, den ich zum ersten Mal im Frühling in einem Bostoner Club gehört hatte. Ich war nur hingegangen, um Lakshmi Gesellschaft zu leisten, weil Noor der DJ war. Auf dem Weg zur U-Bahn-Station waren wir mit ein paar Schritten Abstand an Iwan und Eunice vorbeigegangen. Sie standen in einer Menschenmenge und sahen einem Typen zu, der Gitarre spielte. Als ich sie sah, verflüchtigte sich der Gedanke umzukehren. Weiterzugehen wurde zwingend erforderlich, ganz egal was einen dort erwartete.

Lakshmi hatte mir versichert, dass die Clubs weithin als unerträglich betrachtet würden. Warum nähmen denn sonst alle dauernd Drogen? Mein Widerwille, mit dem Typen zu sprechen, mit dem man sprechen musste, wenn man Drogen wollte, wurde nur noch von meinem Misstrauen den Drogen gegenüber übertroffen. Was blieb mir denn noch, wenn ich mein Hirn verkorkste? Warum hatte Lakshmi keine Angst?

Nicht Noor hatte «Killing Me Softly» aufgelegt (noch sonst irgendeine Musik, die einen Text enthielt oder sonst wie wiedererkennbar war), sondern der DJ, der nach ihm antrat und professionell zu sein schien. Ich hörte sofort, dass es ein alter Song war – wie man ihn als Jugendliche hört und dabei sofort weiß, dass die Welt, aus der er kam und auf die er sich bezog, nicht nur verschlossen war, sondern dass es sich um eine Welt handelte, mit der man in gewisser Hinsicht selbst abgeschlossen hatte. Sodass das, wovon der Song eigentlich handelte, nicht mehr existierte, dass man es nicht mehr haben konnte – abgesehen davon, dass man es gerade hörte, weil es verwandelt, entwurzelt und ins Jetzt gezerrt worden war. Eine anscheinend ausgeschlossene Möglichkeit hatte sich wieder aufgetan.

Bis dahin hatte ich geglaubt, dass ich mich in einem Club deshalb genierte, weil ich nichts empfand und mich mechanisch bewegen musste. Doch dann stellte sich heraus, dass es noch viel peinlicher war, wenn man etwas fühlte – und stark empfand. Wenn man die Musik abstreifte, wie ich das in Gedanken immer tat, um den Worten Gewicht zu verleihen und ihre Bedeutung zu beurteilen, «strumming my pain with his fingers / klimperte mit den Fingern auf meinem Schmerz herum», war unerträglich peinlich, wie ein Geschreibsel, das man in der Mittelschule produziert hatte. Doch als Lauryn Hill es sang, vor einer Harmonie, die mit jeder Phrase wechselte und immer weiter wechselte, sodass man nicht mehr wusste, wo sie war oder wo man selbst war – und dieses Nichtwissen bezog sich auf «his fingers», die wiederum direkt mit «your pain» verbunden waren –, stellte sich bei mir ein Gefühl ein, das in der Öffentlichkeit zu erfahren ich nie für möglich gehalten hätte. Dann handelte der Song davon und «embarrassed by the crowd» reimte sich mit ihren Briefen, die er fand «and read each one aloud». Ihre Briefe? Wer schrieb denn überhaupt noch Briefe? Wer, bitte, außer mir und Tatjana? Die Vorstellung, dass er meine Briefe laut las. Wie angewurzelt dazustehen und zu beten, dass er aufhörte. Die Vorstellung, völlig sichtbar zu sein, ohne bemitleidet zu werden, ohne dass jemand stehen blieb, während er mein ganzes Leben unermüdlich in seinen eigenen Worten erzählte. *Mein* Leben, in *seinen* Worten.

Ich war nie auf die Idee gekommen, «Killing me Softly» zu kaufen. Weil die Fugees Hip-Hop waren? «Killing Me Softly» hatte ein paar Hip-Hop-Merkmale, die ich normalerweise befremdlich fand, beispielsweise diesen Mann, der im Hintergrund «Uh, uh» sagte. Doch trotz mehrerer Fehlalarme begann der Mann nie zu rappen. Stattdessen sang ein Mädchen einen alten Song, der schöne Harmonien hatte. In Bezug auf «Killing me Softly» war ich eindeutig eine Poseurin, die

Art Feigling, für die Crossover-Alben auf den Markt gebracht wurden, oder, noch schlimmer, eine Person, die die schlechte Erfahrung einer anderen Person für sich vereinnahmt.

Und dennoch verstand ich jetzt, im Tower-Records-Laden, dass «Killing Me Softly» gewissermaßen nur ein Song war – substanziell betrachtet war es nicht die Kursivschrift, in der die Titel gedruckt waren –, was mich an eine Tätowierung erinnerte und mir das Gefühl gab, behütet und unnütz zu sein. Am Ende kaufte ich die Einzelkassette, weil sie nur zwei Dollar kostete und es mir ehrlicher vorkam, wenn man den bekanntesten Song des Albums mochte.

Als ich dann «Killing Me Softly» hören konnte, sooft ich wollte, war ich imstande, alles zu einer Geschichte zusammenzufügen. Lauryn Hill hörte von diesem Typ, der ein guter Sänger war und «Stil hatte». Es war spannend, dass Menschen mit bestimmten Fähigkeiten einander kannten und sich regelmäßig gegenseitig überprüften und dass ihre Bewunderung für sein Können auf ihrem eigenen Können basierte – was nur dem Song anzuhören ist. Man hörte nicht sein Können, sondern ihr Heraufbeschwören dieses Könnens, das sie auf andere umschwenkte. (Es war also möglich, jemanden fühlen zu lassen, was ein anderer einen hatte fühlen lassen.)

Insoweit als diese Typen – Wyclef Jean und die anderen – überhaupt da waren, dann nur, um alles für Lauryn Hill zu arrangieren – damit sie alle zerstören konnte, mit einer Technik, die fraglos und brutal war wie das Ende des dritten Kapitels von *Eugen Onegin*. Sie hatten ihren Auftritt mit demselben Stolz und Vertrauen geteilt – «L, du weißt, dass du den Songtext hast» – wie Puschkin Tatjanas Brief teilte. In ihrer Besorgnis erkannte ich etwas von dem, was ich in E-Mails mit Iwan gespürt hatte: die Art, auf die er mich meine Kompetenz hatte spüren lassen. Einmal hatte er sogar gesagt, ich «hätte Stil». Ich fand, er hatte recht, in diesem Sinne hatte ich Stil, auch wenn er mir in einem anderen Sinne fehlte: demjenigen, in einer Wohnung in der richtigen Stadt zu leben, umgeben von den richtigen Dingen, und eine interessante, schwere Armbanduhr zu tragen, die mein zerbrechliches Handgelenk hervorhob. Bei diesem Gedanken fühlte ich mich irgendwie noch schlechter. Tränen traten mir in die Augen und mein Herz füllte sich mit Sehnsucht.

◊

Für das Tutorium lasen wir einen Teil der *Traumdeutung*. Träume waren, wie sich zeigte, leicht zu interpretieren: Alle waren sie verdrängte Wünsche. Ob ich insgeheim wieder auf die Highschool zurückwollte?

Laut Freud ist das Déjà-vu im Traum immer «das Genitale der Mutter; in der Tat kann man von keiner anderen [Örtlichkeit] mit solcher Sicherheit behaupten, dass man ‹dort schon einmal war›». Ich war erleichtert, dass das für mich nicht zutraf. Meine Mama war bei meiner Geburt sehr krank geworden – und wäre fast gestorben. Ich kam einen Monat zu früh auf die Welt, mit Kaiserschnitt.

Offenbar träumten viele Kinder, dass sie ihre Geschwister umbrächten. Freud klang, als machte er sich über sie lustig: über den kleinen Jungen, «dessen Alleinherrschaft nach 15 Monaten [...] gestört wurde», und zwar durch die Geburt einer Schwester, des Mädchens, die träumte, all ihren Geschwistern und Cousinen seien Engelsflügel gewachsen und sie seien davongeflogen und hätten «unsere kleine Engelmacherin» mit den Eltern alleingelassen, wie sie es sich gewünscht hatte. Ich war dankbar, dass ich noch nie so etwas geträumt hatte, und entsann mich an all die Erwachsenen, die in meiner Kindheit festgestellt hatten, dass ich ein Einzelkind und «total verwöhnt» sei und dass ich es toll finden müsse, die Aufmerksamkeit meiner Eltern ganz für mich allein zu haben. Wenn Leora sich darüber wunderte, dass wir unterschiedlich waren, hatte sie immer gesagt: «Meine Mutter meint, der Grund sei, dass du ein *Einzelkind* bist. Ein *Einzelkind.*» Später auf der Highschool dann Clarissas Schadenfreude bei der Frage: «Tut es dir leid, dass du kein Einzelkind mehr bist?»

Immer, wenn wir Wahrheit oder Pflicht spielten. «Was für Gefühle hast du WIRKLICH von deiner Stiefmutter und deinem Halbbruder?»

◊

Ich fing immer wieder E-Mails an Iwan an:

> Lieber Iwan,
> Hast Du versucht, mit mir zu chatten?
>
> Lieber Iwan,
> ich hatte ein seltsames Gespräch mit
>
> Lieber Iwan,
> wegen meiner generellen Verachtung für die Psychiatrie habe ich es noch nicht gewagt herauszufinden, was aus Sonya wurde.
>
> Natur, Du,
> was willst du tanzen, schwarzes Loch? Ich habe jetzt eine Katze. Nichts passiert, von dem ich dir nichts sagen will. Die Katze ist im Sack. Die Katzenkacke dagegen ...
> Bist du tot oder nicht?
> In seltenen Fällen kann man zu Lebzeiten zur Hölle fahren.
> Persephones Entführung in die Unterwelt zeigt sie in ihrer Funktion als personifiziertes Gemüse. Im Frühling schießen sie hervor.

Was? Nein.

> Moskau glaubt den Tränen nicht.
> Sebastopol glaubt dem Ohrenschmalz nicht.
> Minsk glaubt der schwarzen Galle nicht.

Es war, als hätten wir keine gemeinsame Sprache, um über etwas Normales zu sprechen.

> Lieber Iwan,
> Olha vom Ukrainischen Forschungsinstitut macht sich nichts aus mir. Sie hat nicht gedacht, dass sie ein so schreckliches Schicksal haben würde. Aber sie kann die Milch, die sie in ihrem Tee umgerührt hat, nicht wieder separieren. Es sieht ganz so aus, als verliefe die Zeit weiterhin nur in eine Richtung.

Hohol sitzt jetzt in seinem Schlitten, die silbernen Glocken bimmeln, sein Sack ist voller toter Seelen für all die artigen Kinder.

Wann reden wir über Genre-Theorie?

Bitte vergib mir.
Selin

Rob kam herein, und in meiner Hektik, so aussehen zu wollen, als würde ich arbeiten, drückte ich aus Versehen auf die Strg-S-Taste statt auf Strg-D. Habe ich all diese Nachrichten *abgeschickt*?

◇

Für das Literatur-Tutorium lasen wir einen Teil von «Unterwegs zu Swann», dem ersten Band von Prousts Roman *Auf der Suche nach der verlorenen Zeit*, dessen englischer Titel *Remembrance of Things Past* lautet. Dass er auf Englisch nicht *In Search of Lost Time* hieß, verdankt sich dem Versuch, der englischsprachigen Leserschaft Prousts Weltrang zu vermitteln, denn «Remembrance of things past» ist eine Zeile aus einem Shakespeare-Sonett.

Ich fand *In Search of Lost Time* klang spannend und nach Detektivroman, während *Remembrance of Things Past* lahm wirkte. «When to the session of sweet silent thought / I summon up remembrance of things past» – «Besinn ich mich in schweigsam-süßen Stunden, / Ruf längst Vergangnes wieder auf den Plan»: Mir gefiel es nicht, wenn das Wort «süß» für nichtsinnliche Erfahrungen benutzt wurde. Wieso waren wir plötzlich in meinem Mund? Außerdem glaubte ich Dichtern nicht, die sich darüber ausließen, wie spaßig es sei, in alten Erinnerungen zu schwelgen. Das war so, wie wenn alte Leute sagten, sie hätten zu ihrer Unterhaltung nur einen Stock und ein Stück Schnur gebraucht – womit sie dich indirekt für deinen Fernsehkonsum kritisierten.

Etwas am Namen «Proust» klang pingelig und ließ mich befürchten, dass er mich nicht gemocht hätte. Eigentlich wusste ich nur, dass er wunderbar über die Kindheit und das französische Landleben geschrieben hatte. Warum machte mich der Gedanke an das französische Landleben so hoffnungslos? Auf van Goghs Gemälden sah es okay aus. Und dort hatte er sich sein Ohr abgeschnitten – es musste also ein intensiver Ort gewesen sein. Iwan hatte mich das einmal über New Jersey gefragt – ob New Jersey intensiv sei –, wodurch mir klar wurde, dass es in der Tat die Intensität war, die man an einem Ort schätzte. Die Kindheit war irgendwie das Gegenteil von Intensität.

Vielleicht war das mein Problem und nicht das französische Landleben. Ich erkannte, dass ich Bücher über die Kindheit nie gemocht hatte – bis auf diejenigen, die ich als Kind las und in denen Kinder selbst Rätsel lösten und Abenteuer erlebten. Doch Bücher über die Kindheit, die für Erwachsene geschrieben waren? «Ich verstand ein Wort falsch und dachte, es bedeutete etwas anderes.» «Ich dachte fälschlicherweise, zwei Wörter oder Begriffe, die nichts miteinander zu tun hatten, bezögen sich aufeinander.» «Ich verstand dieses eine nicht, bei dem es sich, wie ich später herausfand, um Sex handelte.» «Ich aß etwas Köstliches.» «Meine Mutter sah aus wie ein Engel.» «Ich wurde zu Unrecht bestraft.»

◊

Leora, eine von drei meiner Freundinnen, die *Unterwegs zu Swann* gelesen hatten, meinte, das Buch sei so langweilig, dass sie ihre Haare wachsen hören konnte. Swetlana wirkte verlegen und sagte, man komme nicht leicht hinein, aber nach einer Weile sei der Rhythmus hypnotisierend. Wie sich herausstellte, hatte sie alle sieben Bände gelesen.

«Proust ist schwierig, aber nicht so schwierig wie Joyce», erklärte Lakshmi. Sie wollte vor allem über Mia reden, eine Studienanfängerin, die mit Noor befreundet war und deren Lieblingsbuch *Finnegans Wake* war. Lakshmi wollte von mir wissen, ob ein Erstsemester *Finnegans Wake* gelesen und verstanden haben könne.

«Wer will denn *Finnegans Wake* verstehen?», fragte ich.

«Da hast du natürlich recht», erwiderte Lakshmi sofort. Dann schwieg sie eine Zeit lang. «Ich glaube, dass sie es vielleicht verstanden hat. Sie ist nämlich wirklich begabt.»

Swetlana hatte angefangen zu meditieren. Ich wollte einfach nicht zwanzig Minuten über meinen Atem nachdenken.

Manchmal bin ich mit Swetlana zum Pilatesunterricht gegangen – obwohl die Logistik der Mattenplatzierung äußerst stressig war, sodass ich das Gefühl hatte, auf einmal die ersten Kämpfe um Grund und Boden zu verstehen, auf denen die moderne Geschichte basiert. In den Raum passten maximal dreißig Leute, vorausgesetzt, sie saßen einfach nur da, aber nicht, wenn es darum ging, sich so lang wie möglich zu machen und alle Glieder schwungvoll zu bewegen. Swetlana sorgte dafür, dass wir immer früh dort waren und einen guten Platz bekamen. Diejenigen, die später kamen, versuchten dann, uns wegzudrängen, indem sie sich zwischen uns oder direkt vor uns legten und uns die Sicht versperrten – ohne Entschuldigung und voller Selbstgerechtigkeit. Wenn man seinen Platz nicht wie Swetlana verteidigte, indem man besonders aufrecht dasaß und sich ausgiebig streckte, wurde man eingeengt und konnte die Bewegungen nicht mehr ausführen. Die Leute schlugen dauernd gegen einen (oder schlug man selbst gegen sie?) und warfen einem giftige Blicke zu.

Einmal kam ich zu spät zu Pilates und sah, dass alle, die früher gekommen waren, jeden Blickkontakt vermieden und ihre Streckübungen machten, wobei sie sichtlich hofften, ich würde mich nicht neben sie setzen, sondern woandershin. Das war unfair und verletzend: Ich hatte mich rechtzeitig eingeschrieben und hatte dasselbe Recht an dem Kurs teilzunehmen wie sie. Ich war den ganzen Weg gerannt und wäre viel früher angekommen, hätte ich nicht mit meiner Tante telefonieren müssen, die wollte, dass ich ein Blatt Papier unterschrieb, das mich zum Vormund meines autistischen Cousins

David machte, wenn meine Tante und mein Onkel starben. Die anderen Pilatesteilnehmer schienen felsenfest in ihre Rechte zu vertrauen, die ihnen zustanden, weil sie früher dagewesen waren als ich – dabei war das bloßes Glück, weil ihre Tanten sie nicht angerufen hatten. Wohin sollte ich denn gehen? Wollten sie, dass ich gar nicht existierte? War es das, was Israelis und Palästinenser füreinander empfanden?

Ich erhoffte mir, dass die Pilateslehrerin vermitteln würde, doch sie hatte sich noch nie um die faire Verteilung der Plätze gekümmert. Sie sagte nur: «Es gibt jede Menge Platz für alle.» Und zwar, weil es ihr schmeichelte, dass so viele Leute zu ihrem Unterricht kamen – was sie als persönliches Kompliment auffasste, und nicht als Indiz dafür, wie stressgeplagt unsere Körper waren. Immer wenn jemand Neues zur Tür hereinkam und allen, die bereits da waren, Angst machte, wirkte die Lehrerin glücklicher und selbstzufriedener.

Ihre Art erinnerte mich an den Ton, in dem meine Mutter mir, als ich auf die Highschool ging, mitgeteilt hatte, dass der eine oder andere Arbeitskollege zu ihr gesagt habe, sie könne immer noch «ein Kind bekommen» oder «ein weiteres Kind bekommen». Zuerst erzählte sie es spöttisch und fügte dann leise hinzu, dass das vermutlich stimme. Ich wusste, dass sie nichts dergleichen vorhatte und ich ihr das Vergnügen nicht missgönnen sollte, das ihr diese Vorstellung offensichtlich bereitete. Doch für die Panik, die mich überkam, konnte ich nichts. Der Stand der Dinge war, dass wir nie genug schliefen und uns das Geld gelegentlich ausging. Warum war der Gedanke, es uns noch schwerer zu machen, so erfreulich für sie?

Liebe Selin,

Olha hat ein ernsthaftes Problem. Kein Wunder, dass sie mürrisch ist. Versuch, Geduld zu haben.

Natürlich vergebe ich dir.

Ich habe keine Ahnung von Genre-Theorie, kann aber etwas darüber lernen.

Iwan

Ich hatte nicht damit gerechnet, dass Iwan zurückschreiben würde. Es war magisch, so als würde ich von einem Toten hören. Fast hätte ich angefangen zu weinen. Dann ging ich auf «Finger» und sah, dass Iwan tatsächlich im Harvard Network eingeloggt war. Er war physisch anwesend. Was für eine Erleichterung – als sei der Atmosphäre ein lebensnotwendiges Element zurückgegeben worden. Endlich war er wieder da, genau wie letztes Jahr, und er musste vorhaben, mich zu treffen – deshalb sprachen aus seinem Ton Hoffnung und Zukunft. Ich fragte mich, ob ich ihm zurückschreiben sollte, beschloss aber, auf seinen Anruf zu warten, der sicherlich kommen würde.

Im Lauf der Zeit kam mir diese Erwartung auf einmal geisteskrank vor. Er würde natürlich nicht anrufen. Wenn er gehofft hätte, mich treffen zu können, hätte er mir gesagt, dass er kommt. Er war hier, um seine Freundin zu besuchen, um mit ihr zu schlafen, um alles Mögliche zu tun und alle möglichen Leute zu treffen, aber nicht mich. Ich war wirklich der einzige Mensch auf Erden, inklusive all derer, die er noch nicht kennengelernt hatte, den er wahrscheinlich am allerwenigsten sehen wollte.

◊

Ich wollte nur eines: bewusstlos sein – schlafen – diesen Augenblick der Freiheit am Morgen gleich nach dem Aufwachen erleben. Ich dachte immer, es läge an mir, dass ich es nicht schaffte, ihn zu verlängern. Doch selbst dann, wenn ich mich mental auf eine Verlängerung vorbereitete, hatte ich bereits vergessen, was ich eigentlich abwehren wollte, und die Anstrengung, mich daran zu erinnern, ließ alles wieder in mir hochkommen.

Ich sah auf meine Armbanduhr. Es war erst vier Uhr nachmittags. Wie sollte ich bis zum Abend durchhalten, bis zum Schlafengehen? Nicht zum ersten Mal fragte ich mich, ob man das Bewusstsein verlieren konnte, wenn man den Kopf an die Wand schlug.

Doch mir war auch klar, dass ich es mittlerweile wüsste, wenn sich das Problem des Bewusstseins auf diese Weise lösen ließe. Ich beschloss, zum Fluss zu gehen und so lange zu joggen, bis ich müde war. (War das vielleicht die Quintessenz des Joggens?)

Wenn es in einem Song um die Liebe ging, merkte ich, wie etwas hinter meinen Augen und Nasennebenhöhlen schwer auf Touren kam. Diejenigen Songs, die nicht von Liebe handelten, kamen mir absichtlich kryptisch vor – beinahe beängstigend. Ich hatte gehofft, zwei Stunden lang zu joggen, bekam aber nach zwanzig Minuten einen Krampf. Ich hatte versucht «durchzupowern», aber es war mir nicht gelungen. Körperliche Erschöpfung war mir also verwehrt. Ich kehrte um, begann im Schritttempo zu gehen und hielt die Tränen zurück, wenn stärkere, bewundernswertere Menschen an mir vorbeijoggten oder auf dem Fahrrad an mir vorüberzogen. Waren sie so stark, dass sie trotz eines Krampfes weiterrennen konnten, oder waren sie so stark, dass sie keine Krämpfe bekamen?

Als ich an die Stelle kam, an der ich losgejoggt war, ging ich in die entgegengesetzte Richtung weiter. Das Gehen änderte eigentlich wenig, anders als das Joggen, aber die Zeit «verging» stetig: auf jene unumkehrbar erscheinende Art, die wir dem zweiten Hauptsatz der Thermodynamik zuschreiben. Schon bald begab sich die Sonne an einen anderen Ort. Zumindest das wurde einem an Würde gewährt: der Übergang von Tag und Nacht, das Licht der Scheinwerfer, das die menschlichen Angelegenheiten ein wenig den kosmischen Formationen ähneln ließ, die keine Gefühle hatten und dem keine Schande widerfuhr.

Als ich nach Hause kam, machten sich Riley und Priya für eine Party zurecht. Ihr Freund Lewis aus dem vormedizinischen Semester war auch dabei. Der Gedanke an die Lewis-Klone in ihren trostlosen Pullovern, an ihre Witze und Erklärungen und ihr kurzes Roboterlachen war zu viel für mich. Außerdem war ich gar nicht eingeladen. Während sie sich anzogen, tauschten wir ein paar Witze aus. Als sie das Haus verließen, war es fast neun. Nur noch eine Stunde, bis es vertretbar war, schlafen zu gehen. Ich konnte im Bett lesen. Ich putzte mir die Zähne, kletterte ins obere Stockbett und nahm mir *Unterwegs zu Swann* vor.

«Lange Zeit bin ich früh schlafen gegangen.»

Vor meinen Augen verschwamm alles, ich sah nichts mehr und bekam kaum noch Luft. *Lange Zeit?*

◇

Es war geradezu erschreckend, wie oft es in *Unterwegs zu Swann* um Einschlafversuche ging. Manchmal war das interessant – wenn er zum Beispiel über seinem Buch einschlief und dachte, *er selbst* sei die Rivalität zwischen Franz I. und Karl V., über die er gerade gelesen hatte. Oder als ihm bewusst wurde, dass er sich physisch an das Mobiliar und die Anordnung sämtlicher Schlafzimmer erinnern konnte, in denen er in seinem Leben geschlafen hatte. Ich war schon erleichtert, dass ich mich noch an die Ausstattung der beiden Schlafzimmer entsinnen konnte, in denen ich in Iwans Elternhaus geschlafen hatte – wo die Tür, das Fenster und der Tisch waren.

Doch dass Proust schrieb: «Zärtlich drückte ich meine Wangen an die schönen Wangen des Kissens, die rund und frisch sind wie die Wangen unserer Kindheit», gefiel mir nicht. Ich mochte keine Wangen. Manche Leute liebten sie. «Was für Bäckchen!», sagten die Frauen oft, bevor sie einem Kind die Wangen zusammendrückten. Meine Mutter pflegte früher hämisch und voller Neid über meine Wangen zu reden und stellte dabei immer klar, dass ihre eigenen anders seien, nämlich ohne «Babyspeck». Ich hatte es nie gemocht, wenn sie betonte, worin wir uns unterschieden. Ich wollte ihr immer ähnlichsehen.

Vielleicht lag das Problem wieder in der Kindheit. Das Einschlafen war interessant, wenn man den Einfallsreichtum besaß, sein eigenes Bein mit einem Konflikt zwischen europäischen Königen zu verwechseln oder sich in Gedanken eine Zeit-Raum-Landkarte unterschiedlicher Schlafzimmermöbel vor Augen zu führen. Aber ich wollte nicht lesen, wie man als Kind einzuschlafen versuchte. Dass ihm seine Verwandten eine Laterna magica besorgen: «Wohl war man, um mich abzulenken, wenn ich abends allzu unglücklich dreinschaute, auf die Idee gekommen, mir eine Laterna magica zu schenken [...]» «Ihre» Freundlichkeit – wo «sie» doch diejenigen waren, die seine Schwierigkeiten verursacht hatten.

Die Laterna magica erinnerte mich an die Schattenspielfiguren im türkischen Fernsehen und an das Messingkarussell auf dem Klavier in der Wohnung meiner Großmutter in Ankara. Wenn man die Kerzen anzündete, drehten sich die hauchdünnen Messingengel im Kreis. Es war wirklich schwer zu beschreiben und sehr unergiebig. Und doch versuchte ich es zwanghaft: Es war eindeutig wie bei all den Leuten, die den Zwang empfanden, Dingen im Haus ihrer Großeltern lebhafte Schilderungen zu widmen. Wenn ich auch nur ein einziges Mal über das Sofa einer Großmutter lesen musste, das nach Hustentropfen roch ...

Proust beschrieb seine eigene Großmutter mit einer erschütternden Sentimentalität – die Art, wie er sich darüber ausließ, dass sie alle sehr liebte und sich selbst keinerlei Beachtung schenkte. Ihre Liebe und Selbstverleugnung kamen in einem Lächeln zum Ausdruck, «das ganz im Gegensatz zu dem, was man auf den meisten Gesichtern liest, Ironie nur gegen sich selbst enthielt; uns aber streiften ihre Augen alle wie mit einem Kuss». Die «Liebe» einer Großmutter, ihre Küsse: Was bedeutete das? Was hieß es, einen Haufen zusammengewürfelter Leute zu lieben, die man vielleicht gar nicht verstand – es war recht deutlich, dass der kleine Proust von seinen Großeltern missverstanden wurde – nur weil sie mit einem verwandt waren? Was war denn schon gut an der «Liebe» einer Großmutter, die sich selbst zurücknahm? Meine Adana-Großmutter starrte mit Tränen in den Augen ins Leere. Einmal hatte ich ihr vorgeschlagen, sie solle ein Tagebuch führen: so wie ich, damit ich mich nicht langweilte und nicht weinte. «Ah, Mashallah, mein Mädchen schreibt dauernd, ah so, du schreibst Tagebuch. Aber was für Erinnerungen hab ich denn schon» – und war wieder in Tränen.

«Wie liebte ich unsere Kirche! Wie deutlich sehe ich sie vor mir!», schrieb Proust über einen Ort, an dem er sich eindeutig zu Tode gelangweilt hatte. Er beschrieb die «anmutigen gotischen Arkaden [...], die sich kokett» vor eine Treppe schoben – «etwa so wie große Schwestern lächelnd vor einen ungehobelten, misslaunigen und schlecht gekleideten kleinen Bruder treten, den sie den Augen der Fremden verbergen wollen». Die Personifizierung der Arkaden erinnerte mich an die Schläfchen, bei denen ich mir aus tödlicher Langeweile die Hand vor die Augen hielt und meine Fingernägel überprüfte, die verkehrt herum oder seitlich betrachtet (im Falle des Daumennagels) ihre äußere Erscheinung und ihren Ausdruck völlig veränderten. Der Zeigefinger war eine flehende Frau mit einem großen, bebenden Lächeln; der Mittelfinger war größer und gutmütig, ein Mann mit einem breiteren und weniger flehenden Lächeln. Der weiße Teil des Ringfingernagels hatte eine andere Form, die ihm den energischen, ironischen Ausdruck meiner Tante Arzu verlieh (der Cousine meiner Mutter), während der kleine Finger wie ein Miniaturkellner wirkte: gelenkig und respektvoll. Der Daumen grinste freundlich über die ganze Kinnlade. Im Profil gesehen wirkte der Zeigefinger hingebungsvoll. Sie konnten alle liebend zueinander aufblicken oder scheu herabblicken. Stunden hatte ich damit verbracht, meine Finger einander albern anlächeln zu lassen. Darüber schrieb ich nie. Einmal meine Zeit damit verschwendet zu haben, reichte. Ich würde nie noch mehr Zeit darauf verschwenden, auch noch darüber zu schreiben.

Am meisten sprach Judith im Tutorium über den «Gutenachtkuss» oder «Zubettgehkuss» in *Unterwegs zu Swann*. Beide Ausdrücke fand ich abstoßend, ebenso wie Prousts Art, seine Kindheitsliebe zu seiner Mutter mit der romantischen Liebe von Nichtkindern zu verschmelzen. Es war so, wie wenn die Leute wissentlich über Männer witzelten, die «Mama-Probleme» hatten – sich zu verlieben bekam dadurch etwas Babyhaftes, Unromantisches. Es war wie meine Onkel, die immer, wenn ich das Baby einer meiner Tanten auf dem Arm hielt und es nach meiner Brust griff – das war in der Mittelschule, als ich noch keinen Busen hatte –, hysterisch lachten und sagten: «Du suchst etwas, was es nicht gibt.»

Die ganze Episode über die Qualen des kleinen Proust an den Abenden, wenn seine Eltern Gäste zum Abendessen eingeladen hatten, war entsetzlich. Ich gab es nur ungern zu, war mir aber ziemlich sicher, dieselbe Verzweiflung empfunden zu haben, als meine Eltern auf Dinnerpartys gingen. Abends wegen einer Party verlassen zu werden, war viel schlimmer als tagsüber, wenn sie zur Arbeit mussten; was für einen selbst Grund zur Verzweiflung war, war für sie ein Anlass, sich fein zu machen und zu feiern. Aber warum musste Proust dauernd darüber nachdenken? Warum konnte er nicht über etwas anderes schreiben?

◊

Als ich zum Erntedankfest nach Hause fuhr, war meine Mutter witzig und gelassen. Ihre neuen Brüste standen ganz von selbst, sodass sie ihre BHs alle wegwerfen konnte. Wie immer kochte sie ein großartiges Gericht aus dem *Silver Palate Cookbook* und erklärte mir das neue Medikament, das sie nahm und das genial wirkte, indem es das Östrogen an den Hormonrezeptoren der Krebszellen blockierte.

Eine Nebenwirkung des Medikaments waren die Hitzewallungen und das Ausbleiben der Regel. Man musste es fünf Jahre lang nehmen, was bedeutete, dass je nach Alter bei Einnahmebeginn die Regel vielleicht nicht wiederkam. Die Menopause machte meiner

Mutter vor allem deshalb Sorge, weil sie Angst hatte, ihre Stimme könnte tiefer werden.

Ich überlegte, ob ich Implantate wollen würde, wenn ich mir je die Brüste abnehmen lassen müsste. Die Schwester meines Vaters hatte jeden Abend beim Abendessen geweint, als sie nach ihrer Brustamputation bei uns wohnte. Eines Abends sagte sie, ohne Brüste fühle sie sich nicht mehr als Frau. Ich hatte keine Brüste und fand nichts dabei. Aber mir wurde klar, dass es durchaus eine große Sache war, weil mein Vater, der normalerweise versuchte, die Sorgen meiner Tante herunterzuspielen, plötzlich verstummte und nicht sagte, sie solle aufhören zu weinen. Andererseits weiß ich auch noch, wie gestresst Leora und ich waren, als wir ein, zwei Jahre später Brüste bekamen. Ob es möglich war, diesen Seelenzustand wiederzubeleben?

Ich starrte all meine alten Bücher an, die in meinem früheren Schlafzimmer standen. Ich zog meine Highschoolausgabe von *Eugen Onegin* heraus und machte eine wichtige Entdeckung: Ich erinnerte mich nämlich daran, dass der Typ, den ich als Erstes mit Onegin in Verbindung gebracht hatte, nicht Iwan war, den ich ja damals noch gar nicht kannte, sondern mein Geigenlehrer. Wie kam es, dass ich das völlig vergessen hatte? Wie konnte ein Mensch einfach so ausgetauscht werden?

Was von alledem hatte mit meinem Geigenlehrer begonnen, einem verheirateten Russen mit zwei Kindern? Er war derjenige, an den ich mir vorgestellt hatte einen Brief zu schreiben – von dem ich mir vorgestellt hatte, er würde plötzlich vor mir stehen «gespenstisch groß mit finstern Zügen». Er hatte wirklich wie ein finsterer Schatten gewirkt, fast so, als hätte er sich diesen Stil bewusst ausgesucht. Ich fand das witzig – genauso witzig wie *Eugen Onegin*. Puschkins ulkige Darstellung Onegins verwandelte das Ganze in etwas Wohlwollendes, Geistsprühendes.

Nicht dass ich die Begrenztheit meines Geigenlehrers nicht wahrgenommen hätte. Er hatte eindeutig etwas Oberflächliches und Würdeloses, was kein gutes Licht auf seine körperliche Präsenz und sein Grübeln warf, darauf, dass er spätabends noch anrief, um eine Stunde zu verlegen, oder wie er mich ansah, mich am Arm fasste, meine Geige in die Hand nahm oder stimmte und die Wirbel löste, wenn sie feststeckten. Und obwohl privater Musikunterricht vom Musikschulgeld abgedeckt werden sollte, versuchte er immer wieder, von meiner Mutter mehr Geld zu bekommen, mit der Begründung, er sei viel besser als die anderen Geigenlehrer – was wirklich unschön war und meine Mutter sehr belastete, und zudem ein Gefühl der Beschämung hinterließ.

Aber er spielte so gut Geige und war auf eine höchst komplizierte Weise gut, die viel Bemerkenswertes an sich hatte. Und er gab sich in dieser einen Stunde, die wir jede Woche zusammen verbrachten, die größte Mühe, damit ich besser wurde – er hörte sehr aufmerksam zu, was ich spielte, und gab es dann selbst wieder, verwandelt und wunderschön. Zu einem Zeitpunkt, da ich nur an Flucht oder Rettung dachte – hatte er mich gerettet. Er hatte mich vor einem dürftigen Bogenstrich bewahrt. Ich war mir selbst überlassen gewesen mit dem traumatischen Kratzen beim Wechsel von Auf- und Abstrich – und er hatte mir gezeigt, wie sich der Druck und die Geschwindigkeit kontrollieren ließen, sodass man den Wechsel nicht mehr hörte und der Bogen einen dauerhaft samtenen Klang verströmte.

War es denkbar, dass ich Iwan zwar für meine erste Liebe hielt, dass diese aber bereits dem Geigenlehrer gegolten hatte? Ich hatte ihm keinen Brief geschrieben. Doch ich hatte dieselben Gefühle gehabt wie Tatjana, als sie Onegin schrieb, die sich dann wiederholten, als ich Iwan schrieb: das Gefühl, mich in seine Gewalt begeben zu haben, mich seiner Ehre anvertraut zu haben, als würde ich stürzen und könnte sterben, er aber würde mich auffangen ... wahrscheinlich. Das Gefühl hatte ich jede Woche, in dem zugigen Apartment mit der grünen Tapete und dem Fenster mit Blick auf den Riverside Park.

Dennoch hatte das zweite Mal das erste Mal größtenteils überdeckt, und der Gedanke, dass es nicht das erste Mal gewesen war, gefiel mir nicht.

Weder an die Highschoolzeit noch an die Mittelschulzeit dachte ich gerne zurück. Es war dort wie in einem Gefängnis gewesen. Mir war klar, dass sich meine Prepschoolzeit in New Jersey nicht mit den Erfahrungen eines benachteiligten Menschen in einem echten Gefängnis vergleichen ließ. Doch ich verglich trotzdem: erzwungenes Nichtstun, willkürliche Strafen, stundenlang mit Leuten eingeschlossen zu sein, deren Hormone verrückt spielten und die halb wahnsinnig waren vor Langeweile ... Manchmal wurden diejenigen belohnt, die dominant waren, manchmal die Unterwürfigen. Man konnte nicht *nicht* in einer ungesunden Beziehung zur Macht stehen.

Das Schlimmste war der Schulbus, weil man nicht aussteigen konnte. Die «amerikanischen» Jungs schlugen dem Fahrer mit ihren Lacrosseschlägern auf den Kopf. Der Fahrer, der Darnell hieß und sich als schwul entpuppte, protestierte jedes Mal lauthals, schien die Situation aber als etwas zu betrachten, was sich nicht ändern ließ, und drehte nur seine Queen-Kassette lauter. Eine unerträgliche Erkenntnis war, dass das Fahren auf der Autobahn – ganz im Gegensatz zu dem, was die Erwachsenen dauernd sagten – keineswegs höchste Konzentration verlangte, Darnell lenkte den Bus ganz hervorragend, während er mit einem Lacrosseschläger auf den Kopf geschlagen wurde. Der nächste Gedanke, der mir kam, war erleichternd: Solange die Lacrossejungs mit Darnell beschäftigt waren, schikanierten sie mich nicht. Ich schämte mich sofort. Später stieß ich in einem Holocaustbericht auf einen ähnlichen Gedanken und fühlte mich gleich besser und dann wieder schlechter.

Die Lücke zwischen Darnells Schneidezähnen und die unbefangene Art, wie er die «Bohemian Rhapsody» mitsang, erinnerten mich an meine jüngste Tante, was bewirkte, dass ich mich ihm nahe fühlte. Die ersten zehn Male, als ich die «Bohemian Rhapsody» hörte, verstand ich nicht, warum das ein Song sein sollte, und fand, diejenigen, die sich über das Stück lustig machten, hätten recht. Doch als Darnell dann schrie: «Mama, just killed a man!», war ich zu Tränen gerührt und war mir sicher, ebenfalls einen Menschen getötet zu haben.

Ich wollte Darnell irgendwie helfen, doch gegen die Lacrossejungs fühlte ich mich machtlos. Wenn sie mich erst einmal auf dem Kieker hatten, fingen sie an zu kichern und einander zuzumurmeln, wie hässlich ich doch sei. Derjenige mit dem von Akne entstellten Gesicht sagte, ich sei das hässlichste Mädchen der Schule. Sein Freund ergriff immer Partei für mich: «Also ich weiß nicht. Die Allerhässlichste?» In beiderseitigem Einvernehmen befanden sie wie aus einem Munde, dass unmöglich irgendwer mit mir Sex haben könne.

Ich schrieb einen Brief an die Busfirma und bat sie, Darnell zum Fahrer des Monats zu ernennen. Davon hatte er immer gesprochen: wer Fahrer des Monats geworden war und dass er hoffe, irgendwann dazu erkoren zu werden. Statt ihn zum Fahrer des Monats zu machen, gaben sie ihm den Brief. Er klemmte ihn hinter die Sonnenblende und sprach oft davon. Das war mir so peinlich, dass ich wünschte, ich hätte ihn nie geschrieben.

Die ganze Zeit über, die ganzen sechs Jahre lang, war ich immer in jemanden verliebt gewesen. Nur so war es möglich, auf diese Weise zu leben, um sechs aufzustehen und bis spätabends bei Bewusstsein zu bleiben. So wie im Mittelalter die Religion für die Menschen: Sie gab einem die Kraft, einem Leben voller Ungerechtigkeit, Machtlosigkeit und Plackerei ins Auge zu sehen. Die Typen, in die ich mich verliebte, ignorierten mich immer, waren aber nicht unfreundlich. Ignoriert zu werden hatte etwas Abstraktes, Sanftes – es war das Gefühl, verschont zu werden, zu wissen, dass unmöglich irgendetwas passieren würde –, das stimmte mit meiner Auffassung von Liebe überein. Theoretisch wusste ich natürlich, dass es auch Liebe gab, die erwidert wurde. So etwas passierte anderen oft. Doch ich war in so vieler Hinsicht anders als die anderen.

Ich wusste, dass meine Mutter, die klüger war als alle anderen und noch dazu schön, auf der Highschool auch keinen Freund hatte. Ihre Schwester meinte, der Grund dafür sei, dass sie zu klug sei, dass sie alle durchschaut hatte und dass keiner ihrer würdig gewesen sei. Meine Mutter sagte das nicht. Sie sagte, sie habe sich nach einem Freund gesehnt und habe traurige amerikanische Songs gehört und jede Nacht geweint. «Ein Glück, dass du nicht so bist. Ein Glück, dass es dir egal ist. Du bist viel klüger als ich. Wenn ich du wäre, hätte ich mich in einen dieser Loser verliebt», erklärte sie. Ich war tatsächlich oft in einen Loser verliebt, sagte es aber keinem.

Das Liebesleben meiner Mutter veränderte sich, als sie siebzehn war und auf die Topuni für Medizin in der Türkei ging, wo sie meinen Vater traf. Deshalb war ich immer davon ausgegangen, dass sich auch für mich alles ändern würde, wenn ich die Highschool hinter mir hatte. In der Zwischenzeit erfuhr ich die Gleichgültigkeit dieser Typen als gütige, ja zuträgliche Kraft – die mich bei meinem Kampf, zu studieren und zu entrinnen, unterstützte.

Eine Schwierigkeit ergab sich dadurch, dass man entrinnen wollte, um Schriftstellerin zu werden und Romane zu schreiben, die alle von dieser anderen Liebe handelten – der, wo «etwas passierte». Doch wann hatte ich nicht die Sorge darüber abtun müssen, dass die Literatur und meine Lebensweise völlig getrennte Dinge waren? In der Mittelschule war ich über Huckleberry Finn und Holden Caulfield besorgt, die sich nichts aus Noten machten und den Mut hatten davonzulaufen. Ob sie mich verachtet hätten?

◊

Übers Wochenende fuhr ich mit meiner Mutter nach New York, wo wir uns eine Picasso-Ausstellung im Museum of Modern Art anschauten. Wir schlenderten gemächlich Arm in Arm, lasen die Wandtexte laut vor und tauschten unsere Ansichten aus. Meine Mutter stellte liebevoll und doch ein wenig widerwillig fest, dass ein

Gemälde schön war, oder brachte manchmal ihre Missbilligung zum Ausdruck: «Wirklich hässlich.» Wenn wir ein Gemälde nur wenig mochten, sagten wir tolerant: «Er hat sein Bestes gegeben» – wörtlich: «Er hat getan, was aus seiner Hand kam»: eine der vielen grundlegenden türkischen Redewendungen, die mir wie eine lebensmüde Witzelei erschien.

Die Ausstellung bestand aus lauter Porträts. Diese «dokumentierten» Picassos Beziehungen zu den Frauen, mit denen er schlief. Jede Frau war an einen anderen Malstil gekoppelt, auch wenn der Stil manchmal schon vor der Frau existierte, die ihn später verkörperte. Fernande Olivier war kubistisch, Olga Chochlowa neoklassisch, Marie-Thérèse Walter «biomorph-surrealistisch» und Dora Maar «angstvoll expressionistisch».

Picassos Idealisierung oder Entstellung der Frauen auf seinen Gemälden war ein Test: Er prüfte nicht nur ihre physische Schönheit, sondern gewissermaßen auch ihren menschlichen Wert.

FRANCOISE GILOT BEHERRSCHTE PICASSOS LIEBE FAST EIN JAHRZEHNT LANG. ALS BEGABTE MALERIN UND SCHRIFTSTELLERIN WAR GILOT IHM EBENBÜRTIG. PICASSOS DARSTELLUNGEN VON IHR UND IHREN BEIDEN KINDERN PALOMA UND CLAUDE GEHÖREN ZWEIFELLOS ZU DEN BILDERN, AUF DENEN ER AM MEISTEN BEWUNDERUNG FÜR SIE ZEIGT.

Wie war Françoise das gelungen? Es hatte nicht nur damit zu tun, dass sie Künstlerin war. Dora Maar war schließlich auch eine berühmte Fotografin gewesen und war gescheitert. Sie wurde zur «weinenden Frau».

Grün, zerklüftet, schreiend. Dora stopfte sich ein Taschentuch in den Mund, das wie zerbrochenes Glas wirkte. Ihr Körper war an einem Sessel gekreuzigt worden. Aus ihrem Gesicht war ein geflochtener Korb geworden. Als Picasso sie wegen Françoise verließ, die vierundzwanzig Jahre jünger war als Dora (und vierzig Jahre jünger als Picasso), fand man Dora nackt im Treppenhaus ihrer Wohnung. Sie wurde in ein Sanatorium eingeliefert und bekam eine dreiwöchige Elektroschocktherapie. Lacan heilte sie, doch sie endete als Katholikin und schuf zehn Jahre lang keine Kunst.

Welche Haltung sollte man Picasso gegenüber einnehmen? Als Kind fühlte ich mich von ihm eingeschüchtert. Auf Fotos – mit Glatze, aggressiv, wie ein Bulle und doch jungenhaft – hatte er mich an Jerry erinnert. Seine Jungenhaftigkeit war unheimlich. Ich fand, er versuchte sich etwas zu nehmen, was eigentlich uns Kindern gehörte – eines der wenigen Dinge, die wir hatten –, und behielt es für sich. Das Gefühl der Einschüchterung rührte daher, dass man zwischen dem Kunstlehrer, für den Picasso ein Genie war, und Leuten wählen musste, die nur im Stil des Fotorealismus gemalte Autos mochten. Unter diesen Umständen ergriff ich für Picasso Partei, war aber nicht glücklich mit dieser Wahl.

In der Highschool kam er mir nicht mehr so bedrohlich vor. Obwohl sich äußerlich betrachtet nichts an meinem Leben geändert hatte – und obwohl meine Mutter immer noch eine elegante Heldin und ich ein unbeholfener, höchst privilegierter Teenager war, ohne Macht und Unabhängigkeit, und zudem ohne Freund –, gab es dennoch eine von der wahrnehmbaren Wirklichkeit getrennte Dimension, in der sich das Gleichgewicht verschoben hatte. Liebesbeziehungen waren nicht mehr nur eine Macht, die mir, wie meine Eltern mir ankündigten, aus weiter Ferne drohte. Sie waren ein Ort, durch den ich zumindest hypothetisch diejenige sein konnte, die etwas Besonderes war – und endlich jemanden bei mir haben konnte, anstatt nur mit mir allein zu sein.

Damals dachte ich bereits konkreter darüber nach, wie ich Schriftstellerin werden könnte. Mir war klar, dass man Picasso schätzen musste – nicht alles an ihm, aber doch den Teil, der an ihm Künstler war. Bei dieser Geistesübung entwickelte man Stolz auf die eigene Offenheit und Objektivität. Man konnte jetzt sehen, dass er ein

Arschloch war, und diese Erkenntnis in Gedanken beiseiteschieben, um dann ausgiebig zu würdigen, mit welcher Absolutheit es ihm gelungen war, sich auszudrücken. Wenn man für Individualismus eintrat, für Selbstausdruck und menschliche Errungenschaften; wenn man fand, es sei bewundernswert, lebendig und wach zu bleiben und nicht von Konventionen abgetötet und geblendet zu werden; großzügig, feinsinnig, fähig zu Vielschichtigkeit und Nuancen zu sein – mit anderen Worten: fähig, anderen zu vergeben und die eigenen Ressentiments im Interesse «des Menschlichen» zu überwinden –, dann musste man Picasso mögen.

Das letzte Porträt in der Ausstellung war ein Selbstporträt in Wachsstift auf Papier: «fast eine Totenmaske, die erschrocken und mit weit aufgerissenen Augen in den Abgrund starrt». Das Bild des neunzigjährigen Picasso, der in den Abgrund starrt, das in der Ausstellungsbroschüre zu sehen war, erinnerte mich an Jerry und an Philip Roth, dessen Bücher meine Mutter wegen Jerry gekauft und die ich deshalb auch gelesen hatte. War man antisemitisch, wenn man kein Mitleid mit Philip Roth hatte, weil Schicksen nicht mit ihm ins Bett wollten?

Jerry hatte meine Mama eine Schickse genannt und hatte auch oft von eiskalten Diven geredet. Meine Mutter fing auch an, von eiskalten Diven zu reden und von Klugscheißern. Gelegentlich sagte sie zu mir, ich solle keine Klugscheißerin sein – so etwas hatte sie früher nie zu mir gesagt, erst als sie Jerry kennengelernt hatte. Mir war klar, dass meine Mutter zwar eine Schickse war, aber keine eiskalte Diva. Auch ich war keine und würde nie eine werden. Aber würde ich, wenn ich erwachsen sein würde, eine Schickse sein?

Jerry nannte mich das «Kid» und sagte, ich sei verzogen, weil ich beim Abendessen lesen durfte: was ich nur tat, wenn er da war, damit ich nicht mit ihm reden musste. Einmal sagte er in einem Restaurant zu meiner Mutter – obwohl ich las, hörte ich seine Worte –, dass sie nie würde verstehen können, wie schwach er sich fühle, weil er wisse, dass der Holocaust sich jederzeit wieder ereignen könne. Manchmal frage er sich, ob meine Mutter die Art Mensch sei, die ihn vor den Nazis verstecken würde, und er wisse es einfach nicht.

Wenn ich sein Leben – das mehrstöckige Reihenhaus, den italienischen Sportwagen, das wöchentliche Squashspiel, das Streichquartett, in dem er auf einer hundert Jahre alten Geige spielte, seine beiden Harvardabschlüsse und das kapitalkräftige Labor – mit dem Leben meiner Mutter verglich, die mit siebzehn anfing, an der Uni Medizin zu studieren und in den makroskopischen Anatomiestunden Obduktionen an toten Trinkern vornahm; die immer schlechter bezahlt wurde als mein Vater, obwohl sie genauso viel arbeitete wie er und jetzt zwei Jobs hatte und permanent von allen beschimpft wurde; meine Mutter, die von ihren Kollegen und Kolleginnen regelmäßig geisteskranke Fragen gestellt bekam, beispielsweise, ob sie Yasser Arafats Frau persönlich kenne oder ob die Frauen in der Türkei Badeanzüge tragen dürften – wenn ich das Leben der beiden verglich, fragte ich mich, welche Art Schutz dieser Typ sich von meiner Mutter gegen die Nazis erhoffte. Letztendlich verließ Jerry meine Mutter wegen einer der eiskalten Diven, über die er sich immer beschwert hatte. Sie heirateten am Geburtstag meiner Mutter.

Meine Mutter sagte, sie habe den Eindruck, dass es mir nicht gut gehe. Und tatsächlich liefen mir die Tränen übers Gesicht. «Mir geht's gut», versicherte ich. «Es ist nichts.» Ich glaubte, immer so viel geweint zu haben. Hatten wir nicht alle darüber gelacht, als ich drei war? Die Erwachsenen fragten mich jedes Mal, was denn los sei, und ich erwiderte dann immer, ich sei «bewegt».

Meine Mutter sagte, ich irrte mich; ich sei immer zartbesaitet gewesen, sei jedoch nicht herumgelaufen wie eine leidgeprüfte Tragödienmaske. Sie sprach über die aufregende Forschung zu Antidepressiva. «Wir müssen einen Experten finden», sagte sie und beschloss, jemanden für mich herauszusuchen, der sich mit Psychopharmaka auskannte. Genau das hatte ich nicht gewollt – an irgendeinen Typen überwiesen zu werden –, doch als sie darüber sprach, als sei dies bereits beschlossene Sache, war ich erleichtert.

«Ist das nicht sehr teuer?», fragte ich.

«Was? Geld spielt keine Rolle», erwiderte sie, als sei das nicht der Rede wert.

Auf dem Bahnhof sagte meine Mutter, sie würde meine Laken nicht waschen, jetzt wo ich fortginge. Manchmal schlafe sie ein oder zwei Nächte in meinem Bett, weil es immer noch nach mir roch. Sie lächelte verschwörerisch, sodass mir schwer ums Herz wurde.

DEZEMBER

Wenn ich Swetlana zum Joggen abholen kam, öffnete sie mir die Tür zu ihrem Zimmer in Leggings und einem Sport-BH.

«Ich hab mit Matt rumgemacht», erklärte sie und zeigte auf ein paar rote Stellen auf Brust und Schultern. Ein Nesselausschlag? Und wer war Matt? Würde ich die Wirklichkeit je wieder verstehen? Als Swetlana den Reißverschluss ihres Fleecepullovers hochzog, war ich erleichtert. Vielleicht würde bald wieder alles normal werden. Nach einigem Nachdenken wusste ich wieder, wer Matt war – ein freundlicher Papityp, der a cappella sang. Ich kannte ihn vom russischen Konversationstisch, zu dem ich nicht mehr ging, weil die Konversation so langweilig war.

Nichts wurde wieder normal. Matt war jetzt Swetlanas Freund. Ich empfand dieselben Schamgefühle wie früher, als meine Tanten, meine Mutter und mein Vater verschiedenen Beziehungen hinterherjagten und immer mehr öde Leute in unser Leben brachten. Neid, Eifersucht, Einsamkeit, Verzweiflung – und außerdem eine Art Schuld, die mit Erleichterung gemischt war. Der Wettstreit, den Swetlana und ich geführt hatten, um herauszufinden, wessen Weltanschauung die bessere war ... war vorbei. Sie würde nie wieder so sein wie früher, weder in ihrem eigenen Leben noch in meinem. Dieser Freund oder sein Nachfolger würde sie bei allem, was sie tat und dachte, einschränken. In gewisser Hinsicht war ich die Siegerin, doch es fühlte sich an wie eine Niederlage. Wie konnte sie einfach aus dem Rennen aussteigen, wo wir doch gerade erst losgelaufen waren? Wie hatte man sie so leicht erwischen können? Erwischte es jeden? Würde es auch mich erwischen? Wollte ich das?

Am Russischkonversationstisch saßen zwei Typen: Matt und Gavriil. Gavriil fand ich weniger abstoßend als Matt. Sollte ich mit ihm ausgehen? Woher sollte ich wissen, wie das ging?

Zusammen mit Gavriil sollte ich einen russischen Sketch schreiben. Kaum hatten wir uns hingesetzt, erzählte er mir, dass er sich seit Neuestem mit Katie traf. Ich kannte sie: Sie studierte Kunstgeschichte, sprach fließend Französisch und sah aus wie eine bezaubernde Puppe. Sie wirkte genauso freundlich wie Gavriil, dabei aber cooler und auf eine konventionellere Art attraktiv.

Man konnte mit Swetlana kein richtiges Gespräch mehr führen. Was wiederum für Matt sprach, war seine Gutmütigkeit und dass er keine Probleme mit seinem Selbstwertgefühl hatte – sodass man nicht verantwortlich dafür gemacht wurde, wenn er sich dumm vorkam. Andererseits wechselte er jedes Mal, wenn man versuchte, über etwas Interessantes zu reden, schnell, freundlich und erbarmungslos das Thema und lenkte es auf eines der drei Dinge, über die er ausschließlich sprach.

Matt tat so, als sei er gern in meiner Gesellschaft: eindeutig ein Trick, damit er mich und Swetlana immer unterbrechen konnte, wenn wir allein waren. Er grüßte mich kollegial und zog mich zu Witzen hinzu, die alle den gleichen Tenor hatten: «Wir wissen doch alle, wie Swetlana ist.» Dann fing er gewöhnlich an, Swetlanas Hals zu küssen, und gab mir damit das Gefühl, dass ich ihre Privatsphäre verletzte und eine Art sterile Bitterkeit verkörperte.

Als Matt einmal mit den Chorduroys verreist war und Swetlana und ich wie früher miteinander redeten, sagte sie überraschend zu mir: «Diese Art Gespräch können wir nicht führen, wenn Matt dabei ist.» Ich war unsäglich erleichtert – endlich hatte sie gemerkt, dass Matt nicht richtig imstande war, eine sinnvolle Unterhaltung zu führen! –, gefolgt von der entsetzlichen Erkenntnis, dass Swetlana das schon immer gewusst hatte, es ihr aber nichts ausmachte.

Gavriil fand es seltsam, dass ich letztes Jahr ein so romantisches Liebesleben geführt hatte, während Swetlana und er keinerlei Abenteuer gehabt hatten, dass sie aber jetzt eine Liebesbeziehung hatten und ich nicht. «Findest du das nicht seltsam?», fragte er.

Katie wurde krank und wollte nur noch Erdbeeren essen. Gavriil kaufte ihr welche, die sie dann aber erbrach. Er wischte die Kotze auf – weil er sie liebte. Dann erklärte er leidenschaftlich, hoffentlich würde ich irgendwann jemanden kennenlernen, der mich genügend liebte, um die Badewanne zu putzen, wenn ich sie mit Erdbeeren vollkotzen würde.

◊

Ich sprach mit Lucas über Bücher, die wir witzig fanden, und er nannte *Das Rachel-Tagebuch* von Martin Amis. Meine Mutter und ich hatten beide *Information* von ihm gelesen und nicht gemocht. Lucas meinte, *Das Rachel-Tagebuch* sei witziger und könne mir gefallen. Ich war angenehm überrascht, dass Lucas überhaupt eine Vorstellung von mir hatte, noch dazu eine, über die ich mehr erfahren würde, wenn ich ein Buch las.

Das Rachel-Tagebuch handelte von einem Neunzehnjährigen, der Rachel erobern wollte, ein Mädchen, von dem er dachte, sie sei eine Nummer zu groß für ihn. Nachdem er mit ihr Sex gehabt hatte, fand er, sie sei nicht klug genug und habe eine zu große Nase. Ihre Nase tauchte alle paar Seiten wieder auf. Der Erzähler schien diese Nase persönlich zu nehmen, so als setze sie sich absichtlich in Szene, um ihn an seine niedere gesellschaftliche Stellung zu erinnern, die ihn daran hinderte, jemanden mit einer schöneren Nase zu erobern.

Irgendwann machte sie alles noch schlimmer, indem sie einen Pickel sprießen ließ.

> [...] ich hätte – als ich die Augen aufschlug und dieses Prachtexemplar nur Zentimeter von meinen Lippen entfernt brodeln sah – tatsächlich sagen sollen: «Hallo, du kleine Schönheit!» Und als ich es eine halbe Stunde später wiedersah, mit Make-up zugestrichen, hätte ich tatsächlich rufen sollen: «Ui, schau mal, du hast ja keinen Pickel auf der Nase!» Und am Abend, als Rachel verkündete: «Der Fluch hat mich erwischt» (Fehlzitat aus Tennysons *The Lady of Shalott*), da hätte meine Antwort eigentlich lauten sollen: «Na klar doch, das sieht man dir an der Nasenspitze an.»

Ich las den Absatz noch einmal und versuchte festzustellen, wo Rachel einen Fehler gemacht hatte. Sie hätte eindeutig keinen Abdeckstift benutzen sollen: Damit sah es schlimmer aus und außerdem verstopfte er die Poren. Wahrscheinlich war es auch anmaßend, *The Lady of Shalott* zu zitieren, statt einfach nur zu sagen, dass man seine Tage hatte – besonders, wenn man dann auch noch falsch zitierte. Ich überprüfte das Zitat – «Der Fluch ist mir *unvermutet begegnet*», nicht «Der Fluch hat mich erwischt« – und legte es für die spätere Verwendung zu den Akten.

Als ich den Absatz zum dritten Mal las, wurde mir klar, dass sowohl der Abdeckstift als auch *The Lady of Shalott* ganz unwichtig waren, weil der Erzähler sich schon früher aufgeregt hatte, nämlich in dem Augenblick, als er den Pickel zum ersten Mal erblickte. Vielleicht bestand Rachels Problem darin, dass sie nicht herausgefunden hatte, welches Mittel Pickel verhindern konnte. Ich hatte bemerkt, dass mein Teint besser geworden war, seitdem ich den porenverengenden Hautreiniger für sieben Dollar verwendete.

Weiter unten auf derselben Seite sagte der Erzähler jedoch etwas, aus dem hervorging, dass jeder irgendwann Pickel bekam. Das Problem bestand also nicht darin, dass man einen Pickel bekam, sondern dass man falsch auf ihn reagierte: indem man ihn nicht anerkannte. Mir kam es auch so vor, als sei Rachel an der vornehmen, lebensverleugnenden Heuchelei beteiligt gewesen, dem Widerwillen, offen über die Menstruation des Körpers zu sprechen, der gelegentlich in englischen Romanen verurteilt wurde. Anscheinend war auch ihre Weigerung, dem Erzähler einen zu blasen, damit verbunden, selbst als er ihr seinen Penis bereits ins Gesicht geschoben hatte («praktisch in ihre Nase»). Das war sie ihm schuldig –, den Penis aus ihrer Nase zu nehmen und ihn sich in den Mund zu stecken – weil er selbstlos genug gewesen war, sie oral zu befriedigen, obwohl es widerlich war. («Es war dort zu dunkel (Gott sei Dank), als dass ich hätte sehen können, was direkt vor meiner Nase lag – nur eine Art glänzender Beutel, ein Austernaroma.»)

Am Ende schafft der Erzähler es an die Oxford-Universität und macht per Brief mit Rachel Schluss. Rachel kommt zu ihm und weint, sodass ihre Nase glänzt. Als sie fort ist, fängt der Erzähler an, eine Geschichte aus der Perspektive eines Mädchens zu schreiben, die einen PMS-Pickel bekommt. Das war es – das war das ganze Buch.

Ich versuchte, meine neu gewonnenen Erkenntnisse zusammenzufassen. «Der Fluch ist mir unvermutet begegnet»; keine Abdeckstifte verwenden; sei Schriftstellerin.

Warum hatte Lucas dieses Buch gefallen? Auf der Satzebene war es vermutlich gut. (Aber stimmte das? Konnte ein nach Austern duftender Beutel tatsächlich im Dunkeln glänzen?) Und fühlte man sich nicht nach der Lektüre noch schlechter? Fühlte sich Lucas nicht schlechter danach? Oder ging es künstlerisch gerade darum, ein schlechtes Gefühl zu evozieren? Und was wäre, wenn ich das Buch allein deshalb nicht gemocht hatte, weil ich ein Mädchen war und eine große Nase hatte – ein Thema, bei dem ich «sensibel» reagierte und meine persönliche Voreingenommenheit überwinden musste, wenn ich das Buch objektiv und um seiner selbst willen würdigen wollte, so wie Lucas, der dazu imstande gewesen war?

Aus irgendeinem Grund musste ich an die Zeit zurückdenken, als ich zwölf war und mit meiner Mutter übers Wochenende nach Philadelphia fuhr und feststellen musste, dass sie blaue Flecken und Schrammen im Gesicht hatte und einen Verband trug, als sei sie verprügelt worden. Wie sich herausstellte, hatte Jerry gesagt, meine Mutter wäre eine «klassische Schönheit», wenn sie eine andere Nase hätte, und als sie daraufhin lachte und sagte, sie könne es sich nicht leisten, sich die Nase richten zu lassen, hatte er ihr die Operation bezahlt. Jerry war ein kleiner, kahlköpfiger Mann mit merklich schlechtem Charakter, und meine Mutter war schön und er hatte ihr das Gesicht zerschmettert. Trotzdem war meine Mutter froh über ihre neue Nase und schien die ganze Episode für etwas Positives zu halten, das Jerry zuzuschreiben war. Zu den Dingen, die der Anwalt meines Vaters später gesagt hatte, als er zu beweisen versuchte, dass meine Mutter untauglich für das Sorgerecht sei, gehörte, dass sie versuchen könne, mich zu einer Schönheitsoperation zu zwingen. Diese Feststellung erregte in mir den Verdacht, mein Vater könne meine Nase nicht leiden. Meine Mutter sagte immer, meine Nase sei völlig anders als ihre und viel eleganter. Wäre ihre gewesen wie meine, hätte sie sich nie operieren lassen. Ich war mir nicht sicher, ob das stimmte, weil ich mich nicht mehr genau an ihre alte Nase erinnerte und weil es kein Foto aus dieser Zeit gab, auf dem ihre Nase deutlich zu sehen war.

Lakshmi sagte, dass Martin Amis zwar einen Beitrag zur postmodernen Literatur geleistet habe, *Das Rachel-Tagebuch* sei aber ziemlich kindisch, und sie sei nicht überrascht, dass ich es nicht mochte. Lakshmi, deren Nase so ähnlich aussah wie meine, sagte, sie sei nicht völlig dagegen, sich irgendwann operieren zu lassen. Wir kamen auf Orlan, die Konzeptkünstlerin, deren Kunst darin bestand, sich Schönheitsoperationen zu unterziehen, die sich auf berühmte Gemälde stützen. Sie hatte bereits die Stirn der Mona Lisa und das Kinn von Botticellis Venus und sah Furcht einflößend aus. Anscheinend fragte sich so mancher, ob Orlan wirklich Künstlerin war oder bloß eine Geisteskranke, die von den Chirurgen ausgenutzt wurde.

Erst wusste ich nicht, an wen mich Orlan erinnerte, dann fiel mir ein, dass es der Typ aus *Gegen den Strich* war. Theoretisch war es ein cooles Projekt, doch in der Praxis war es irgendwie ekelhaft und sinnlos.

Lakshmi erklärte, es gehe darum, die männliche Künstlerkonvention zu hinterfragen, bei der eine ideale Frau aus Teilen berühmter Schönheiten neu zusammengesetzt wird. Orlan zeige, dass man bei etwas Widerlichem und Gefährlichem lande, wenn man Dinge, die dumme Männer von sich gaben, wörtlich nahm.

«Aber bedeutet das nicht buchstäblich, sich ins eigene Fleisch zu schneiden?», fragte ich. «Wessen Nase hat sie überhaupt bekommen?»

Lakshmi nahm eine zusammengefaltete Fotokopie aus ihrer Handtasche. Sie hatte tatsächlich einen Artikel über Orlan dabei. «Eine berühmte Dianaskulptur aus der Schule von Fontainebleau», stand dort. Wir lachten beide los. Ich sagte, es sei doch viel effizienter, die Gesellschaft und die dummen Männer zu ignorieren. Lakshmi erklärte, gemäß der französischen feministischen Theorie könne man die Männer nicht ignorieren, weil ihre Ansichten über Frauen tief in die Kultur eingebrannt seien. Schon indem man Wörter verwende, verewige man ihre Ideen, weil sie es waren, die die Sprache ersonnen hätten.

«Was soll man denn dann tun? Keine Wörter verwenden?»

«Na, die Frauen müssen sich eine eigene Sprache ausdenken, ihr eigenes Schreiben, sagen sie, außerhalb der patriarchalischen Vorherrschaft.»

Ich starrte sie an. «Das ist doch nicht dein Ernst.»

«Doch, doch. Man nennt das *Écriture féminine*.»

In einem Wörterbuch über Literaturtheorie sah ich *Écriture féminine* nach. Diejenigen, die sich den Begriff ausgedacht hatten, wollten ihn offensichtlich nicht definieren, weil Definitionen zum westlichen phallogozentristischen Rationalismus gehörten. *Écriture féminine* war nicht das Gegenteil von Phallogozentrismus, und zwar deshalb, weil die Vorstellung von Gegenteil und Zweiheit ebenfalls von Männern erdacht worden war, um die Natur zu beherrschen und auszubeuten. Die *Écriture féminine* war nun angetreten, diese Zweiheiten zu zerschlagen und neue Bereiche zu eröffnen, die Gespräche, Spielräume und Chaos möglich machten. Der Gedanke, eine neue Sprache zu erschließen, war spannend. Andererseits hatte ich mich noch nie sehr für Spiel und Chaos begeistert und hatte auch nicht das Gefühl, dass meine Schwierigkeiten mit anderen Menschen oder der Außenwelt an einem Übermaß an Logik lagen.

Je mehr ich über *Écriture féminine* las, desto weniger ansprechend fand ich sie. Charakteristisch für sie waren, wie ich erfuhr, Textbrüche, Wortspiele, Etymologien und schlüpfrige Metaphern wie Milch, Orgasmus, Menstruationsblut und das Meer. Sie funktionierte, indem sie Mutterfiguren zelebrierte und das Weibliche in seiner Vielfalt, wobei sie sich dem alleinigen Fetisch der «objektiven» Gott-Vater-Autor-Wahrheit widersetzte und den geeinten Phallus «durch die zwei Lippen, die das weibliche Geschlecht stets umfingen», ersetzte. Das war ein Zitat von Luce Irigaray, die auch festgestellt hatte, dass «Kollaboration» etymologisch mit «labia» verbunden war und dass Frauenlippen «sich immer in ‹Kollaboration› berührten».

Und wenn ich keine Lust hatte, auf diese Weise zu kollaborieren? Wenn ich lieber die Logik selbstständig und objektiv verwenden wollte – ohne Mütter und Menstruationsblut?

«Ein weiblicher textueller Körper erkennt sich wieder an der Tatsache, dass er immer ohne Ende (f-i-n) ist: Er ist ohne Schluss, er geht nicht zu Ende, und das ist es übrigens, was den weiblichen Text sehr oft schwer zu lesen macht», schrieb Hélène Cixous in einem Satz, der eindeutig kürzer hätte sein können. Ich verstand das nicht:

Warum sollten wir schwer lesbares Zeug schreiben, das kein Ende hatte, nur weil die Männer falschlagen?

◇

Beim Abendessen sagte Oak, er habe sein Hauptfach gewechselt und studiere nun Volkskunde und Mythologie, weil dieses Fach das anspruchsloseste sei. Ich legte meine Ansichten über die Willkür von Fachbereichen dar, und dass es ein Institut für Liebe geben sollte.

Ezra erzählte von einem Kid in seiner Informatikvorlesung, das nach einem Algorithmus gefragt hatte – Ezra unterstellte die scharfsinnige, hyperkritische Art von jemandem, der keine Angst vor schweren Fragen hatte –: «Aber ist dieses Kid fähig zu lieben?»

Ezras Basketballfreund Wei sagte, nach seinem Lambda-Kalkül-Unterricht habe ein Studienanfänger hinterher auf ihn gewartet, der offenbar Sehnsucht hatte, sich Luft zu machen, und schließlich mit der Frage herausplatzte: «Wann lernen wir denn etwas über das Lamm?» Wei redete nicht viel, sagte aber immer interessante Dinge.

Oak, der anscheinend nie etwas zu tun hatte und nie irgendwo sein musste, brachte Priya und Riley und mich nach dem Dinner nach Hause.

«Alles in Ordnung?», fragte Riley Priya, die dauernd zum Himmel starrte.

«Ich kann einfach nicht sagen, ob es regnet», erklärte sie.

«Vielleicht ist das Selins finnischer Freund, der ein Gedankenexperiment macht», sagte Riley. Das sagte sie jetzt jedes Mal, wenn wir nicht wussten, ob etwas wirklich geschah.

«Ist das von Lucas?», fragte Oak. Riley senkte den Blick wie ein kleines Mädchen. «Riley mag Lucas!», erklärte Oak. Dass Riley nicht widersprach, zeigte mir, dass sie Lucas nicht nur mochte, sondern zuversichtlich war, dass auch er sie mochte.

Ich kam mir dumm vor, weil ich nie in Betracht gezogen hatte, dass Riley irgendwann mit einem von ihren Freunden eine Partnerschaft eingehen würde. Das war jetzt auf einmal klar. Offenbar hielten alle Mädchen, auch wenn sie nicht darüber sprachen, danach Ausschau, vor den Schikanen errettet zu werden, die man ertragen musste, wenn man keinen Freund hatte und permanentem Tadel und neugierigen Blicken ausgesetzt war.

Dass man einen Freund haben musste – war keine vorübergehende Mode. Nichts würde wieder werden wie früher. Es würde immer mehr werden wie jetzt. Die Einsätze würden höher werden und die Auswahl geringer. Es würde nicht mehr zu spannenden, privaten Entdeckungen anderer Menschen kommen. Jede Alternative, die sich auftat, würde sich unweigerlich auch den anderen auftun und einen in Kämpfe verwickeln – wo wie der Kampf zwischen Zita und Eunice, in den ich hineingeraten war, ohne es auch nur zu merken. Lucas war witzig, groß, höflich und sagte oder tat nichts Grobes. Er kam also eindeutig infrage. Ich dachte an all die höflichen, netten Dinge zurück, die er je zu mir gesagt hatte. Wieso war ich nie auf diesen Gedanken gekommen? Er ging mir jetzt durch den Kopf, aber ich schob ihn beiseite, weil Riley Lucas mochte.

Meine Mutter beschaffte mir eine Überweisung an einen Psychiater in einer der unzähligen Unikliniken in Boston. Man nahm die Red Line bis zur Park Street und stieg dann in die Green Line um. Die Red Line fuhr unterirdisch und war wie eine U-Bahn, doch die Green Line fuhr auch oberirdisch und war dann fast wie eine Straßenbahn.

Früher war dieses Krankenhaus eine «Entbindungsanstalt» für tugendhafte Damen mit beschränkten Mitteln gewesen. Die Prostituierten waren in ein anderes Krankenhaus gegangen. Das Gebäude war viel exklusiver als das in Brooklyn, wo meine Mutter arbeitete. Hoch über den Straßen hielten geschäftig wirkende Menschen in OP-Klamotten oder weißen Kitteln Kaffeetassen umklammert und schritten einen überglasten Gang entlang. Die Psychiatrie war im

Tiefgeschoss und hatte keine Fenster. Es roch dort wie im Gang vor dem Labor meiner Mutter. Hielt jemand dort unten Kaninchen?

Der Psychiater war dünn, mittelalt, hatte schütteres Haar und trug einen weißen Kittel. Er saß in einem Lederchefsessel hinter seinem Schreibtisch. Ich saß in einem der drei weniger teuren Sessel vor seinem Schreibtisch.

«Was führt Sie zu mir?», fragte er mit einem Gesichtsausdruck, der keinerlei Neugier verriet.

«Ich glaube, ich habe Depressionen», sagte ich.

«Wie kommen Sie darauf?»

«Ich weine fortwährend.»

Er fragte mich nach körperlichen und geistigen Krankheiten in meiner Familie. Mir wurde bewusst, dass ich meine Familiengeschichte zwar kannte, dass es aber trotzdem viele Fragen gab, die ich nicht beantworten konnte. Als würde ich in eine Schublade blicken und feststellen, dass sie leer war. Ich erinnerte mich, dass eine Großtante sich umgebracht hatte, nur warum? Viele Leute hatten Krebs.

Der Psychiater sah mich scharf an. «Wer hat Krebs?»

Ungeachtet meines Gefühls, dass unser Haus voller Menschen war, die Krebs hatten, konnte ich, wie ich feststellen musste, keinen einzigen namentlich nennen, außer meinem Großvater und meiner Tante und jetzt auch noch meiner Mutter.

«Wurden sie erfolgreich behandelt?», wollte er wissen und meinte meine Tante und meine Mutter – und klang dabei, als würde er mich kritisieren, weil ich nicht genügend Betroffenheit zeigte.

Er ging eine Liste von Routinefragen durch: ob ich als Kind auf den Kopf gefallen sei, Anfälle gehabt hätte oder besondere Botschaften aus dem Radio oder Fernsehen empfangen hätte; ob ich sexuell aktiv sei, Drogen nähme, lieber tot sei oder vorhabe, mich oder andere zu verletzen.

Ich beantwortete alle Fragen mit «nein», ungeachtet meines ab und zu brennenden Wunsches, tot zu sein. Mir war klar, dass er sich einzig dafür interessierte, was ich vorhatte – ob ich «mich verletzen» wollte (obwohl ich doch genau das Gegenteil wollte, nämlich nicht mehr verletzt werden). «Lieber tot» – als ginge es nur darum, sich ein für allemal von der Frage zu verabschieden, wie es wieder gut oder besser gehen kann.

Doch ich hatte mir nichts vorgenommen und würde nichts unternehmen: unter anderem weil es genauso wäre, als würde ich meine Mutter umbringen und ihre Schwester, und was würde dann mit meinem Cousin werden; und auch weil ich Angst hatte, es könne schiefgehen, und dass die Leute dann sagen würden, es sei «ein Hilferuf» gewesen. Und genau das wäre es, wenn ich dem Typ jetzt davon erzählte.

«Sind Sie gern in die Schule gegangen?», fragte der Psychiater.

«Nein.»

Ein Ausdruck des Unmuts zuckte über sein Gesicht. «Und warum nicht?»

Das unbeschreibliche zwölfjährige Panorama meiner Schulzeit stieg vor mir auf. «Es war echt eine Folter», sagte ich.

Er hatte einen Vorbehalt oder glaubte mir nicht richtig. «Aber Sie waren doch sicher eine gute Schülerin?», wandte er ein.

Ich wusste nicht mehr, wann ich zuletzt einen so unangenehmen Menschen getroffen hatte. Ich fragte mich, ob ich ihm Widerstand leistete. Sagte er mir Dinge, die ich aus irgendeinem Grund unterdrückt hatte? Würde ich mich besser fühlen, wenn ich sie akzeptierte?

«Eigentlich sind die meisten in meiner Familie depressiv», erklärte ich irgendwann und wurde mir erst in diesem Augenblick bewusst, dass ich die Wahrheit gesagt hatte.

«Sind sie denn in Behandlung?», fragte der Psychiater und klang dabei, als sei dies das Mindeste an Verantwortungsbewusstsein, was man erwarten konnte.

Ich sagte ihm, dass meine Mutter meines Wissens zu einem Psychiater gegangen sei. Er wollte wissen, wie lange. Erst wollte ich sagen, dass sie erst in Behandlung war, seitdem das Gericht verfügt hatte, dass sie zurück nach New Jersey ziehen musste. Doch dann fiel mir ein, dass sie während der Sorgerechtsverhandlung einen Psychiater in Philadelphia gebeten hatte, ihr ein Persönlichkeitsgutachten auszustellen. Sie war also in Philadelphia zum Psychiater gegangen. Er erklärte meiner Mutter, dass er dem Gericht nur sagen könne, dass sie die masochistische Beziehung zu meinem Vater beendet hatte und dann sofort die nächste masochistische Beziehung mit Jerry begonnen hatte.

«Ihre Mutter hat also Ihren Vater und Sie verlassen. Wie war das für Sie?», fragte der Psychiater, woraufhin mir sofort klar war, dass er genau wie alle anderen meine Mutter kritisieren und ihr die Schuld geben würde. Mein Herz verschloss sich fest, auch wenn ich immer noch dasaß und Fragen beantwortete. Ich stand nicht auf und ging fort. Weil die gesellschaftliche Konvention es verlangte? Oder hoffte etwas in mir immer noch, dass er etwas wusste, was mir entging?

◊

«Endlich ist es geschehen», sagte Swetlana. «Ich hatte Sex mit Matt. Und hinterher dachte ich, heute hat dieser wirklich wichtige Schritt in meinem Leben stattgefunden. Aber was ist rein physisch betrachtet anders daran, als sich eine Banane unten reinzustopfen?»

Eine Schiffsladung besonders großer, unreifer Bananen war offenbar soeben im Speisesaal gelandet. Starr und grünlich und am einen Ende stärker gebogen als am anderen, sahen sie aus wie grinsende Mäuler. Ich entschied mich sofort für einen Apfel, doch Swetlana hatte sich eine Banane genommen und hielt sie hoch.

«Das ist buchstäblich dasselbe», sagte sie.

Ich beäugte die Banane und schätzte, dass sie ungefähr den

sechsfachen Durchmesser eines Tampons hatte. Doch Swetlana gehörte nicht zu den Menschen, die «buchstäblich» sagten, wenn sie «im übertragenen Sinn» meinten.

Wie immer schien sie zu wissen, was ich dachte. «Matt hat wirklich ein Riesending», sagte sie und klang dabei zugleich verzweifelt, humorvoll und stolz.

«Aber so wie ...» Ich warf einen – meines Erachtens vielsagenden – Blick auf die Banane.

«Ja, ich war wirklich überrascht. Seltsam, dass man die Größe der Dinger vorher nicht abschätzen kann.»

«Aber wie hast du ... Wie ging es ...»

«Na ja, es hat entsetzlich wehgetan, vor allem beim ersten Mal. Aber spätestens nach dem dritten Mal geht er gut rein. Nicht dass man das Gefühl hat, dass es möglich ist, aber der Körper ist anscheinend zu sehr viel mehr imstande, als wir uns vorstellen können. Ich meine, der Kopfumfang eines Babys beträgt fünfunddreißig Zentimeter.»

Ich spürte, wie mich eine Welle der Verzweiflung überkam.

Swetlana fragte mich, ob ich fände, dass sie anders aussähe. Ich fand schon. Ihr Gesicht wirkte weicher und runder. Sie trug eine weiße Strickjacke, die ich noch nie an ihr gesehen hatte, und das Weiß hatte jetzt irgendwie eine andere Bedeutung als zuvor.

Swetlana sagte, Sex sei anders als erwartet – gar nicht, wie man ihn sich immer ausgemalt hatte. Etwas, was man sich nicht im Voraus vorstellen konnte und was wie alles andere Übung erfordere. Dass sie in der Lage sei, Matts Begehren zu sehen – den deutlichen Beweis dafür zu haben, dass er sie so sehr begehrte –, sei das Einzige, was bereits jetzt erregend und befriedigend sei.

«Als Frau kann man sein Begehren vor dem anderen Menschen verbergen oder selbst nichts davon wissen», sagte sie. Ich war verwirrt. Verbargen nicht auch die Männer ihr Begehren vor sich selbst und vor anderen? «Für einen Typen ist das was anderes», fuhr sie fort, «weil sein Begehren so visuell und fühlbar ist.» Da verstand ich, dass sie von einer Erektion sprach.

«Begehren» klang so metaphorisch und umfassend, und eine Erektion war etwas so Konkretes. War das wirklich das Begehren: das, wofür eine Erektion stand?

Als sei es so geplant gewesen, erzählte Gavriil mir, dass er mit Katie geschlafen hatte. Er fand, dass er gut beim Sex war, machte sich aber Sorgen, dass er es nicht wissen konnte, und war beunruhigt, weil Sex für Frauen viel geheimnisvoller war als für Männer.

«Wieso denn?», fragte ich.

«Also für einen Typen ist es immer dasselbe. Aber für eine Frau ... ist es jedes Mal anders.»

Ich wusste nicht, was er meinte. «Willst du damit sagen, dass das *Ergebnis* immer anders ist? Oder der Vorgang?»

«Ja, genau!», sagte er.

Je länger wir uns unterhielten, desto mehr hatte ich das Gefühl, als fragte er mich um Rat oder wollte Informationen. Fast so, als fragte er, ob ich glaubte, Katie habe einen richtigen Orgasmus gehabt oder nur so getan. Aber woher sollte ich das wissen?

Swetlana sagte, Katie täusche eindeutig Orgasmen vor. Selbst Swetlana, die sich weigerte, sich zu verstellen und ansehnlich zu machen, hatte den starken Zwang empfunden, Orgasmen vorzutäuschen. Sex war völlig anders als Selbstbefriedigung. Was man an sich selbst herausgefunden hatte, ließ sich nicht übersetzen. Es gab zu viele Dinge, an die man denken musste und die man nicht kontrollieren konnte; man musste die Kontrolle abgeben und zwar auch dann, wenn man oben lag. Deshalb hatte man eigentlich nie einen Orgasmus. Als Matt seine Hand benutzte, war das eher ablenkend, weil der Akt des Eindringens völlig anders war als die klitorale Stimulation, und man musste sehr konzentriert sein, wenn man ihn verstehen wollte. Besonders wenn man auf dem Bauch lag, schienen sich die beiden Gefühle irgendwie einander anzunähern, also war das vielleicht die richtige Methode, damit es irgendwann klappte.

Der Impuls, einen Orgasmus vorzutäuschen, war komplizierter als gedacht. Es ging nicht nur darum, Matts Lampenfieber zu reduzieren, sondern es ging auch um Swetlanas Unbehagen. Die Fähigkeit eines Typen, beim Sex ohne Schwierigkeiten einen Orgasmus zu bekommen, hatte etwas Entmutigendes. Man konnte sich dabei gehemmt, unzulänglich und frigide vorkommen. Swetlana wusste, dass nichts davon auf sie zutraf. Es gab Momente, in denen sie einen tiefen Strom durch ihren Körper fließen spürte, der stärker war als alles, was Matt je begreifen würde, und sie wusste, dass dieser Strom sie beide wie eine Flutwelle niederstrecken würde, wenn sie ihn erst einmal angezapft hatte. Sie hatte Angst davor, wusste aber, dass sie dort hinkommen musste und dass ihr das gelingen würde. Aber es gab auch Momente, in denen sie verzweifelt war, wenn es sich anfühlte, als sei es immer außer Reichweite, und sie verstand, warum man es den Griff nach dem großen Los nannte. Wenn man einen Orgasmus vortäuschte, war das, als würde man der Verzweiflung nachgeben, und das würde sie niemals zulassen.

Riley verschwand für zwei Wochen, weil Lucas ein eigenes Zimmer hatte und sie immer in Mather war. Dann fand Beau, einer von Oaks Geologen, zu seiner alten Highschoolfreundin zurück, die auf ein kleines Liberal Arts College ging, das die Persönlichkeitsentwicklung der Studierenden förderte und keinen Wert auf Anwesenheitspflicht legte. Becca, so hieß das Mädchen, zog praktisch in ihre Wohnung und war immer dort, überwachte den Terminplan der Jungs und wusch ihnen tatsächlich die Handtücher. Becca gehörte zu den Menschen, die entweder nicht wussten, dass sie Riley auf die Palme brachten, oder denen es egal war, und die Riley Tipps gaben, die ihr helfen sollten, weniger negativ zu sein. Das Resultat war, dass Riley nicht mehr ins Mather House ging und Lucas bei uns übernachtete, und zwar bei Riley im unteren Stockbett. Darüber wurde nicht gesprochen – wir ignorierten die Sache einfach. Auch wenn wir zu Beginn des Abends gesellig waren und uns unterhielten, war es, als wüssten wir nichts voneinander, wenn wir erst einmal im Bett lagen. Riley und Lucas flüsterten miteinander, und ich hatte nie das Gefühl, die Gedanken einbringen zu können, die mir bei meiner Lektüre gekommen waren.

◊

Nach dem Psychiater weinte ich immer in der U-Bahn. Wenn man sich seine Verwirrung anmerken ließ oder sich dramatisch die Augen abwischte, starrten die Leute einen an oder fragten, ob alles in Ordnung sei, oder sie blickten so aggressiv weg, dass man Schuldgefühle bekam. Doch wenn man so tat, als sei nichts, schwebte man auf einem Zauberkissen und war unsichtbar. Die Leute merkten nichts oder dachten, man hätte etwas im Auge.

Es war nie leicht, das Gespräch zu rekonstruieren, das mich so aufgewühlt hatte. Ich konnte mich nur noch an Bruchstücke erinnern – beispielsweise an die Frage des Psychiaters, der wissen wollte: «Warum sind Ihnen all diese Einzelheiten so wichtig?»

«Was meinen Sie damit?», hatte ich gefragt.

«Was ist an der Geschichte mit diesem Ungarn so kostbar für Sie? Warum halten Sie daran fest?»

Mir fiel dazu etwas von Freud ein: dass Geizhälse Gold horteten, so wie Kinder ihren Kot. Meinte er, dass ich das tat? Ging es in der Psychiatrie darum? Hatte sie mit Reinlichkeitserziehung zu tun? Musste ich darüber nachdenken? Bei dem Wort «kostbar» musste ich an Gollum in *Der Hobbit* denken, der für die Niedertracht der menschlichen Natur stand. Warum war «kostbar» etwas Schlechtes? Warum war es eine Beleidigung, wenn man schrieb, etwas sei «kostbar»? War es falsch, Dinge zu schätzen – sie zu bewahren zu versuchen? Wenn dem so war, wie konnte ich mich dann davon befreien? Wenn dieser Typ mir sagte, ich solle einer Sache keinen Wert beimessen, war er dann nicht verpflichtet, mir etwas Besseres anzubieten?

Danach war ich wieder im Tiefgeschoss des Krankenhauses und versuchte das Gefühl zu beschreiben, dass die Welt eine riesige seelenzermalmende Sexverschwörung war und ich nicht wusste, wie ich dorthinein passen könnte. Der Psychiater blickte mich nüchtern an und sagte: «Glauben Sie, dass die Männer Sie attraktiv finden?»

Ich starrte ihn an. War er grausam oder nur dumm? Ich hatte ihm bereits erzählt, dass ich noch nie geküsst worden und noch nie mit jemandem ausgegangen sei. Außerdem sah er mich ja mit eigenen Augen. «Nein», erwiderte ich.

Er wirkte auf einmal ungeduldig. «Und warum nicht?»

Ich starrte ihn fassungslos an. Wie konnte er von mir verlangen, Rechenschaft abzulegen? Musste ich diese Erfahrung machen und sie dann auch noch erklären? Unterstellte er mir, es sei mein Fehler?

An der U-Bahn-Haltestelle blickte ich starr geradeaus, während mir die Tränen übers Gesicht strömten und sich meine Nasengänge verschlossen. War das die «Arbeit», die ich zu leisten hatte? Hatte ich mich verbessert?

Meine Mutter erkundigte sich nach der Therapie. Ich sagte zu ihr, ich würde danach viel weinen und mich normalerweise nicht erinnern, warum ich weinte, was bedeutete, dass die Therapie möglicherweise anschlug.

«Hmm», sagte meine Mutter ohne große Überzeugung. «Hat er irgendwelche Medikamente erwähnt?»

«Nein.»

«Kein einziges?»

«Nein.»

«Hast du ihm erzählt, dass du weinst?»

«Ja.»

«Frag ihn nächstes Mal nach einem Medikament», sagte sie.

Ich sagte nichts.

«Fragst du ihn danach?»

«Aber vielleicht findet er, dass ich keines brauche», sagte ich. «Ist es nicht so, dass man es nur braucht, wenn das chemische Gleichgewicht gestört ist?» Im Gehirn herrschte entweder chemisches Gleichgewicht oder nicht, und ein erfahrener Experte sah den Unterschied sofort. Zum Psychiater gehen war nicht dasselbe wie ins Restaurant gehen, wo man sagte, was man wollte. Und wenn es doch dasselbe war? Wenn Antidepressiva objektiv gesehen unnötig waren, aber durchaus eingenommen werden konnten?

«Meine Süße, was spricht denn dagegen, wenn man sich auf Wunsch besser fühlen kann?», fragte meine Mutter.

«Aber warum nehmen wir dann nicht alle ab und zu Drogen?»

Meine Mutter erklärte mir, warum. Die Drogen, die man auf der Straße bekam, machten einen sofort süchtig. Damit sie auf Dauer wirkten, musste man die Dosis immer mehr erhöhen und wurde krank, wenn man sie nicht bekam. Sie beeinflussten die Schaltstellen des Gehirns, führten zu riskantem Verhalten und wurden nicht kontrolliert, weshalb wir nicht wussten, was sie genau enthielten. Sie waren illegal, und das hieß, dass man, wenn man sie kaufte, ein System unterstützte, das zu Armut und Krieg führte, und dass man ins Gefängnis kommen konnte. Nichts davon traf auf Antidepressiva zu. Ich war voller Bewunderung für die guten Erklärungen meiner Mutter.

Meine Mutter sagte, ich bauschte das Ganze zu sehr auf, schließlich nähmen viele in meinem Alter Antidepressiva. Aidan, dem Freund meiner Highschoolfreundin Shelly, ging es sehr gut mit Lexapro. Diese Information, die von Shellys Mutter stammte, war mir neu.

Aidan, dessen Vater ein «privat praktizierender» Proktologe war, wie sich meine Eltern ausdrückten, womit sie meinten, dass es ihm wichtig war, Geld zu verdienen, wohnte in einer großen Villa in Watchung und wurde in unserer Schule besonders mit Lob bedacht, weil er hunderttausend Dollar beschafft hatte, um die Elefanten vor Elfenbeinhändlern zu schützen. Er war immer sehr selbstbewusst gewesen – überzeugt, dass die anderen unrecht hatten: die Elefantenwilderer oder die Bands, die ihre Seele verkauften. Zwar hatte er einmal vor der gesamten Schule geweint, aber aus Wut, wegen der Elefanten. Ich hatte Aidan immer irgendwie für jemanden gehalten, der verwöhnt war und ohne Durchhaltevermögen und der keine echten Probleme hatte: Sonst hätte er sich wohl kaum dermaßen über die Elefanten aufgeregt. Hatte er sich möglicherweise schon einmal so gefühlt wie ich momentan?

Dass vielleicht viele in meinem Alter ohne mein Wissen Antidepressiva nahmen, erinnerte mich an das Buch *Prozac Nation – Verdammte schöne Welt*, das erschien, als ich auf der Highschool war. Alle Titel, in denen «Nation» oder «Generation» vorkamen, waren bereits Einschüchterungsversuche – sie pochten beispielsweise darauf, dass «wir uns als Land nicht mehr um unsere Probleme kümmerten», sondern lieber Pillen nahmen. «Sich um die Probleme kümmern» hieß, «find dich mit ihnen ab». Ich mochte es nicht, wenn jemand sagte, «find dich damit ab». Andererseits hatte ich auch nichts für Faulheit übrig, und man hatte mir schon oft eingeschärft, wir schlitterten einen Abhang hinab und gerieten in eine Situation, in der alle in Brutkästen liegen und betäubt werden würden, damit sie nicht mehr selbst denken konnten, wie in *Schöne neue Welt*. Ich wusste nicht genau, ob das Buch eher Einschüchterung oder Brutkasten war, hatte aber so oder so keine Lust, es zu lesen.

Mir war bewusst, dass die Autorin des Buchs, das Mädchen, das Prozac genommen hatte, an der Harvard-Universität studiert hatte und als Stimme ihrer Generation betrachtet wurde. Generation X: diejenigen, die alternativ lebten, als ich auf die Mittelschule ging. Auf dem Einband prangte ihr Foto. Wie eine Streunerin, mit ihrem langen zerzausten Haar hatte sie eine auffällige Ähnlichkeit mit

Fiona Apple. Damals schreckte mich das ab, doch jetzt wollte ich wissen, was in dem Buch stand.

Ich fand es im Bibliothekskatalog – *Prozac Nation: Young and Depressed in America.* «In America» war noch so ein Ärgernis, als ginge es bei allem, was einem widerfuhr, irgendwie um Amerika. Die Bücherei hatte zwei Exemplare davon, die beide ausgeliehen waren. Ich ging dann ins Tiefgeschoss, um mir alte Rezensionen des Buchs anzusehen. Im Dunkeln zu sitzen und den Mikrofilm in die große, permanent Luft aushauchende und verärgert wirkende Maschine einzuspulen, war ein theatralisches Gefühl. Das Tempo, in dem die Wochen der *New York Times* vorbeirollten, ließ sich nicht kontrollieren – manchmal bewegte sich der Film in Warpgeschwindigkeit, manchmal fast gar nicht.

Ich überflog die Buchbesprechung mit dem Titel «Das Leben mit Selbsterforschung ist auch nicht lebenswert». Sie war in derselben Ausgabe erschienen, die über die Militärintervention der USA in Haiti berichtete, und ich entsann mich jetzt besser, warum ich das Buch damals nicht lesen wollte. Die Autorin Elizabeth Wurtzel wurde als «frühreif» beschrieben: Mit elf Jahren hatte sie «ihre erste Überdosis genommen» und mit zwölf angefangen, sich zu ritzen. Meine Mutter hatte ein paar Freundinnen, deren Töchter anorexisch waren, Drogen nahmen oder sich mit Rasierklingen schnitten. Meine Mutter berichtete mit schreckstarrem Gesicht von ihren Glanztaten und fragte sich laut, was sie wohl täte, wenn ich so etwas machen würde. Als hätte ich je Zeit gehabt, herumzulaufen und mich mit einem Rasiermesser zu ritzen. Nicht mal mit zwölf hatte ich die. Jedenfalls konnte ich nie verstehen, dass es diesen Mädchen gar nichts ausmachte, ihren Eltern solche Sorgen zu machen.

Ich fragte mich auf einmal, ob meine Rücksicht auf meine Eltern vielleicht nur Feigheit war – die Angst, meine Freiheit könnte noch mehr beschnitten werden, auf eine Weise, die Elizabeth Wurtzel nicht geduldet hätte. Sie wäre sicher davongelaufen und hätte mit ihren coolen Freunden Drogen genommen. War *das* der Grund für meine Feindseligkeit ihr gegenüber? Weil sie mutiger und einfallsreicher war als ich?

Die Buchrezension war nicht sehr positiv. «Ms Wurtzel erspart uns kein Detail ihres Lebens», schrieb Michiko Kakutani. Dasselbe hatte André Breton an Nadja kritisiert: dass sie ihm vorbehaltlos alle Launen ihres Schicksals erzählte und «kein einziges Detail ausließ». (Fazit: Den Leuten Details zu ersparen war wichtig.)

Für jemanden, der sich angeblich nicht gerne beklagte, beschwerte sich Michiko Kakutani heftig über Elizabeth Wurtzels Einstellung zur Scheidung ihrer Eltern. Manchmal weckte «Ms Wurtzels wichtigtuerische Wehleidigkeit» in Ms Kakutani den Wunsch, «die Autorin schütteln und ihr in Erinnerung rufen» zu wollen, «dass es weitaus schlimmere Schicksale gab, als in den 70er-Jahren in New York aufzuwachsen und in Harvard zu studieren».

Ich las noch eine Rezension, die von einem Mann namens Walter Kirn stammte. «Die lange Klage beginnt mit Wurtzels Eltern, die sich scheiden ließen, als sie zwei war.» Die Klage selbst «dehnt sich durch Adjektivfüllsel». Anscheinend bestand eine Verbindung zwischen der Art Hemmungslosigkeit, mit der jemand über seine Kindheit jammerte, und derjenigen, die Schriftsteller daran hinderte, «ihre Lieblinge umzubringen». Beide Arten waren auf einen Mangel an Problemen zurückzuführen: Man schleppte Kränkungen mit sich herum, die man erlebt hatte, als man zwei war, und stopfte sie mit Adjektiven aus.

Walter Kirn sagte, indem Elizabeth Wurtzel sich weigere, ihre Hemmungslosigkeit in Zaum zu halten, wende sie sich «von der dichterischen Formlektion ihrer Heldin Plath ab», nämlich, dass «die Hysterie besser wirkt, wenn man ihr keinen freien Lauf lässt», und dass «die Traurigkeit in der Kunst strikte Grenzen braucht, die dem Druck standhalten; sonst entsteht nur eine trübe Überschwemmung». Es handelte sich um eine vertraute, unstrittige Überlegung: Man konnte nicht einfach alles auf ein Blatt Papier knallen, da das nichts mit Kunst zu tun hatte. Doch genau wie damals auf der Highschool hatte diese Geschichte für mich auf einmal etwas Beunruhigendes: die Geschichte von einem Mädchen, das in Harvard studierte und deprimiert war, weil seine Eltern geschieden waren, und das dann ein Buch geschrieben hatte, das in sämtlichen Besprechungen für seine Hemmungslosigkeit kritisiert worden war.

◊

«Ich möchte Sie etwas über Antidepressiva fragen», erklärte ich dem Psychiater. Überraschenderweise fragte er mich sofort, ob ich ein Rezept von ihm wolle.

«Ich weiß nicht», erwiderte ich. «Hilft das denn?»

«Vielleicht schon.»

Ich starrte ihn an. Wenn er etwas kannte, das mir helfen könnte, wieso hatte er es dann nicht erwähnt? «Gibt es Nachteile, wenn man sie ausprobiert?»

«Es gibt Nebenwirkungen, wie bei jeder Medizin. Worüber sich die Leute, insbesondere Frauen, am meisten Sorgen machen, ist, dass sie zunehmen könnten. Doch manche Leute nehmen sogar ab. Andere bemerken gar keine Nebenwirkungen.» Nie zuvor hatte ich bei diesem Mann so viel Interesse anklingen hören – besonders als er sagte «manche nehmen sogar ab».

Ich begann täglich die niedrigste Erwachsenendosis Zoloft zu nehmen. Nach ein paar Tagen ging ich ins Ukrainische Forschungsinstitut und hörte auf dem Weg «Cowboys», die Rückseite der «Killing Me Softly»-Single. Der Song bestand vor allem aus dem Rap dieser Typen, doch er hatte nichts Abstoßendes, teils wegen der atmosphärischen Hintergrundmusik, teils wegen der Haltung der Jungs gegenüber Cowboys. Als einer von ihnen sagte, er habe John Wayne erschossen – ihn vor einen davonrollenden Zug gestoßen, wie in dem Film *Mein großer Freund Shane* –, musste ich laut lachen. Ich hatte den Film vergessen. Meine Mutter hatte ihn mir als Video ausgeliehen, weil sie ihn als Kind so gerne gemocht hatte. Ungläubig hatte ich auf den blonden Jungen gestarrt, der wie eines von den Arschlöchern in meiner Schule aussah und mit einem Gewehr herumrannte und schmollend «Shane! Shane!» blökte – weil er diesen erwachsenen Mann liebte, der überall Leute erschoss. Wie kam es, hatte ich, wie mir wieder einfiel, damals gedacht, dass meine Mutter nicht sah, dass diese Menschen Loser waren? Pras und Young Zee sahen es. «Ich und dieses Kid, wie hieß er noch gleich?» Allein die Vorstellung, dass es Amerikaner gab, Männer, die Cowboys genauso befremdlich und seltsam fanden wie ich!

An einer Stelle rappte Lauryn Hill eine Strophe mit ihrer Freundin Rashia. Die interessantesten Teile handelten von ihrem eigenen technischen Geschick – ihrem Stil. «My style is indeed one of the foulest», sagte eine der beiden. «I inhale large clouds of smoke through my chalice.» – «Mein Stil ist ganz fürchterlich» und «Ich inhaliere große Rauchwolken durch meinen Kelch.» Mir kam ein Gedanke, den ich so überraschend fand, dass ich auf der Stelle stehen blieb. Brachte Zoloft es vielleicht fertig, dass ich Rap mochte?

Teil 3

Das Frühjahrssemester

JANUAR

Ich saß mit Lakshmi im Shuttlebus nach Woods Hole. Wer waren diese mürrischen Neuengländer? Die Schicksen und eiskalten Diven samt den männlichen Entsprechungen, die sie zahlenmäßig noch überragten? Einer von ihnen, ein Mann mit schütterem Haar, der genau wie mein Psychiater aussah – vielleicht war er es ja tatsächlich? –, beanstandete, dass ich zu laut redete. «Ihnen ist sicher klar, dass Ihre Stimme durch den ganzen Bus dröhnt!», sagte er.

Weil er es als Feststellung formuliert hatte und nicht als Anliegen, beschloss ich zu kontern und sagte: «Das hier ist ein Bus und kein Lesesaal.»

«Selin!», flüsterte Lakshmi entrüstet. Gleichzeitig lachte sie. In, wie ich fand, normaler Lautstärke erzählte ich ihr die Geschichte weiter, die ich begonnen hatte.

Erst verstand ich nicht, warum Lakshmi und ich die Einzigen waren, die auf dem Außendeck sitzen wollten. Als die Fähre losfuhr, beugten wir die Köpfe vor dem alles Leben auslöschenden Wind, der über den Atlantik fegte. Lakshmi krümmte sich unerschrocken in ihren Wildledermantel und brachte es fertig, eine Zigarette anzustecken. Als sie sich wieder aufrichtete, schlug ihr der Wind die Zigarette aus der Hand und ließ sie sofort verschwinden.

Wir wollten die unterrichtsfreie Zeit in Martha's Vineyard verbringen. Ich hatte ein Zimmer in einem B&B reserviert, doch Lakshmi war, wie sich zeigte, kategorisch gegen B&Bs und schien überrascht, dass ich eine Übernachtung dort überhaupt in Erwägung gezogen hatte. Sie meinte, es sei sicher kein Problem «irgendwo zu pennen». Selbst als aus unserem einzigen vielversprechenden Kontakt – Freunden von Isabelles Eltern – nichts wurde, blieb sie unbeeindruckt und meinte, wenn wir dort ankämen, würde uns sich jemand zu sich einladen. Das ergab für mich keinerlei Sinn. Wir kannten keine Menschenseele in Martha's Vineyard, warum sollte uns also irgendwer einladen? Und selbst wenn wir eingeladen würden, würden wir dann auch dorthin gehen?

«Ich hab einfach ein gutes Gefühl», sagte Lakshmi, als wir die Fähre verließen. Der Gedanke, dass irgendjemand ein gutes Gefühl in diesem augenscheinlich ausgestorbenen Ort haben konnte, einem Ort, an dem alles empfindsame Leben durch ein bizarres Übermaß an Fahnenmasten kompensiert wurde, kam mir ungeheuerlich vor. Lakshmi meinte, schlimmstenfalls könnten wir über Nacht beispielsweise in einer Notunterkunft bleiben und dann morgen weitersuchen.

Es war kaum fünf Uhr, aber bereits tiefste Nacht. Nur in ein paar wenigen Gebäuden brannte Licht. Lakshmi schritt voller Vertrauen an den ersten beiden Gebäuden entlang – einer Bar und einem Hotel – und blieb vor dem dritten Haus stehen, einem Fitness-Club, wo sie mit zwei blonden Mädchen, die Squashschläger bei sich hatten, ins Gespräch kam. Lakshmi erkundigte sich nach dem Fitness-Club und den Öffnungszeiten und leitete dann zu den infrage kommenden Übernachtungsmöglichkeiten über. Erstaunlicherweise luden uns die Mädchen sofort zu sich ein.

Elsa und Malin waren eineiige Zwillinge, trotzdem war Malin etwas hübscher. Sie kamen aus Uppsala und waren schon den zweiten Sommer in Martha's Vineyard, weil sie gehört hatten, dass man dort viel Geld verdienen konnte. Nach der Saison waren sie hiergeblieben, hatten gejobbt und ein Haus gemietet, das fast nichts kostete, weil der Vermieter aus rechtlichen Gründen vorgeben musste, dort zu wohnen, obwohl das nicht stimmte.

«Interessieren sich die Männer dafür, dass ihr Zwillinge seid?», fragte Lakshmi.

«Oh ja, manche fetischisieren das geradezu», erklärte Malin.

«‹Schwedische Zwillinge› – so reagieren die meisten», sagte Elsa vielsagend.

Es verstand sich, dass die Zwillinge bei uns wohnen konnten, wenn sie das nächste Mal nach Boston kamen.

«Und was machen wir, wenn sie wirklich vor der Tür stehen?», flüsterte ich Lakshmi zu, als wir endlich im Gästezimmer mit dem riesigen Hummerwandgemälde allein waren.

Laskhmi zuckte die Schultern. «Sie können in unseren Gemeinschaftsräumen wohnen. Du nimmst Elsa und ich Malin.» Ich musste lachen – dass Lakshmi Malin lieber mochte, war zu komisch.

Lakshmi war immer noch in Noor verliebt, ging jetzt aber mit Jon aus, einem höheren Semester, der Romane schrieb und von dem in fast jeder Ausgabe der Literaturzeitschrift eine Kurzgeschichte erschien. Ich hatte noch nie eine zu Ende gelesen. Lakshmi sagte, Jon sei zu gut aussehend und zu klug für sie. «Ich sollte mit ihm Schluss machen», meinte sie. «Wenn ich zu lange warte, macht er mit mir Schluss.»

Jon wohnte nicht auf dem Campus und hatte für sie ein Abendessen gekocht.

«War es gut?», fragte ich.

«Es war in Ordnung.» Ohne große Begeisterung schilderte sie das Pilzrisotto, den Pinot Noir, die Kerzen und die Vase mit den Nelken.

Ich sagte, das sei aber eine Menge Aufwand, wenn er sie eigentlich gar nicht mochte.

«Nein, es gehört dazu.»

«Zu was?»

«Also er starrt mir in die Augen und sagt, ich sei eine geheimnisvolle exotische Schönheit und bleibe ihm ein Rätsel. Die Typen müssen so Zeug auch zu dir sagen. Du weißt schon: Du bist eine exotische Schönheit aus dem Osten, voller Geheimnisse.»

Keiner sagte das zu mir. «Also wenn du mich fragst, dann bist du wirklich eine exotische Schönheit aus dem Osten und voller Geheimnisse», erwiderte ich.

«Das ist orientalistischer Bullshit», sagte Lakshmi und neigte ihr Kinn so, dass ihre Wangenknochen hervortraten. Ihr Mund wirkte dabei besonders blumenhaft und verächtlich und schön.

Malin, die in einem Reitstall arbeitete, bot an, uns zum Reiten mitzunehmen, wenn wir ihr helfen würden, die Boxen auszumisten. Sie dachten, ich machte Witze, als ich erklärte, ich könne nicht reiten. Lakshmi lieh sich Reitkleidung und sah aus wie in einem Kostümfilm.

Später gerieten Malin und Elsa in Panik – vor allem Elsa. Aufgrund eines Missverständnisses zwischen ihnen und einem Architekten, für den sie arbeiteten, mussten sie auf der Stelle einen Hund ausführen und gleichzeitig Unmengen flacher Steine am Strand sammeln. Wir stiegen alle in ihren gebrauchten Volvo und fuhren über die Insel.

Das Haus des Architekten war ein langer, niedriger Kasten aus Holz und Glas, an dem alles sinnträchtig und teuer wirkte – abgesehen von dem Hund, der nicht wie ein Hund, sondern eher wie ein panischer Homunkulus aussah, den man in einen schlecht sitzenden, struppigen Anzug gesteckt hatte. Malin öffnete die Glasschiebetür und der Hund flitzte hinaus in die Dünen, pisste und tollte und wühlte im Sand herum, alles gleichzeitig. Das Meer war wie eine immer wieder auftauchende Figur, die man über weite Strecken vergaß.

Bei den fünf großen, flachen Steinen, die ich ins Haus geschleppt hatte, sah ich keinen Unterschied zwischen den zweien, die Elsa mit Wohlwollen betrachtete, und den drei anderen. Lakshmi schien zu finden, dass das Ausgraben der Steine nichts mit ihr zu tun hatte, und bohrte nur lustlos ihre Zehen in den Sand. Die krachenden Wellen und das Gezisch des sich ausbreitenden Schaums erzeugten eine bedeutungsschwangere Kinoatmosphäre.

An jenem Abend hatten die Zwillinge eine Verabredung mit ein paar Fetischisten des Ortes und sagten, wir könnten ihren Whirlpool benutzen. Sie liehen uns Bikinis. Mein Bikinioberteil verrutschte dauernd, deshalb trug ich nur die Bikinihose. Lakshmis Bikini passte wie angegossen. Von der leuchtend blauen Wasseroberfläche stieg Dampf auf. Alles ringsum war schwarz. Wann hatte ich zuletzt so viele Sterne gesehen? War das deprimierend oder schön?

An dem Abend, als wir auf den Campus zurückkamen, war Matt immer noch mit den Chorduroys unterwegs. Swetlana und ich saßen nach dem Abendessen drei Stunden zusammen und befassten uns mit allen möglichen Fragen: Was war ein schwedischer Zwillingsfetisch? Ging es darum, mit beiden Sex zu haben? Hatten die beiden Sex miteinander? Ich fand Swetlanas These plausibel, die besagte, dass sie keinen Sex hatten, sondern nur knutschten. War das Inzest? Konnte jemand, der heterosexuell war, sich zu seinem eineiigen Zwilling hingezogen fühlen? War Narzissmus gut, schlecht oder neutral? Warum war Narziss ein Junge und kein Mädchen? Welche Rolle spielten Persönlichkeit und Erwartungen für das Schicksal eines Menschen? Lakshmi hatte damit gerechnet, in Martha's Vineyard von Fremden eingeladen zu werden, und diese Erwartung hatte sich erfüllt. Weder Swetlana noch ich hätten mit so etwas gerechnet oder gewusst, wie man es zustande bringt.

Später erzählte ich von einem Chili-Kochwettbewerb, zu dem Malin und Elsa uns mitgenommen hatten. «Also, Chili Con Blarney sagte zu den Red Hot Chili Preppers», fing ich an, musste aber so sehr lachen, dass ich nicht weiterreden konnte.

«Weißt du, Selin», sagte Swetlana, «dieses Zoloft hat meiner Meinung nach einen richtig guten Einfluss auf dich.»

Ich war schockiert. Seit ich dieses Medikament nahm, hatten wir es nicht mehr erwähnt. Ich wusste, dass Swetlana es abgelehnt hatte, Medikamente gegen krankhafte Ängste zu nehmen, mit der Begründung, sie wolle ihre Angst von innen verstehen, statt sie von außen zu verändern. Doch jetzt sah sie mich liebevoll an. «Ich habe das an dir vermisst, Selin», sagte sie. Es war mir nicht in den Sinn gekommen, dass sie mich auch vermisst hatte.

◊

Ich beschloss, einen Kurs in Kreativem Schreiben zu besuchen – nicht, weil ich dachte, ich würde dort etwas lernen, sondern um die Zeit für die Hausaufgaben in Zeit zum Schreiben zu verwandeln.

Es gab zwei Kurse für das Schreiben von Romanen, einer davon unter der Leitung einer berühmten Schriftstellerin. Man musste eine Einführungsveranstaltung besuchen, um zu erfahren, wie man sich bewerben musste. Ich war früher dort, doch der Hörsaal war bereits voll. Die Leute saßen auf den Stufen und standen an der Wand.

Die berühmte Schriftstellerin, die sich einen Schal um den Kopf geschlungen hatte, sagte, diese ganze Bewerbungsgeschichte sei ihr eigentlich egal, sie sei aber notwendig, um die Zahl der Teilnehmer im Zaum zu halten. Deshalb habe sie sich eine Aufgabe für uns ausgedacht. Sie wollte, dass wir unser Bett beschrieben. «Ganz einfache Sache: Ihr Bett», erklärte sie langsam und deutlich.

An die hundert Leute hoben die Hand. Durfte es jedes Bett sein, in dem wir je geschlafen hatten? Was war mit historischen Betten? Was galt als Bett? Musste es Beine haben? Mit etwas verwunderter Miene sagte die Schriftstellerin, wir könnten über alles schreiben, was wir als Bett erachteten, auch wenn sie sich vorgestellt hatte, wir würden über das Bett schreiben, in dem wir normalerweise morgens aufwachten.

«Wie lang soll der Text werden?», fragte jemand.

Die Schriftstellerin sah kurz erschöpft aus. «So lang, wie eine einfache Beschreibung Ihres Bettes dauert.»

Der Gedanke, irgendetwas über mein Bett zu schreiben – auf dem lauter Ohrstöpsel lagen und über dem ein mit Klebeband angebrachter Baldachin hing und eine Rolle Klopapier zwischen Wand und Rahmen klemmte –, fand ich äußerst entmutigend. Außerdem war dieses Gefühl bei genauerer Betrachtung nicht typisch für dieses Bett. Ich wollte kein Mobiliar beschreiben. Ich wollte weder mein Schlafzimmer noch das anderer beschreiben, auch nicht das Zuhause meiner Kindheit oder einen anderen Ort, den ich gut kannte. Ich wollte ein Buch über zwischenmenschliche Beziehungen und die Conditio humana schreiben.

Ich betrachtete die Schriftstellerin, ihr Gesicht, das eine Art menschlicher, aber verdeckter Lustlosigkeit ausstrahlte, und war der tiefen Überzeugung, dass sie unmöglich hundert Beschreibungen praktisch ein und desselben Studentenwohnheimbettes lesen wollte. Von den vielen Büchern, die sie geschrieben hatte, kannte ich nur ihren ersten Roman, der in einer ehemaligen britischen Kolonie spielte und auf ihrer eigenen Kindheit basierte, die sich weitaus schwieriger anhörte als meine eigene, sodass ich Schuldgefühle bekam und mich schämte. Und jetzt musste sie etwas über mein Bett lesen?

Am Ende bewarb ich mich für den anderen Romankurs, der von einem Amerikaner geleitet wurde, der nicht berühmt war. Es gab keine Einführungsveranstaltung – man musste bloß eine Schreibprobe einreichen, deren Thema frei wählbar war.

◊

Lakshmi sagte, das Problem mit Jon sei, dass er irgendwann mit ihr schlafen wollte. Ich wusste nicht, warum das ein Problem war.

«Aber bei meiner Hochzeit werde ich Jungfrau sein», erklärte Lakshmi.

Ich war bestürzt. Ich wusste natürlich, dass manche Menschen genau darauf achteten, vor der Ehe keinen Sex zu haben, doch mir wäre nie eingefallen, dass Lakshmi zu ihnen gehörte. «Aber was ist mit Noor?», fragte ich.

«Mit dem war nie was», sagte sie.

Ich runzelte die Stirn und fragte mich, ob ich sie irgendwie fragen konnte, ob sie das so beabsichtigt hatte. «Du glaubst also nicht, dass man vor der Heirat wissen sollte, ob man im Bett zusammenpasst?» Das war auch nicht die richtige Frage. Ich wusste nicht, wie ich nach dem, was ich wissen wollte, fragen sollte, nämlich welchen Regeln sie folgte und was für Erwartungen sie hatte und wie sie zu diesen Regeln und Erwartungen gelangt war.

«Aber ich werde eine arrangierte Ehe eingehen.» Laskhmi wirkte noch überraschter über meine Überraschung als ich über diese für mich neue Nachricht. Sie sagte, das sei doch nichts Neues. «Du kennst das doch von meiner Schwester», erklärte sie. Das stimmte: Lakshmis ältere Schwester hatte den Sohn eines Freundes der Familie geheiratet und es war eine große Hochzeit mit Feuerwerk und einem Schimmel gewesen. Fast das Erste, was Lakshmi mir über ihre Schwester erzählt hatte, war, dass sie «keine Intellektuelle» sei. Das war nicht dasselbe wie keine Intelligenz zu haben; sie war eine brillante Gastgeberin und Innenausstatterin und Modedesignerin, und für all diese Dinge brauchte man echte Intelligenz. Aber sie machte sich nichts aus Büchern. Dass jemand, der sich mehr für Einladungen als für Bücher interessierte, eine arrangierte Ehe einging, leuchtete mir ein. Doch Lakshmi erklärte, dass es nichts mit Interessen zu tun hatte. Alle in ihrer Großfamilie waren arrangierte Ehen eingegangen. Es handelte sich nicht um etwas, worüber man nachdachte. Eine Ehe war immer eine arrangierte Ehe.

«Und wenn man nicht heiraten will?»

«Das will ich aber. Ich glaube, allein zu leben ist sehr schwierig, besonders für eine Frau. Ich bewundere Menschen, die das können, aber für mich ist das nichts. Außerdem will ich Kinder haben.»

Ich kam mir immer mehr wie die idiotische Freundin aus der amerikanischen Fernsehserie *Junge Schicksale* vor und fragte sie, ob sie sich ihren Ehemann nicht selbst aussuchen und aus Liebe heiraten wollte.

Lakshmi sagte, mit jemandem ausgehen und ein Liebesverhältnis haben, sei schön, wenn man jung war, dass die Wahlfreiheit in der Liebe aber eigentlich Illusion sei und nur Schmerzen bereite. Sartre hatte das erklärt: Zu wählen bedeutete niemals sicher sein, immer im Fluss sein – und für eine Frau bedeute dies, wie Simone de Beauvoir gezeigt hatte, gewissermaßen nicht zu existieren. Sartre mag vielleicht glücklich gewesen sein, doch Simone de Beauvoir war es nicht. Und selbst wenn sie glücklich gewesen wäre, wäre es nichts für Lakshmi gewesen.

Außerdem schätzte Lakshmis Vater sie so sehr, dass er, wenn es darum ging zu wählen, mehr für sie fordern würde, als sie je für sich selbst verlangt hätte. Er nannte sie eine seltene Perle, eine unbezahlbare Rose – sie konnte nicht wiedergeben, mit was für geschraubten Worten er über sie redete. Ihre Schwester war die Schönheit in der Familie und ähnelte ihrer Mutter, doch Lakshmis Vater fand, dass auch Laskhmi schön war, auf ihre eigene Art, außerdem würde sie einen Harvardabschluss haben und konnte singen. (Das erstaunte mich, ich hatte sie noch nie singen gehört.) Der große Vorteil einer arrangierten Ehe war, dass der Ehemann sich nicht seiner Ehefrau persönlich, sondern der Institution der Ehe verpflichtet fühlte – seiner ganzen Familie gegenüber und der Familie der Ehefrau. Das entlastete nicht nur dein Aussehen, das vergänglich war, sondern auch deine gesamte Person, denn wer war schon so bezaubernd, dass sich ein Mann sechzig Jahre lang für einen interessierte?

Lakshmis Vater witzelte manchmal über Frauen, die aus Liebe heirateten: Sie mussten sich wirklich sehr wertschätzen, wenn sie meinten, sie seien attraktiver als sämtliche anderen Frauen – und dachten, sie könnten es fertigbringen, dass ein Mann ihnen ohne die Institution der Ehe die Treue hielt. Er neckte Lakshmi mit der Frage, ob sie das von sich dachte.

Ich empfand eine Welle der Dankbarkeit meinen Eltern gegenüber, die nie dergleichen über mich gedacht oder gesagt hätten. Andererseits ... bedeutete das auch nicht, dass es nicht stimmte.

Ich ging mit Swetlana in letzter Minute zu einem Pilateskurs. In einem Meer von Mädchen in Lycrakleidung, die alle Brücken machten und dabei den schnaufenden, rhythmischen Atem der Lehrerin imitierten, musste man unweigerlich ans Gebären denken. Mir fiel aus irgendeinem Grund Dilek ein, die Tochter von Freunden meiner Eltern. Als wir in der Mittelschule waren, hatte sich Dilek mit einem türkischen Ökonomen verlobt, der eine beginnende Glatze hatte, einem Mann, der, wie sie sich ausdrückte, «einen sarkastischen Humor» hatte. Mein Vater sagte mit inbrünstiger Stimme, Dilek wirke jetzt endlich glücklich und stabil und habe endlich jemanden gefunden, der sich wirklich etwas aus ihr mache.

Als Dilek schwanger wurde, waren alle in unserer Familie erleichtert und hatten Freudentränen in den Augen, mehr noch als bei ihrer Hochzeit, so als sei nun eine qualvolle Zeit der Sorge vorüber. Das Baby Erol war «schwierig», was hieß, dass es zwölf Stunden am Tag schrie und manchmal schluchzte, bis es sich übergab. Alle wiesen verschmitzt darauf hin, dass Dilek ebenfalls ein schwieriges Baby gewesen sei und ihre Mutter mit Geschrei, Weinen und Kotzen gequält habe.

Als ich fragte, was gut daran sei, dass Dilek ein Baby bekommen habe, hieß es: «Aber wenn sie Erol nicht bekommen hätte, hätten wir Erol nicht.» Ich hatte nichts gegen Erol – er war ein Baby. Doch waren nicht alle gut ohne ihn zurechtgekommen? Meine Mutter sagte, Dilek sei nicht gut zurechtgekommen. Sie wollte Erol, er hatte ihr gefehlt. Als ich zur Sprache brachte, dass Dilek ihre Doktorarbeit abgebrochen hatte, wies man mich darauf hin, dass Dilek schon immer leicht aufgegeben habe, schon als kleines Mädchen. Meine Tanten sagten, sie sei nie wirklich an einer Berufslaufbahn interessiert gewesen, sonst hätte sie wie meine Mutter einen Beruf ausgeübt. Meine Mutter wurde oft als Beweis dafür angeführt, dass man ein ausgeglichenes Kind und einen Beruf haben konnte. Wer etwas anderes unterstellte, war engstirnig oder gar sexistisch.

Niemand gestand sich ein, dass Dileks Leid, das jedem deutlich wurde, der auch nur fünf Minuten mit ihr und dem Baby verbrachte, die jubelnden Ansichten über ihre Ehe und Schwangerschaft entkräftete.

Die Pilateslehrerin sprach nun über die Schließung unseres Brustkorbs, und ich wusste oft nicht, ob das, was sie über die Rippen sagte, wörtlich oder im übertragenen Sinn gemeint war.

Seltsamerweise benahmen sich alle Leute so, als sei es die schönste Sache der Welt, wenn man ein Kind bekam, obwohl die meisten Eltern die tatsächliche Kindheit ihrer Kinder eher als Ärgernis zu empfinden schienen, für das sie sich entschädigten, indem sie ihre Kinder herumkommandierten. Wer Kinder hatte, musste auch jeden Tag zur Arbeit gehen und seinem langweiligen Job verlässlich nachkommen. Was für die Arbeit sprach, war, dass man auf diese Weise seinen Kindern entrinnen konnte, ohne in Ungnade zu fallen oder den Anschein zu erwecken, man wolle sich ihnen entziehen. Da die Kinder diese Fluchtmöglichkeit nicht hatten, durchlebten sie oft über lange Zeit Langeweile und Ohnmacht, die nur manchmal von etwas Vergnüglichem unterbrochen wurde, das die Kinder dann überbewerteten: Sie gerieten ganz aus dem Häuschen, weil ihr sonstiges Leben so leer war.

Warum war es wichtig, damit immer weiterzumachen? Manche Menschen, vor allem Männer, redeten von genetischer Programmierung und sagten, wir könnten unsere Natur nicht verleugnen. Das galt als wissenschaftlich. Ich verstand nicht, was wissenschaftlich daran sein sollte, wenn wir unserer Natur gehorchten – schließlich lag es auch in unserer Natur, an den Pocken zu sterben und nicht fliegen zu können.

Gläubige Menschen waren die Einzigen, die offen sagten, der Sinn des Lebens bestehe darin, Kinder zu bekommen – man bekam sie, weil Gott es so wollte, und um die Gläubigen anderer Religionen zahlenmäßig zu übertreffen. Das zumindest ergab einen Sinn, auch wenn es irgendwie unsozial klang. Aber was war mit denen, die nicht gläubig waren? Ich hatte ein paar Nichtgläubige sagen hören, es gebe eine Bürgerpflicht, mit den Gläubigen Schritt zu halten – um sie bei den Wahlen überholen zu können. Aber gab es nicht direktere Wege, die Wahlergebnisse zu beeinflussen, anstelle des physischen Gebärens von Menschen, die dann wählen würden wie man selbst?

Die Haushälterin meiner Großmutter hatte zu mir gesagt, ich solle Kinder bekommen, damit sie sich um mich kümmern konnten, wenn ich alt sei. Doch ich wollte lieber jemanden bezahlen, der schon auf der Welt war – was für einen gebildeten Menschen selbstverständlich sein sollte –, statt ein völlig neues Geschöpf zu erschaffen, das dann dazu gebracht wird, kostenlos nach einem zu sehen.

Meine Eltern sagten, der wahre Grund, warum man Kinder bekomme, sei die Liebe: die Unvorhersehbarkeit und Unvorstellbarkeit, mit der man sich in sein Baby «verliebte». Diese Antwort war nicht befriedigend, weil man sich dazu etwas vorstellen musste, was man offensichtlich erst verstand, wenn es einem widerfuhr. Ich sah auch nicht ein, warum man sich nicht in etwas anderes «verlieben» konnte als in sein eigenes Baby. Außerdem schaltete sich mein Gehirn teilweise ab, wenn Eltern von «Liebe» sprachen. Sie hatten ihre Geschichte und bei der blieben sie: dass sie uns mit einer Liebe liebten, die zu verstehen wir nie imstande sein würden, und dass alles war, wie es war, weil sie uns so sehr liebten.

Letztendlich fand ich die Erklärung am wahrscheinlichsten, dass die meisten Menschen schlicht und ergreifend nicht wussten, dass sie die Erlaubnis hatten, keine Kinder zu bekommen. Oder aber sie hatten nicht die Fantasie, sich etwas anderes auszudenken, oder waren zu erledigt, um das zu tun, was sie sich ausgedacht hatten. Aus genau diesem Grund wollte ich unbedingt in Harvard studieren: Ich war mir sicher gewesen, dass sich dort lauter vielversprechende, einfallsreiche, mutige Leute finden würden, die besser durchdachte Pläne für ihr Leben hatten und von denen ich etwas lernen könnte. Es war sehr enttäuschend, dass selbst in Harvard, wie ich feststellen musste, die meisten nichts weiter vorhatten, als Kinder zu bekommen und Geld für sie anzuhäufen. Man redete mit

Menschen, die einem vorkamen, als sähen sie die Welt als einen Ort, an dem man sich frei bewegen und Ideen austauschen konnte, bis sich herausstellte, dass sie nichts Eiligeres zu tun hatten, als alles Interessante schnellstens hinter sich zu bringen, solange sie jung waren.

◊

«Hey, Selin», sagte ein blonder Typ mit mürrischem Gesichtsausdruck in der ersten Unterrichtsstunde des Kreativen Schreibkurses. Im nächsten Moment sah ich, dass es Joey war, Lakshmis neuer Verehrer. Jon hatte tatsächlich mit ihr Schluss gemacht, genau wie sie es prophezeit hatte. Ich sah keinen großen Unterschied zwischen Joey und Jon: Beide waren höhere Semester, schrieben Kurzgeschichten und waren blond. Lakshmi sagte, ich würde spinnen: Jon war klüger, selbstbewusster, hatte einen besseren Körper, zog sich besser an – und ob ich denn seine Augen nicht gesehen hätte?

Als ich Jon das nächste Mal zufällig begegnete, achtete ich auf seine Augen. Er erwiderte meinen Blick unmittelbar – seine Augen waren stechend blau und schienen Lichtblitze auszustrahlen. «Oh, sorry!», sagte ich und sah schnell weg.

Gavriil fragte mich, ob ich meinte, Frauen mochten Jon lieber als Joey, weil Jon sich Frauen gegenüber wie ein Idiot verhielt, während Joey nett zu ihnen war. Ich war irritiert und hörte heraus, dass es in der Verantwortung von uns Mädchen lag, uns selbstlos den netten Typen zu widmen – denjenigen, von denen die anderen Typen fanden, sie seien nett, weil sie unserer Meinung nicht trauten. Welche Verbindung bestand wohl zwischen dem Schwall an Ärger, der in mir hochkam, und dem Gedankenbild von Joeys mürrischem, verlegenem Gesichtsausdruck? Hatte er diesen Gesichtsausdruck unter Kontrolle, oder war sein Gesicht einfach so?

Im Kreativen Schreiben lasen wir jede Woche zwei Kurzgeschichten: eine von einem richtigen Schriftsteller und eine, die jemand von uns geschrieben hatte. Die bereits veröffentlichten Erzählungen waren normalerweise in Ordnung, aber was wir geschrieben hatten, war schrecklich. Warum sollten wir auch noch darüber reden? Alle Vorschläge hörten sich willkürlich und performatorisch an. Es war, als betrachteten wir alle einen unförmigen Pullover und sagten: *Vielleicht würde er in einer anderen Farbe besser aussehen, oder wenn er aus Eis gemacht wäre.*

Am interessantesten war der Unterricht, wenn unser Lehrer, Leonard, darüber sprach, wie es war, Schriftsteller zu sein. Abgesehen von dem Endokrinologen, mit dem meine Eltern befreundet waren und der Spionageromane unter Pseudonym schrieb, hatte ich noch nie einen Berufsschriftsteller kennengelernt.

Leonard sagte, Schriftsteller zu sein bedeute, sein Leben außerhalb zu leben und hineinzublicken. Jedes Mal, wenn Leonard zu Leuten nach Hause kam, waren die Männer im Wohnzimmer und redeten über Fußball oder über die Börse. Leonard hielt es dort keine fünf Minuten aus; er landete am Ende immer bei den Frauen in der Küche. Sie waren diejenigen, die über Dinge sprachen, mit denen er etwas anfangen konnte: hauptsächlich Klatsch über echte oder erfundene Leute. Die Frauen waren nett und warfen ihn nie hinaus, obwohl er für die Küche nicht taugte und nur Gläser öffnen und Sachen kleinschneiden konnte.

Wie alle Mädchen und die meisten Jungen lächelte ich über seine Schilderung – dass die Frauen Leonard trotz seiner Inkompetenz ertrugen. Aber mein Lächeln hatte etwas Mechanisches. Warum waren die Frauen immer in der Küche und was hatte Leonard verpasst, während er bei ihnen war? Warum war er Schriftsteller und sie nicht, wo sie doch dieselben Vorlieben teilten? Warum konnte er nicht besser kochen? Warum hatte die Gefühllosigkeit der Männer, die nur über Sport und Geld redeten, etwas Anregendes?

«Man weiß nie, wer das Zeug dazu hat», sagte Leonard einmal. «Ihr wundert euch später einmal darüber, wer es geschafft hat.» In Leonards erstem Studienjahr an der Graduiertenschule hatte ein Kommilitone eine perfekte Kurzgeschichte über zwei Typen im Gefängnis geschrieben, die Kampfspinnen trainierten. Keiner hatte die geringsten Zweifel daran, dass aus dem Autor der Geschichte über die Spinnen ein berühmter Schriftsteller werden würde. Doch die nächsten drei Jahre vergingen, ohne dass er etwas ebenso Gutes zu Papier gebracht hätte und er hatte immer noch kein Buch geschrieben. Schriftsteller zu sein hatte in vieler Hinsicht mehr mit Ausdauer als mit Talent zu tun.

Schriftsteller, sagte Leonard, waren keine normalen Menschen. Als Schriftsteller war man nie ganz präsent. Man dachte immer darüber nach, wie man etwas formulieren würde. Man begab sich immerzu in die Schusslinie und wurde immerzu abgelehnt. Man verriet die einzigen Menschen, die einen wirklich liebten. Deshalb war der ehrlichste Ratschlag, den man Leuten geben konnte, die Schriftsteller werden wollten, dass sie, wenn möglich, stattdessen lieber etwas anderes taten.

Ich verstand das nicht. Konnte nicht jeder etwas anderes tun? Wie sollte auf diese Weise ermittelt werden, ob man zur Schriftstellerin taugte?

Aus Leonards Worten war zu entnehmen, dass er sich als Versager betrachtete. Doch er hatte zwei Romane veröffentlicht, die im Buchhandel erhältlich waren, und er lehrte in Harvard. Warum tat er so, als zählte das nicht?

Ein cooler Kerl namens Marlon, der Koteletten trug, schrieb eine Geschichte über einen coolen Kerl namens Marvin, der auf verschiedenen Sofas saß und irgendwann etwas Bier trank.

Leonard sagte freundlich: «Ich glaube, was wir über diese Geschichte wissen müssen, ist – und das sage ich keineswegs geringschätzig –, ob es eine Geschichte ist, in der jemand Sex haben will und ihn nicht bekommt. Wenn dem nämlich so ist, dann ist das in Ordnung, wir müssen aber *wissen*, dass es das Thema ist.»

Handelte meine Geschichte etwa davon?

Leonard stellte uns die Aufgabe, *Meine erste Gans* von Isaak Babel zu lesen. Man sah sofort – an der Schriftart, dem Layout, an Leonards Ton –, dass es sich um eine große, wichtige Erzählung handelte. Der Erzähler, ein Intellektueller, wurde zu einem Kosakenregiment abkommandiert. Die Kosaken waren keine Intellektuellen. Darin – und nur darin – ähnelten sie Lakshmis Schwester. Ein Kosakensoldat mit langem blondem Haar und einem «wunderschönen Rjasaner Gesicht» macht ihm den Koffer kaputt und fängt an, ihn anzufurzen. Andere Kosakensoldaten machen ebenfalls Furzwitze. Der Erzähler versucht, die Prawda zu lesen, kann sich aber wegen der furzenden Kosaken nicht konzentrieren und fordert die Frau des Hauses daher auf, ihm etwas zu essen zu bringen.

Die Frau, deren Hof beschlagnahmt worden war, blickt den Erzähler mit feuchten, halb blinden Augen an und sagt zu ihm, sie wolle sich aufhängen. Die Reaktion des Erzählers ist, dass er eine Gans einfängt, tötet und der Frau befiehlt, sie zu braten. Danach nennen die Kosaken ihn «Brüderchen» und sie schlafen alle zusammen auf dem Heuboden ein.

Es gab vieles, was mich mit dieser Geschichte verband. Ich hatte viele nachhaltig prägende Jahre versucht, mich auf das, was ich las, zu konzentrieren, während ich von blonden Jungen mit wunderbaren Gesichtern umringt war, die mich anfurzten. Ich verstand jedoch nicht, warum der Erzähler eine Gans umbringen oder unhöflich zu einer behinderten Frau sein musste. Lag es vielleicht daran, dass ich wusste, dass der Respekt und die Kameradschaft der flachshaarigen Furzer immer gegen mich gewendet werden würden; dass ich – mein Name, mein Äußeres, meine Existenz – ein Teil dessen war, was diese Kameradschaft aufrechterhielt?

Mir war klar, dass ich die Dinge mit diesen negativen Gefühlen vereinfachte und allzu simpel sah – dass die Geschichte viel komplexer war und daher «menschlicher» als ich. Die Schlusszeilen handelten vom Erzähler, der in dieser Nacht Albträume hat: was bewies, dass die Geschichte das, was er getan hatte, nicht guthieß, aber auch kein Urteil darüber fällte. Große Literatur urteilte nicht. Sie beschrieb komplexe Individuen, die weder gut noch schlecht waren. Oh, ich wusste, wie ich in Englisch eine Eins bekommen konnte, und die anderen wussten es auch alle.

◇

Lakshmi hatte ihre Beziehung zu Joey beendet.

«Was hast du zu ihm gesagt?», wollte ich wissen.

«Die Wahrheit. Dass ich ihn weder richtig attraktiv noch richtig interessant finde. Zuerst habe ich versucht, diplomatischer zu sein. Aber er hat immer wieder gefragt: ‹Warum, warum?›» Sie imitierte dabei den amerikanischen Tonfall, was ich witzig fand, obwohl ich auch so sprach.

«Und was hat er gesagt?»

«Er hat *geweint*», feuerte sie zurück. Ihre bedingungslose, selbstgerecht erscheinende Wut hatte etwas Komisches. Trotzdem hatte es bereits seit meiner frühesten Kindheit immer zu meiner Identität gehört, dass ich die Einzige war, die nicht lachte, wenn jemand auf einer Bananenschale ausrutschte. Die einzigen anderen Menschen, die nicht lachten, waren die mit den offenen Mündern, die sowieso nie über etwas lachten. Doch etwas an Joeys Gesichtsausdruck, die Kombination aus Sensibilität und Verletztheit und mangelnder Fantasie, sorgte dafür, dass ich weniger Mitgefühl mit ihm hatte, als ich eigentlich wollte.

Ich wusste, dass Swetlana dachte, ich mache mir etwas vor – dass ich so tun würde, als täten mir die Leute leid, in Wirklichkeit aber Verachtung für sie empfände. Iwan hatte so etwas Ähnliches gesagt. «Wahrscheinlich tut dir der Hund gleich leid.» Was hatte Iwan mir damals bei der Sache mit dem Hund vorgeworfen? Dass ich mich in leeren Betrübtheitsgefühlen suhlte, ohne Taten folgen zu lassen? Iwan war der Typ Mensch, der es lustig fand, wenn jemand auf einer Bananenschale ausrutschte. Und damit lag er eindeutig falsch.

«Armer Joey», sagte ich laut.

«Er macht sich nicht wirklich etwas aus mir, sondern interessiert sich nur für seine Vorstellung von sich selbst», sagte Lakshmi und eröffnete damit eine neue, schmerzliche Denkrichtung. Interessierte sich Joey wirklich mehr für seine Vorstellung von sich selbst als für die konkrete Lakshmi? Wer war die konkrete Lakshmi denn – nur jemand, der sich nicht viel aus Joey machte? Wie würde sich Joey verhalten, wenn er sich wirklich etwas aus Lakshmi machte? Verriet die Tatsache, dass Joey Lakshmi nachstellte, ein grundlegendes Missverständnis ihrer Person? Hatte ich nicht begriffen, wer Iwan war? Interessierte ich mich mehr für meine Vorstellung von mir selbst als für ihn?

FEBRUAR

Ich ging auf eine Party, die Lakshmi für die Literaturzeitschrift auf die Beine gestellt hatte. Sie stand an der Tür und begrüßte die Gäste mit einem Lächeln, das durch ihre falschen Wimpern strahlte.

«Da bist du ja! Und was ist das?» Sie berührte meinen Samtrock. «Endlich trägst du mal was Körperbetontes.»

Meine Tante hatte mir den DKNY-Rock und das dazu passende Oberteil in den Winterferien bei Bloomingdale gekauft. Beide Teile waren aus einem samtigen, dicken und doch lose fallenden elastischen Material, das sich weich anfühlte und mich an das Koalaplüschtier erinnerte, das ich als Kind hatte – es hieß Tombik und hatte weiße, flauschige Ohren, die mich immer wieder auf den Gedanken brachten, dass sie geradezu «ideal zum Hineinweinen» waren. Wenn ein Outfit auf so oberflächliche Weise attraktiv war – entweder sehr weich oder glitzernd oder mit integrierter Kapuze –, sah es normalerweise irgendwie doof aus, und zwar weil der fromme Betrug plötzlich allzu offen zutage lag. Doch diesmal war das nicht der Fall. Die beiden Teile waren geschmeidig und hafteten sanft, ohne eng zu sein. Der Rock fiel geradezu vorsätzlich, fast mit Empfindsamkeit. Das Outfit hatte über dreihundert Dollar gekostet, was mir obszön vorgekommen war – wie konnte man so etwas besitzen? Wenn ich die Kleider sah, die Riley und ich in unseren Schränken hängen hatten, wurde ich betrübt und war beinah zu Tränen gerührt – wie weich sie waren, wie bequem, ein wahres Zeichen der Liebe, das mir meine Familie immer gegeben hatte.

Jemand hatte eine CD von Ella Fitzgerald aufgelegt. Die Musik erzeugte eine erwachsene, New-York-artige, irgendwie weihnachtliche Atmosphäre, die so gar nicht zu Ella Fitzgerald passte. Sie hatte sich dort nie aufgehalten, zumindest nicht, bevor sie berühmt war. Das hieß auch, dass das Gefängnis, über das sie immer in elegantem, freudigem Ton sang, die Zwickmühle, in der sie steckte – «Between the Devil and the Deep Blue Sea» –, kein Ort war, an dem sie je war, sie war in einem anderen Gefängnis gewesen, sodass man etwas erlebte, was sie nicht erlebt haben konnte, einfach wegen der flirrenden, silbrigen Stimme, die das Leben eines jeden Menschen, der so sang, unweigerlich verwandeln musste.

Als ich mich im Zimmer umsah, entdeckte ich zu meiner Überraschung Şahin vom Türkischen Studentenclub. Er stand am Fenster und unterhielt sich mit einem blonden Typ.

«Ach, dann kenne ich jetzt doch jemanden, der mit Literatur zu tun hat», sagte Şahin, als ich vor ihm stand. «Das ist eigentlich nicht meine Welt.» Er musste sich zu mir vorbeugen, damit ich ihn hören konnte. Ich hatte noch nie so dicht bei ihm gestanden und nie bemerkt, dass er so groß war. Auch sein Freund war über einen Meter achtzig. Neben ihnen zu stehen war angenehm, man fühlte sich dabei so klein und zart. Sie tranken auf Şahin, der ein Stipendium zur Erforschung antarktischer Meeresvögel bekommen hatte. Er musste sich beeilen, weil der hiesige Winter der dortige Sommer war. Sie machten einen Witz, den ich akustisch nicht verstand, und wiederholten das Wort «Eispickel».

«Ich glaube nicht, dass ich je einen Eispickel gesehen habe», sagte ich und löste damit allgemeine Heiterkeit aus. Şahin brachte mir ein Glas Wein. Wir tranken auf eine Art Sturmvogel. «Was gibt es sonst noch Neues bei den Vögeln?», fragte ich. Şahin erklärte, dass jemand in China einen unbekannten Vogel ausfindig gemacht und ihm den Namen Konfuzius gegeben habe. Jemand anders hatte entdeckt, dass Dinosaurier Federn gehabt hatten, und zwar nicht nur die Vogeldinosaurier, sondern auch ein paar andere.

Das erinnerte mich an einen Satz von Woody Allen über «das gefederte Dingsda», das sich am Ende nicht als Hoffnung entpuppte, sondern als Woody Allens Neffe. Ich hatte nicht viel übrig für Woody Allen, in dessen Filmen so oft Szenen mit Männern im Alter meiner Eltern vorkamen, die heilsame Gespräche über den «freien Willen» führten oder mit katatonisch wirkenden Teenagern ausgingen. Trotzdem fand ich jetzt witzig, dass sein Neffe – genau wie die Vogel- und die Nichtvogeldinosaurier – Federn trug. Half der Wein dabei, die Dinge unkritisch würdigen zu können?

Hatte Iwan deswegen immer versucht, mich zum Trinken zu bringen? Nach einem Drink fiel einem eindeutig mehr ein. Früher hatte ich bei einer Unterhaltung immer darauf gezielt, das, was ich dachte, ganz genau wiederzugeben und diese Gedanken in Bezug zu den Dingen zu setzen, die die anderen sagten, wobei ich sehr vorsichtig war, damit ich keine ignoranten oder unsozialen Vorstellungen äußerte. Dadurch wurde das Ganze zu groß, um alles richtig zu bedenken, und ich sagte am Ende gar nichts. Swetlana hatte mich darauf aufmerksam gemacht, dass ich, wenn ich den anderen zuhören würde, statt mir dauernd Sorgen darüber zu machen, was ich sagen sollte, merken würde, dass alle lauter unsoziale, ignorante, belanglose Sachen sagten, die oft nur eine Pose waren, die sie ausprobierten, und nicht ihr tiefstes Inneres widerspiegelten, das höchstwahrscheinlich gar nicht existierte. Ich hatte ihr nicht geglaubt, aber sie hatte recht: Niemand antwortete irgendjemandem und alle zeigten ununterbrochen, dass sie unsozial dachten.

Şahins Freund brachte mir noch ein Glas Wein. Wie einfach und angenehm es war, bei ihnen zu stehen und zu sagen, was einem gerade an Belanglosem in den Sinn kam. Die beiden Typen wirkten amüsiert und gaben ab und zu ihre eigenen beliebigen, belanglosen Beobachtungen zum Besten – obwohl sie generell eher dazu tendierten, sich beeindruckt zu zeigen, weil ich so viel mehr beizusteuern hatte. Es verstand sich von selbst, dass es die Rolle des Mädchens war, sich Dinge auszudenken und die beiden amüsant zu finden. Weil ich daran teilhaben konnte, hatte ich zum ersten Mal das Gefühl, die Rolle zu verstehen, in die Priya und der schöne Nichtraucher geschlüpft waren.

Wie sich zeigte, konnte ich alle Fragen stellen, die mir in den Sinn kamen, und sie beantworteten jede einzelne. Ich fragte Şahins Freund nach seinem Akzent, und er sagte, er sei aus Polen. Ich fragte ihn nach den öffentlichen Verkehrsmitteln in Polen: ob der Kauf eines Tickets an das eigene Ehrgefühl gekoppelt sei, ob es Kontrolleure gab wie in Budapest, ob er je davongerannt sei oder eine Geldstrafe durch Überzeugungsarbeit hatte vermeiden können. Er lächelte ausweichend und erklärte, so etwas Ähnliches sei ihm möglicherweise widerfahren. Er sagte, wenn man beim Warschauer Aufstand gekämpft hatte oder deine Mutter dich in einer Straßenbahn zur Welt gebracht hatte, könne man kostenlos Straßenbahn fahren.

Später gingen wir in ein Studentenwohnheim zu einer anderen Party. Warum roch und klang es auf allen Partys gleich, wo die Leute doch jeweils ganz andere waren? Es war, als kämen all diese unterschiedlichen Individuen zusammen und bildeten den ewigen Partymenschen. Das erinnerte mich an *Voltron*, einen Cartoon über fünf Raumfahrer, die den Weltraum verteidigen sollten. In jeder Folge gerieten sie in eine schlimme Lage, in der die Figur, die ein Mädchen war, beinahe zur Sexsklavin wurde und Obst auf dem Kopf trug. In letzter Minute fiel ihnen dann ein, ihre fünf Raketen zu verbinden und den Voltron zu bilden – einen gigantischen, unschlagbaren Roboter mit Raketenarmen und Raketenbeinen. Warum sie nicht schon früher zum Voltron wurden, blieb unklar.

«Wahrscheinlich wegen ihres egoistischen amerikanischen Individualismus», sagte Şahin.

Dass er sich meine lange Geschichte über den Voltron offenbar angehört hatte, beeindruckte mich. Andererseits war ich mir ziemlich sicher, dass Voltron nichts Amerikanisches war. Doch wiederum kamen sie möglicherweise genau deshalb mit ihrem egoistischen Individualismus nicht sehr weit.

Ich fragte, ob in einem Gin Tonic immer nur Gin und Tonic seien oder noch etwas anderes. Şahins Freund sagte, das Schöne am Gin Tonic sei ja gerade seine Schlichtheit. Wir kamen auf Chinin zu sprechen. Şahin sagte, Vögel könnten Malaria bekommen – endemische Singvögel in Hawaii beispielsweise.

«Dann geh nach Hawaii und mix ihnen kleine Gin Tonics», sagte Şahins Freund und gab noch eine Runde aus.

Ich sah zu, wie die Leute sich in unterschiedlichen Gruppierungen durch den Raum bewegten. Was taten sie überhaupt? Eigentlich tanzten sie weder, noch redeten sie. Sie «machten Party». Man sprach darüber, als sei das eine ehrenwerte, hoch angesehene Beschäftigung. Massive Attack spielte in voller Lautstärke. Mir war, als sei hinter all den Leuten etwas, was ich beinahe erkannte – etwas, was sich bewegte. Beinahe konnte ich Voltron im Hintergrund sehen, der seinen riesigen Arm hob.

Auf dem Rand einer Badewanne mit Klauenfüßen standen Teelichter. Das Waschbecken hatte zwei Wasserhähne. Aus dem einen kam kochend heißes, aus dem anderen betäubend kaltes Wasser. Die Badezimmertür ging auf und Şahins Freund kam herein. Es war mir peinlich, dass ich nicht abgeschlossen hatte. Ich sagte, ich sei gleich fertig und drehte den kalten Wasserhahn zu – der andere Hahn war so heiß, dass man ihn nicht mehr anfassen konnte. Doch Şahins Freund ging direkt auf mich zu, blickte prüfend und fast zärtlich auf mein Gesicht hinunter und küsste mich. Es fühlte sich langsam und leicht und endlos und unmittelbar an. Dass etwas, das lange Zeit völlig unmöglich erschienen war, so mühelos geschah, wie eine Spielkartenreihe, bei der immer mehr Karten umfielen ...

Ich musste an einen Ratschlag denken, den ich in der Zeitschrift *Seventeen* gelesen hatte, als ich Lungenentzündung hatte, weswegen meine Mutter mir die Zeitschrift mitgebracht hatte. Dort stand, was *sie* mit ihren Händen tun sollte, wenn *er* sie küsste. Eine Hand sollte man ihm um den Hals legen, die andere auf seine Brust.

Mit der Hand auf der Brust konnte man spüren, wie stark und sexy er war, sie diente aber auch der eigenen «Kontrolle».

Ich legte ihm die Hand auf die Brust, um zu spüren, wie stark und sexy er war – irgendwie unerwartet fest und hart, wie eine Statue, aber natürlich lebendig. Er roch leicht und berauschend nach Aftershave und Schweiß, was wenig Sinn ergab, weil Schweißgeruch normalerweise abstoßend war. Mit der anderen Hand wagte ich fast nicht, seinen Nacken zu berühren, spürte aber die Stelle, wo sein Igelschnitt anfing. Sie fühlte sich zart und weich an – voller Leben. Ein Hals war doch etwas ganz Erstaunliches: das gesamte Blut des menschlichen Körpers musste durch ihn hindurchfließen, und wie einfach war es dadurch, jemanden zu töten. Diese Leichtigkeit, mit der man einen Menschen töten konnte, war mir teuer und lag mir am Herzen.

Er legte seine Hände um meine Taille, ließ sie über den weichen Stoff meines Rocks gleiten und steckte die eine Hand unter den Rockbund – erst über meiner Unterwäsche, dann darunter. Als ich seine Hand auf meiner Haut fühlte, erfassten mich Angst und Schrecken, und ich gab ihm mit meiner Hand, die auf seiner Brust lag, einen leichten Stoß, sodass er seine Hand sofort zurückzog – genau wie es die Zeitschrift *Seventeen* vorhergesagt hatte. Erstaunlich, dass man auf diese Weise kommunizieren konnte. Er berührte mein Gesicht, hob mein Kinn an, sodass sich mein Blickwinkel änderte und vertiefte. Ich spürte mein seidiges Haar an meiner Wange. Er tat einen Schritt zurück und blickte wieder zu mir hinunter. Es lag etwas Neues in seinem Gesichtsausdruck, etwas Träges und Besitzergreifendes.

Wir gingen wieder nach draußen und standen mit Şahin in einer Runde, während ein paar andere «tanzten». Das dauerte sehr lange. Şahins Freund tanzte eine Weile mit einem eher kleinen Mädchen, das ein silbernes Kleid trug. Dann standen wir uns auf einmal gegenüber, niemand befand sich zwischen uns, und er trat näher und streifte mein Bein mit der Hand, berührte mich an der Taille und küsste mich wieder. «Sollen wir nach draußen gehen?», fragte er und klang dabei zuvorkommend und euphemistisch. Ich nickte. Ich hatte schon die ganze Zeit nach draußen gewollt, aber niemand hatte mich gefragt. Mir war nicht klar, wohin wir gehen würden oder ob Şahin mitkommen würde, und falls ja, was wir dann zu ihm sagen würden.

«Zieh deinen Mantel an», sagte er. Ich durchsuchte den riesigen Berg an Mänteln und merkte plötzlich, dass Şahin neben mir stand.

«Was gibts Neues», sagte er auf Türkisch.

«Alles gut», erwiderte ich, zog einen Mantel hervor und versuchte herauszufinden, ob er mir gehörte.

«Du musst nicht springen», sagte er.

«Springen?»

Er nickte energisch. «Du musst nicht springen. Ich bin ja da.»

Ich verstand nicht, was er meinte. Sein Freund kam zurück, nahm mir den Mantel aus den Händen und half mir hinein.

Es war atemberaubend kalt. Ich ging mit Şahins Freund zum Fluss. Unsere Hände streiften sich, und dann nahm er meine Hand in seine, die sich warm und glatt anfühlte. Warum konnte man nicht dauernd Händchen halten? Ich erinnerte mich plötzlich daran, dass ich in der Graduiertenschule für gewöhnlich mit Leora den Gang hinuntergegangen war und dass wir uns dabei an den Händen gehalten hatten. Wann hatte das aufgehört, normal zu sein?

Neben jemandem zu gehen, der so groß und stark war, fühlte sich wunderbar an. Kaum hatte ich das gedacht, fiel mir ein, dass meine Mutter das gesagt hatte, wenn sie neben mir ging, und dass mich das sehr gestresst hatte. Was war, wenn sich dieser Typ neben mir auch so fühlte? Ich sah ihn an. Er wirkte nicht besonders gestresst. Vielleicht war es okay, weil ich nicht seine Mutter war.

Ich verstand nicht, warum er vor einem x-beliebigen Eisentor langsamer ging. «Hier wohne ich», murmelte er. Es war mir gar nicht in den Sinn gekommen, dass wir zu ihm gingen. Wir schritten unter einem Uhrenturm durchs Tor über einen Hof und in einen Eingang aus Backstein und ein paar Treppen hinauf. Mit einer geschickten Bewegung schloss er die Tür auf, während er sie gleichzeitig öffnete und dann ein blassgelbes Deckenlicht anknipste. Als er sich bückte, um mich zu küssen, war es, als würde ich an einem dieser langen Tage am Strand wieder ins Wasser zurückgleiten, aus dem man nur herausgekommen war, um wieder hineinzugehen.

◇

Irgendwann sagte er, er sei gleich wieder da, und verschwand ins Bad. Ich stand weiter da und betrachtete einen Haufen Sportausrüstungsdinge, die an der Wand lehnten, darunter auch Spikes. Dann ging ich im Zimmer umher, das spärlich möbliert war: Ein Sofa stand dort und ein Couchtisch. Wenn man sich auf das Sofa setzte, bemerkte man, wie organisch und sumpfartig es war. Auf dem Couchtisch lag eine Zeitschrift. Ich schlug sie aufs Geratewohl auf: «Depolarisierungsinduzierte Verlangsamung der Ca^{2+} Kanaldeaktivierung in Squidneuronen.» Es war ein Anzeichen dafür, wie groß die Welt war – voller unbekannter Prozesse.

Şahins Freund kam aus dem Bad zurück, ging zu der Stelle, wo wir gestanden hatten, und schien überrascht zu sein, dass ich nicht mehr dort war. Ohne mich zu sehen, ließ er den Blick durchs Zimmer streifen. Vielleicht war ich zu tief im Sofa versunken. In seiner verwirrten, doch toleranten Miene meinte ich seine gesamte Haltung Mädchen gegenüber ausmachen zu können. Sie konnten irgendwo sein! Er machte tatsächlich die Schranktür auf und spähte in den Schrank, als säße ich dort vielleicht und dächte über meine Periode nach.

«Hier drüben», sagte ich.

Er wirkte etwas verärgert, so als sei es unfair von mir, von ihm zu erwarten, er solle erraten, dass ich einfach nur auf dem Sofa saß. Und das trotz der ganzen hohlen, traditionellen Sofasitzerei. Aber vielleicht bildete ich mir das auch nur ein, denn daraufhin sagte er wieder mit derselben Zuvorkommenheit: «Ich hatte schon Angst, ich hätte dich verloren.» Wir fingen wieder an, uns zu küssen. Wie weich und leicht sich das anfühlte. Plötzlich machte ich mir Sorgen, dass es zu einfach sei und ich zu passiv und dass ich ihn bald nicht mehr interessieren würde und es nicht fertigbrächte, meine Persönlichkeit auszudrücken. In den Zeitschriften stand immer solches Zeug: «Liegen Sie nicht bloß da.» Ich versuchte mir vorzustellen, was ich sonst tun könnte. Anscheinend gab es nicht viele Möglichkeiten. Er fing an zu lachen. «Vielleicht solltest du nicht so rabiat mit deiner Zunge sein», sagte er.

Das machte mir Mut: Man konnte sich also Tipps geben lassen. «Muss ein Mensch interessant sein?», fragte ich. Er gab keine Antwort.

«Entspann dich einfach», sagte er schließlich. Ich hatte es noch nie gemocht, wenn jemand mir so was sagte.

In seinem Schlafzimmer war das untere Stockbett entfernt worden, sodass ein Hochbett entstanden war, unter dem jedoch nichts stand – weder ein Schreibtisch noch eine Kommode. Da es keine Leiter gab, war nicht klar, wie man ins obere Bett gelangte.

«Der Stoff gefällt mir», sagte Şahins Freund und betastete ihn. Dann zog er mir das Oberteil über den Kopf – so etwas hatte ich seit meinem sechsten Lebensjahr nicht mehr erlebt. Wie seltsam, dass das hier wie damals war – dass diese höchst erwachsene Sache in gewisser Hinsicht so war, als sei man ein Kind. Als er das Kleidungsstück auf den Boden warf, musste ich mich schwer zurückhalten, es nicht aufzuheben und zusammenzufalten. Einen Moment lang empfand ich schmerzliches Bedauern und Peinlichkeit, weil es die Kleider waren, die mir meine Tante geschenkt hatte. Sie hatte sie mir voller Freude gekauft, weil sie ansprechend und attraktiv waren … und dadurch gewissermaßen wie geschaffen dafür, dass ein Typ sie mir auszog und auf den Boden warf? Mein Onkel war derjenige, der das Geld verdiente und meiner Tante gab. Darüber durfte man gar nicht nachdenken. Şahins Freund wollte mir den BH hinten am Rücken aufmachen. «Man öffnet ihn vorne», sagte ich, als er ihn gerade aufmachte, und zwar von hinten. Er fand den versteckten Reißverschluss und der Rock fiel leise rauschend zu Boden. Ich hob ihn auf und legte ihn über einen Stuhl.

Sein Hemd war verschwunden. Wie konnte es sein, dass er so starke Arme und einen so starken Brustkorb hatte? Ich verstand nun besser, warum ein Männerkörper erregend war: nicht nur als solcher, sondern weil er einem ein anderes Gefühl von einem selbst gab und man sich schlank und biegsam vorkam.

Ins Bett kam man, wie sich zeigte, indem man auf den Schreibtisch kletterte und eine Art Sprung vollführte. Warum lebte jemand so? Der Kopfkissenbezug war schwarz mit einem weißen Schädel darauf. Der Klang seiner Gürtelschnalle löste etwas zwischen meinen Beinen aus. Wie konnten meine Beine dieses Geräusch erkennen? Ich dachte an «die Wände haben Ohren» und dann «die Beine haben Ohren» und daran, dass es als sexuell galt, wenn Shakespeare darüber sprach, dass jemand Gift in ein Ohr goss.

«Was ist so witzig?», murmelte er.

Ich fing an, es ihm zu erklären, aber anscheinend interessierte es ihn nicht. Wie extrem, so viel Haut eines anderen Menschen zu spüren – nicht mit der Hand, sondern mit dem ganzen Körper. Noch nie hatte ich Augen in dieser Farbe aus solcher Nähe gesehen: graublau mit haselnussfarbenen Flecken. Er legte mir die Hand zwischen die Beine und schob meine Unterhose weg. Diesmal ließ ich ihn gewähren.

«Ach, herrje.» Etwas Reuevolles klang aus seiner Stimme, so als würde er gleich Schwierigkeiten bekommen. Das Gefühl, ihn in Schwierigkeiten bringen zu können, war atemberaubend.

Ich ging die Möglichkeiten ebenso schnell durch wie die äußeren Entwicklungen. Ich war mir im Klaren darüber, dass man das erste Mal nur mit einem besonderen Menschen Sex haben sollte, der fürsorglich war und einen gerne hatte. Ich wusste auch, dass man nie mit jemandem schlafen sollte, mit dem man zum ersten Mal ausging, schon gar nicht, wenn man noch nie zuvor Sex gehabt hatte. Weil das auf mich zutraf und weil ich mich mit diesem Typen noch nie zuvor getroffen hatte, sprach alles dafür, dass ich diesmal, bei diesem Beisammensein mit null Verabredung, nicht mit ihm schlafen sollte, falls es das war, was ihm vorschwebte.

Andererseits hatte Swetlana alles genau nach Vorschrift gemacht und nichts davon hatte sich verlockend angehört. Nicht einmal Swetlana war besonders begeistert gewesen. Falls ich diesen Weg beschreiten wollte, war außerdem ungewiss, ob oder wann sich eine Gelegenheit dafür ergeben würde. Die besonderen Typen, die fürsorglich waren und einen gern hatten, diejenigen, die immer sagten, wie sehr sie Frauen achteten, hatten sich noch nie für mich interessiert. Ich war offen gestanden auch kein besonderer Fan von ihnen.

Je länger ich darüber nachdachte, desto weniger verstand ich, warum das Andauern meines aktuellen Zustands – die Erniedrigung und der Stillstand, das Gefühl, irgendwie an Iwan gebunden zu sein – von meiner Fähigkeit abhängen sollte, irgendeinen Idioten zu finden, der mir erzählte, ich sei etwas Besonderes. Ich wusste bereits, dass ich etwas Besonderes war. Wozu brauchte ich da noch den Idioten?

Ich verlor den Faden, als dieser Typ, der seine Hand jetzt vollständig in meiner Unterhose hatte und mich auf eine Art berührte, die der nahekam, auf die ich mich selbst berührte, und dabei doch anders war – aufgeregter und fahriger. Wo war ich stehen geblieben? Ach ja: Insofern er nicht zu glauben schien, dass ich etwas Besonderes sei, und sich mit mir nur als Mädchen, als Frau, als Mitglied einer Gattung befasste, hinter der er aufgrund seiner Disposition her war, empfand ich dabei etwas Euphorisches, Befreiendes. Es war mit das Aufregendste, was mir je widerfahren war.

Dann bewegte er seine Hand weiter und tat etwas, was mich

starr vor Schmerz und Schrecken werden ließ. Ich erkannte, dass alles, was ich gedacht hatte, wie so oft ohne jede Relevanz war. Ich konnte nicht «beschließen» weiterzugehen, so wie man auch nicht beschließen kann, seinen Ellbogen in die entgegengesetzte Richtung zu beugen.

«Ich hab nicht viel Erfahrung», platzte ich heraus.

«Schon in Ordnung», sagte er und zog die Hand zurück. Seltsamerweise hatte manches, was man sagte, keinerlei Bedeutung für ihn, während er andere Dinge so bedeutungsvoll fand, dass er unmittelbar darauf reagierte.

«Ich zeig dir, wie es geht», erklärte er zuvorkommend.

Hier war also das, worüber alle sprachen: sein «Begehren», das fühlbar und real war. Hatte es wirklich etwas mit mir zu tun? Er legte seine Hand über meine. Ich hatte schon oft den Begriff «Handjob» gehört. Das war es eindeutig. Und noch etwas hatte ich gehört: dass zwischen Signifikant und Signifikat eine Lücke war. Während der Begriff «Handjob» gewöhnlich, mechanisch und hart klang, war der Akt selbst spezifisch, organisch, gefühlvoll und irgendwie ekelhaft. Die Haut war ganz weich und beweglich. Ein augenloses Wesen verschwand unter seiner Kapuze und tauchte wieder auf. Ich konnte mir nicht vorstellen, es in mich hineinzustecken – oder wie es dort hineinpassen sollte und wozu das unbedingt sein musste.

Er ließ meine Hand los, und ich machte allein weiter, machte es aber nicht richtig, wie sich herausstellte. Er führte es mir vor: heftiger, rhythmischer, fester, langsamer. Zuerst wollte ich meine Sache gut machen, verlor dann aber immer mehr den Mut. Ich hatte das Gefühl, nicht gut genug Bescheid zu wissen. Konnte er es nicht besser selbst machen? Wieso an jemanden delegieren, der es nicht so gut konnte? Schmerz schoss durch meine Handfläche. Was war, wenn ich wieder eine Sehnenscheidentzündung bekam wie beim Gartenkatalog?

Während ich noch überlegte, wie ich meine Bedenken diplomatisch formulieren sollte, geschah, was ich schon oft in Filmen an Geysiren, Springbrunnen oder Rasensprengern gesehen hatte. Doch der Strahl war so hemmungslos dürftig und wirkte so jung wie ein Frühjahrspflänzchen. Ich konnte nicht anders: Ich war gerührt. Er zog ein Kleenex aus einer Schachtel, die zwischen dem Bett und der Wand klemmte. Kleenex, kein Klopapier: beeindruckend, dachte ich, denn ein Teil von mir gab immer einen Kommentar ab.

Ich hatte Angst, hier übernachten zu müssen, in dem schmalen Bett mit dem einen düsteren Kissen, doch dann wurde klar, dass er das nicht erwartete. Er half mir beim Einsammeln meiner Sachen, sah zu, wie ich mich anzog, küsste mich, berührte mich wieder an der Taille. Ich fand es schade, dass er seine Hand zurückzog und mich nicht mehr küsste. Warum hatte jeder ein anderes Lieblingsteil?

◇

Ich wachte früh auf und ging joggen. Es war der erste Tag im Jahr, an dem man sich vorstellen konnte, wie der Frühling werden würde. Im Fluss glitzerte Sonnenlicht. Boote mit Rudermannschaften durchschnitten wie lange Stabheuschrecken die Strömung. Alles sah neu und frisch gestrichen aus. Die alten Farbschichten wirkten frisch abgeschliffen.

Danach hatte ich nur Angst, dass nach dem Duschen und Ankleiden ein großes Unwohlsein über mich hereinbrechen und mir zu verstehen geben würde, dass man einem Kater nicht davonlaufen konnte.

Als ich ein paar Stunden später wieder aufwachte, hatte ich keine Kopfschmerzen mehr, auch wenn ich mich fühlte, als sei ich gestorben und nichts sei mehr wirklich. Das Wetter war wie zuvor, jedoch intensiver. Auf dem Weg zur Bibliothek – ich wusste nicht, wohin ich sonst gehen sollte – begegnete ich Gavriil, der vorschlug, einen Spaziergang zu machen. Wir gingen zwei Stunden spazieren und sogen das milde Sonnenlicht auf.

Ich hatte nicht vorgehabt, etwas über die vergangene Nacht verlauten zu lassen, doch er redete so viel über Katie, dass ich ihm am Ende erzählte, ich hätte einen Typ getroffen und sei mit zu ihm gegangen.

«Wie alt?», fragte Gavriil.

Die Frage konnte ich beantworten, weil er seinen Geburtstag erwähnt hatte. «Dreiundzwanzig», sagte ich. Gavriil meinte, das Ganze klinge grenzwertig. Er sah mir in die Augen, hielt mich bei der Hand und sagte, er sei der Meinung, ich solle mit jemandem zusammen sein, der sich wirklich etwas aus mir mache.

Beim Abendessen fragte Riley, ob ich «einen festen Freund» hätte.

«Nein», sagte ich.

Sie runzelte leicht die Stirn. «Adam hat gesagt, er hätte dich auf einer Party mit jemandem gesehen.»

«Stimmt, aber den hatte ich dort gerade kennengelernt», erklärte ich und versuchte mich zu erinnern, wer Adam war. «War das ein Freund von Adam?»

«Adam kennt ihn nicht gut, meinte aber, er halte ihn für einen echt netten Typen. Er ist schon älter, stimmts?» Ich sah die gleiche Neugierde bei Riley, die ich immer bei meinen Tanten gesehen hatte, wenn sie wissen wollten, mit wem ich ausging.

In der Schlange vor der Geschirrabgabe beschrieb ein Typ sein Vorstellungsgespräch bei McKinsey. Man wurde nicht nach Fakten gefragt, sondern aufgefordert, Rätsel zu lösen, bei denen es um die Geheimnisse der Massenproduktion ging: wie M&M-Schokolinsen hergestellt wurden, wie Zahnpasta in die Tuben kam. «Sie wollen wissen, wie man denkt», sagte er giftig.

Nach dem Abendessen hatte ich immer noch Lust, spazieren zu gehen. Ich ging am Fluss entlang Richtung MIT und hörte die Tom-Waits-Kassette mit dem Song «Innocent When You Dream». Die brüllende Sentimentalität brachte mich zum Lachen, und doch berührte mich der Song. Die Sehnsucht eines Menschen, der nicht mehr unschuldig war, nach der Zeit, in der er es war – der Gedanke, im Traum begnadigt zu werden und seine Unschuld wiederzuerlangen oder auch andere Aspekte der Gegenwart erlassen zu bekommen –, ließ mich fast losweinen, obwohl ich eigentlich überhaupt nicht mehr weinte. Ich hatte das Gefühl, meine Augäpfel seien ausgetrocknet. Früher dachte ich immer, zuerst käme die Traurigkeit und danach dann die Tränen, aber in Wirklichkeit war es viel komplizierter, denn wenn keine Tränen flossen, flachte die Traurigkeit irgendwie ab und wurde seichter. Was war, wenn die Wirkung von Zoloft darin bestand, dass es einfach alles austrocknete?

Klotzige Häuser flankierten den Fluss. Manche waren dunkel und lagerhallenartig, andere hell erleuchtet. Der Mond war aufgegangen und Flugzeuge und Satelliten blinkten rätselhaft. Ich fand, es war an der Zeit, Bilanz zu ziehen: zurückzublicken auf das, was ich über das ästhetische Leben gelernt hatte.

Die einfachste Form des ästhetischen Lebens betraf die Verführung junger Mädchen, die dann fallen gelassen und in den Wahnsinn getrieben wurden. Das hatte ich aus Büchern gelernt. Es gab da ein Anwendungsproblem: Was tat man, wenn man selbst ein junges Mädchen war? Nadja war ein Mädchen gewesen und hatte versucht, ästhetisch zu leben. Das hatte bedeutet, dass sie verführt und fallen gelassen und in den Wahnsinn getrieben wurde. Doch das war damals gewesen. Was sollte man heute tun: Männer verführen und sie dann fallen lassen? War es das, was der Feminismus möglich gemacht hatte? Irgendetwas daran fühlte sich nicht ästhetisch an. Man denke nur an die wütenden, klagenden Männer. Vielleicht solltest auch du junge Mädchen verführen und fallen lassen: Hatte der Feminismus *das* möglich gemacht? Aber was sollte man mit den jungen Mädchen anfangen? Und würde man dadurch nicht in einen unrentablen Wettbewerb mit den Männern geraten?

Vielleicht war es okay, die Männer in einem umfassenderen Sinn zu «ruinieren»: nicht so, wie Männer Mädchen ruinierten, indem sie sie aus der Gesellschaft und in Klöster oder Nervenheilanstalten trieben, sondern indem man sie bezahlen ließ, wie es schon zu Kierkegaards Zeiten geschah. Ich sah keinen Gewinn darin, ein anderes menschliches Wesen in eine Nervenheilanstalt zu treiben; aber mit Geld konnte man reisen oder Bücher schreiben: Man konnte ästhetisch leben.

Wo zog man die Grenze zwischen dem Versuch, einen bestimmten Menschen dazu zu bringen, sich in einen zu verlieben und einem Geld zu geben, und dem Versuch, in einem weitgefassteren Sinne Geld aus der Welt herauszuholen?

Der nächste Song auf dem Tom-Waits-Album hieß «I'll Be Gone». Tom zählt verschiedene Dinge auf, die er an diesem Abend tun würde: den Pharaonen die Herzen herausschneiden, tausend Schiffswracks trinken, ein Laken auf seinem Bett bemalen. Der Refrain war: «And in the morning I'll be gone» – «Und am Morgen bin ich tot». Ein Hahn krähte. Ich musste an die Stelle im *Tagebuch des Verführers* denken, wo der Verführer bis spätnachts aufbleibt und Cordelias Untergang plant – währenddessen denkt er daran, wie traurig das alles war, und dann kräht ein Hahn und er schreibt, Cordelia höre diesen Hahn vielleicht auch – glaube aber, ein neuer Tag breche an.

Tom Waits wurde immer aufgeregter und schrie jetzt nur noch beliebig klingende Sätze: «800 pounds of nitro!», «I have a french companion!». «I'll Be Gone» war in mancher Hinsicht ein Gegengift zu dem Gefühl, für das die neue Single der Cranberries stand. «When You're Gone» – «Wenn du tot bist» hieß sie und reproduzierte mit ihren schmalzigen Fünfzigerjahre Doo-Wop-Harmonien immer wieder das träumerische, vielschichtige, schreckliche Ausmaß der Dinge ohne einen selbst. Wie konnte *ich* es bloß anstellen, tatsächlich tot zu sein?

Ein Schlüssel fand sich in dem Satz «das Land verlassen». «Ich verlasse das Land.» «Ich muss das Land verlassen.» War das Reisen nach Übersee nicht gewissermaßen der Maßstab gewesen, mit dem Iwan gemessen hatte, was ein Mensch wert war – selbst wenn er ansonsten meist auf die Reichen herabblickte? Später, in Ungarn, hatten andere Leute mir dieselbe Frage gestellt: «In welchen Ländern waren Sie schon?» – genau in demselben Ton, aus dem hervorging, dass es kein Privileg war, das Land zu verlassen, sondern eine Art Leistung.

Welche Beziehung bestand zwischen dem Verlassen des Landes und einem ästhetischen Leben? Was genau an Amerika machte das eigene Leben unästhetisch? Oder kam mir das nur so vor? Dachte nicht die ganze Welt, Amerikaner seien Babys? Einen Großteil meiner Kindheit über war ich das einzige Kind im Amerikakapitel meiner Familie und die einzige Amerikanerin in der gesamten Familie, und niemand hatte genau zwischen meinem Amerikanischsein und meinem kindischen Verhalten unterschieden: dass meine Eltern Erdnussbutter und Flintstones-Vitamine für mich im Koffer dabeihatten und andere Kinder darauf hingewiesen werden mussten, sich nicht über mich lustig zu machen, weil ich mich nicht auskannte. (Meine Cousine Evren beklagte sich immer noch darüber, dass ich bei allem geweint hätte und man ihr die Schuld dafür gegeben hatte.) Sahen die Leute in anderen Ländern die Amerikaner nicht genau auf dieselbe Weise – in ihrer Unschuld, ihrer Disneyworld, ihrer Unfähigkeit, Autos mit Gangschaltung zu fahren? Mit ihrem Beschütztsein – das auch auf mich zutraf – vor der «Realität», die sich anderswo abspielte?

Früher hatte ich auf Menschen herabgeschaut, die bereits in Panik gerieten wegen des Sommers und sich wie wild darum bewarben, in Merrill Lynch zu arbeiten oder Häuser in Tansania zu bauen. Mir wurde jetzt klar, dass ich unrecht gehabt hatte: Ich sollte ebenfalls in Panik geraten. Ich musste irgendwie jemanden finden, der mich dafür bezahlte, dass ich das Land verließ.

Welche Beziehung bestand zwischen dem Verlassen des Landes, der Zerstörung von Menschen, sich zu verlieben und Sex zu haben? Es gab eindeutig eine Beziehung. Langsam dämmerte mir, dass ich, was den Sex anbelangte, eine Notmaßnahme für eine nachhaltige Richtlinie gehalten hatte. Doch der Notfall war die Kindheit selbst gewesen, und Sex bewerkstelligte, dass man kein Kind mehr war. Es war das, was der Kindheit ein Ende bereitete.

Ich hatte gedacht, ein ästhetisches Leben wäre mehr wie eine Reihe von Abenteuern und nicht wie ein Entwicklungsroman oder der Lebenszyklus eines Frosches, in dem es eine großartige Entwicklung gab, die mit der «Reife» und Fortpflanzungsfähigkeit endete. Doch weder ein ästhetisches Leben noch irgendein Leben waren vorstellbar, ohne dass man sich verliebte. Ohne Liebe wurde das Wissen zur Schererei, es wurde eine Schikane und eine Zumutung. «Mein Land.» «Lern etwas über mein Land.» Nur wenn man verliebt war, wollte man etwas über das Land eines anderen Menschen erfahren oder auch etwas über Dinge, die außerhalb der eigenen Erfahrungswelt lagen. Sich zu verlieben, war essenziell für einen Roman. Das russische Wort für «Roman» – roman – bedeutete auch «Liebesaffäre». Eine «Liebesaffäre» bedeutete auch Sex, oder zumindest stand er als Frage im Raum.

Welche Beziehung bestand zwischen Liebe und Sex? Selbst in der Mittelschule wusste ich, dass es mit «Verliebtsein» zu tun hatte, wenn meine Unterhose nass wurde, dass ich träumte, ich sei schwanger, dass ich das Wort «Orgasmus» im Wörterbuch nachschlagen wollte. Doch weiter hatte ich nicht gedacht. Es war nie ein akutes Problem gewesen – besonders, weil niemand irgendwie angedeutet hatte, er wolle Sex mit mir haben. Jetzt hatten sich viele Variablen verändert. Erstens herrschte kein Ausnahmezustand mehr und ich musste kein Kind mehr sein. Es wurde Zeit, Schriftstellerin zu werden und über die Conditio humana zu schreiben. Zweitens: Hatte dieser Freund von Şahin, der im Nachhinein betrachtet nicht schlecht aussah, nicht mit mir schlafen wollen? Ich ging die ganze Interaktion in Gedanken noch einmal durch und kam zu keiner anderen Deutung.

Wenn das Sichverlieben die einzige Art war, etwas zu lernen, und wenn Sichverlieben in gewisser Weise mit Sex zu tun hatte, konnte dann die Tatsache, dass ich noch nie Sex «gehabt» hatte, erklären, warum es mir so vorkam, als hätte ich nie wirklich etwas gelernt – warum ich beispielsweise anscheinend nichts über Ungarn gelernt hatte –, und warum alles, was ich lernte, sich irgendwie unvollständig anfühlte und sinnlos? War es der Sex – Sex «zu haben» –, der mir den Sinn meines Lebens als Geschichte zurückbringen würde?

Hätte ich mit diesem Typen schlafen sollen, als sich die Gelegenheit dazu bot? Sollte ich es jetzt tun? Wie sollte ich das anstellen? Wollte er überhaupt noch? Ungünstigerweise hatte ich seinen Namen nicht behalten. Şahin hatte uns einander vorgestellt, doch wir hatten beide ausländische Namen, die man ein paarmal hören musste. Allmählich fand ich es wenig verheißungsvoll, dass er mich nicht gebeten hatte, meinen Namen zu wiederholen. Andererseits hatte er vielleicht nur den richtigen Moment verpasst und wollte Şahin später fragen. Als ich diese Möglichkeit in Betracht zog, war ich mir sicher, dass es so kommen würde: Er würde meinen Namen herausfinden und mich dann kontaktieren.

MÄRZ

Die gängigste Methode zur Finanzierung einer Auslandsreise bestand darin, für das Reisehandbuch *Let's Go* vor Ort zu recherchieren. Jedes Jahr wurden an die hundert Leute in alle Welt geschickt, um den Reiseführer vom letzten Jahr auf den neuesten Stand zu bringen. Bei meiner Bewerbung gab ich Russland als erste Wahl an, danach Argentinien und Spanien.

In der Zwischenzeit fand ich durch die Studentenarbeitsvermittlung einen Sommerjob bei einem peruanischen Fabrikanten, der eine Teilhaberschaft mit einer Moskauer Supermarktkette begonnen hatte und jemanden einstellen wollte, der Englisch sprach, aber auch Russisch und Spanisch. Es war nicht klar, worin die Arbeit bestand, doch weil ich Russisch und Spanisch gelernt hatte, fand ich es spannend, mich zu bewerben.

Das Radcliffe College erteilte, wie sich herausstellte, besondere Reisestipendien für Frauen. Zuerst kam es mir unfair vor, einen finanziellen Vorteil daraus zu ziehen, dass ich «eine Frau» war, wo alles für mich so viel einfacher war als einst für meine Mutter und für meine Tanten. Andererseits wurde immer klarer, dass buchstäblich nichts fair war. Diejenigen, die das während meiner Kindheit immer wieder gesagt hatten, hatten keine Witze gemacht und auch nicht versucht, ihre mangelnde persönliche Integrität reinzuwaschen. Daher zögerte ich nicht und bewarb mich um ein Stipendium für das Sommerstudienprogramm in St. Petersburg, mit dem ich das Studiengeld bezahlen konnte.

Von Şahins Freund hatte ich nichts mehr gehört und beschloss daher, Şahin nach dessen Namen zu fragen. Şahin wirkte nicht begeistert, aber er verriet ihn mir: Przemyslaw. Przemyslaw – ein Name, von dem ich nicht wusste, wie man ihn aussprach. In einem Roman von Iris Murdoch, den meine Mutter und ich mochten, kam eine Figur vor, die kein Graf war, die aber alle den Grafen nannten, weil er einen polnischen Namen hatte, den in England keiner aussprechen konnte. «Der Name ist ein Kuddelmuddel», hat ein Lehrer freundlich zu ihm gesagt. Ich erinnere mich an «Kuddelmuddel» und «freundlich» und dann noch an die Worte: «Dem Grafen war jetzt zu Bewusstsein gekommen, wie rettungslos er zu seinem Polnischsein verurteilt war.» War das auch Przemyslaws Problem?

In der gesamten Datenbank der Universität gab es nur zwei Przemyslaws, einen davon an der zahnmedizinischen Fakultät. Ich verfasste eine sorgfältige E-Mail an den anderen Przemyslaw und fragte, ob wir uns auf einen Kaffee treffen wollten. Er schrieb sofort zurück. EHRLICH GESAGT TRINKE ICH KEINEN KAFFEE.

Es stellte sich heraus, dass immer irgendwo eine Party stattfand. Wer wollte, konnte jeden Abend feiern. Man brauchte die Leute, die dort wohnten, gar nicht zu kennen. Bei einer Party traf ich zufällig Ham, einen Typ, der letztes Jahr in dem Seminar «Konstruierte Welten» war. Er hatte jetzt längeres Haar, das grün war. An der Art, wie er mich umarmte, merkte ich, dass ich mit zu ihm gehen konnte, wenn ich wollte. Ich ging durchs Zimmer und trank warmes Bier aus einem Solo-Becher. Alle tranken wie besessen dieses Bier, das aus einem kleinen Fass kam. Ich hatte noch nie ein Fässchen gesehen. Es sah merkwürdig wortgetreu aus. Ich ging wieder zu Ham, der sich nicht von der Stelle gerührt hatte, und stellte mich dicht neben ihn. Tatsächlich legte er den Arm um mich und fragte, ob ich gehen wolle. War es schon immer so einfach gewesen und ich hatte es nur nicht bemerkt?

Ganze Armeen winziger bemalter Bleifiguren, die unterschiedlichen Stämmen und Ethnien angehörten, standen überall in seinem Studentenwohnheimzimmer. Die Kommodenschubladen waren verschieden weit herausgezogen und mit grünem Filz bedeckt, wodurch sich Terrassen bildeten, auf denen Krieg herrschte. Ham räumte einen Zug militarisierter Trolle vom Bett und sprach über seine Freundin in Anchorage, die eine Essstörung hatte. Er sagte, im Kurs «Konstruierte Welten» habe er sich schon immer zu mir hingezogen gefühlt, ein Kurs, in dem buchstäblich keiner normal war. Ich sagte ihm, dass ich noch nie Sex gehabt hätte. Er erklärte, es gebe jede Menge anderer Dinge, die wir tun könnten. Eigentlich hatte ich also auch mit ihm keinen Sex. Er hatte einen Riesenschwanz, der Furcht einflößend war und nach oben gebogen wie ein Horn.

Auf einer anderen Party trank ich zwei Cola-Rum und mir wurde furchtbar schlecht. Ich hatte mich seit meiner Kindheit nicht mehr übergeben, und es war noch schlimmer, als ich es in Erinnerung hatte. Der Gastgeber, ein Typ, den ich kaum kannte, machte sich große Sorgen und brachte mich nach Hause, obwohl es seine Party war.

«Ich hätte nicht gedacht, dass du überhaupt kommst», sagte er immer wieder.

Als ich am nächsten Morgen aufwachte, fühlte ich mich so krank wie noch nie in meinem Leben. Ich schleppte mich zum Brunch und erkannte Juho kaum, der sich auf den Stuhl gegenüber setzte. «Ich möchte nicht unhöflich sein, aber du siehst schrecklich aus», sagte er.

Aus seinem Blick blitzte die Informiertheit von jemandem, der eindeutig jede Menge Kater in seinem Leben gehabt hatte und einen Doktortitel in Chemie besaß. Ich sagte ihm, was geschehen war, und fragte ihn, wie es möglich sei, sich nach nur zwei Drinks so mies zu fühlen, wo ich früher doch viel mehr getrunken hatte, ohne dass mir je schlecht geworden sei.

Juho erklärte, dass wir immer noch nicht verstünden, wie Alkohol sich auf das Gehirn auswirke, dass jedoch jeder anders auf die Verbindungen reagiere, die an der Produktion von Ethanol beteiligt seien, und die wiederum unterschiedlich mit der Karbonisierung, dem Zucker und dem Coffein interagiere. Dunkler Alkohol wie Rum hatte mehr solcher Verbindungen als Wodka, weil sie nicht so oft destilliert worden waren, und billiger Rum war nicht so oft destilliert wie teurer. Am Ende spielten so viele Faktoren eine Rolle, dass man wahrscheinlich nie wusste, warum es einem das eine Mal so elend ging und das andere Mal nicht – aber viel Wasser und keinen Fusel zu trinken sei immer gut.

«Interessanterweise hat ein Kater offenbar dieselben Auswirkungen wie ein leichter Alkoholentzug, deshalb fühlt man sich besser, wenn man noch mehr trinkt. Ich habe ein bisschen Wodka in meinem Zimmer», sagte Juho.

«Oh Gott, besser nicht.»

Juho erzählte mir, dass die Leute in Island ihren Kater kurierten, indem sie verrottetes Haifischfleisch aßen, das lange im Sand vergraben war.

«Okay, ich will nie wieder darüber reden oder nachdenken, aber wie lange vergraben sie es?»

«Na ja, bestimmt ein paar Monate.»

Unser Gespräch zeigte die generell heitere Haltung gegenüber Alkohol – gegenüber Menschen, die sich übergaben und das Bewusstsein verloren und einen Kater hatten. Und dennoch ... war da dieses Sterbegefühl. Natürlich starb man nicht wirklich. War das der Quell unserer Heiterkeit: die Diskrepanz zwischen der gefühlten Ernsthaftigkeit und der tatsächlichen Banalität?

Ich erinnerte mich jetzt, dass ein Typ vom MIT im Herbst während eines Aufnahmerituals an Alkoholvergiftung gestorben war. Damals hatte ich das als Geschichte über einen Typen abgetan, der so doof war, dass er sich zu Tode trank. Jetzt sah die Sache anders aus. Schließlich war ich doof genug gewesen, so viel zu trinken, dass ich mich übergeben musste. Und zwar, weil es überraschend geschah. Vielleicht war es dem Typen beim Aufnahmeritual ja genauso ergangen. Allgemeiner gesprochen: Warum hielt man dieses Ritual für löblich, gesellig und lustig, während diejenigen, die sich ihm unterziehen mussten, oft das Gefühl hatten, sie stürben, und dann gelegentlich tatsächlich starben?

Natürlich konnte man keine Party ohne Alkohol feiern – das war mir jetzt klar geworden. Ich verstand, warum nicht. Der Grund war, dass die Leute unerträglich waren. Aber ließ sich das nicht irgendwie umgehen? Juho sprach über diverse finnische Forschungsarbeiten zum Thema Alkoholismus. Warum erforschte niemand, wie Menschen erträglicher werden konnten?

«Vielleicht haben wir hier den Fall, dass ein großes, unlösbares Problem auf ein kleineres Problem reduziert werden muss, das lösbar ist», sagte Juho.

◇

An einem Sonntagnachmittag ging ich mit Oak ins Filmarchiv, wo wir uns eine restaurierte Version von *Iwan der Schreckliche* ansahen. Danach gingen wir um das Gebäude, in dem die Geisteswissenschaften untergebracht waren. Als die Reinigungscrew fort war, gingen wir zurück in den dunklen Vorführungssaal und setzten uns auf den Boden – wie interessant, die Leinwand aus einem ganz anderen Blickwinkel zu sehen – und redeten halbherzig über Bärte. Irgendwann fragte ich mich, ob Oak mich küssen würde, was er dann tat. Er war keiner, den ich gerade erst getroffen hatte, und wir hatten keinen Alkohol getrunken. War das der Grund, warum die kognitive Herausforderung größer als üblich war? Er fing an, mir die Jeans aufzuknöpfen, doch ich sagte wahrheitsgemäß, ich hätte meine Tage, woraufhin wir uns frisch machten und mit Riley und den anderen zum Abendessen gingen.

Als wir uns verabschiedeten, stand ich einen Moment neben

Oak, und er hielt kurz meine Hand, doch ansonsten war alles genau wie immer.

Bei einer anderen Party traf ich einen Typen, der eine so grotesk nagende, eindringliche Art zu küssen hatte und dabei eine so öde, einfältig grinsende und durchtriebene Haltung an den Tag legte, dass ich es nicht ertrug. Der Typ hatte denselben Akzent wie Lakshmi, über die er dünkel- und onkelhaft sprach. Die Party fand in einem weit entfernten Wohnhaus statt, sodass ich eine Viertelstunde in eisiger Kälte an einer Shuttlebushaltestelle stehen und vortäuschen musste, krank zu sein, und dabei versuchte, den Typen davon abzuhalten, an meinem Nacken zu nagen.

Wenn ich früher Mädchen hatte darüber reden hören, dass verschiedene Typen gut oder schlecht küssten, war ich – ohne ihre Worte bewusst anzuzweifeln – immer davon ausgegangen, dass sie maßlos übertrieben und die guten oder schlechten Gefühle, die sie für einen Typen empfanden, mit der von ihm erfundenen Technik verwechselten. Küssen war einem nicht vorgekommen wie etwas, bei dem man besonders gut oder schlecht sein konnte. Ich verstand jetzt, wie sehr ich mich geirrt hatte.

Die ganze nächste Woche lief mir immer wieder dieser Nager über den Weg. Er grinste mich aus allen Ecken einfältig an und machte Anspielungen.

Ich schrieb dem Grafen noch eine E-Mail. OK, VERGISS DEN KAFFEE, schrieb ich. DA IST NOCH WAS, BEI DEM DU MIR BEHILFLICH SEIN MUSST. Ich versuchte, es ganz genau zu erklären, damit es kein Missverständnis gab, denn ich wusste ja nicht, ob er es richtig lesen würde. Nachdem ich auf Strg und S gedrückt hatte, machte ich meine Russischhausaufgaben. Nach drei Aufgaben klingelte das Telefon.

Seine Stimme war tiefer, als ich sie in Erinnerung hatte. Er sprach meinen Namen nicht ganz korrekt aus, was ich erregend fand.

«Selin hat mit einem Jungen telefoniert», sagte Riley, als ich eingehängt hatte. Ich zwang mich zu einem Lächeln. Woher wusste sie das? Das Gespräch hatte kaum eine Minute gedauert. Wahrscheinlich hatte mein Ton mich verraten.

Die nächsten drei Tage zählten zu den friedlichsten, die ich je erlebt hatte. Ich überlegte nicht, was geschehen würde. Es stand bereits fest, deshalb konnte ich endlich aufhören, darüber nachzudenken.

Am Abend des dritten Tages ging ich zum Joggen, duschte und starrte in meine Kleiderschrankhälfte. Sollte ich mich schick anziehen? Ich beschloss, Jeans zu tragen und ein Cordhemd in braunstichigem Orange, das ich im Garment District gekauft hatte. Als ich gerade gehen wollte, merkte ich, dass ich meine Schlüssel verlegt hatte. Ich suchte sie zehn Minuten lang und fand sie schließlich an einer unübersehbaren Stelle – unter Stanley. Ich hob ihn hoch, und er drehte sich tatsächlich um und blickte mich mit gelben Augen an: Was verbarg sich hinter den schwarzen, mandelförmigen Pupillen? Dann wandte er sich ab und starrte die Wand an.

Die Uhren waren gerade vorgestellt worden. Es war fünf nach sieben. Die kräftigen kahlen Äste hoben sich vom leuchtenden Himmel ab, doch vereinzelt brachten die Straßenlaternen winzige Knospen zur Geltung, die sich gerade erst zeigten. Es hatte vor einer Weile geregnet, und wenn ein Auto vorbeifuhr, klang der Asphalt noch nass. Ich konnte alles riechen: den Regen, das Straßenpflaster, die Reifen, die feuchte Erde, die Baumrinde, die kaum sichtbaren jungen Blätter. Das Leben zu sehen – sehen, wie es wirklich war.

Aus einem Reflex heraus beeilte ich mich zuerst, weil ich «spät dran» war. Doch dann überlegte ich es mir anders. Er würde nirgendwo hingehen. Ich sollte mir Zeit nehmen und so viel wie möglich sehen, bevor das Fenster sich wieder schloss.

«Deine E-Mail hat mich wirklich überrascht», sagte der Graf. «So was hat mir noch nie jemand geschrieben.»

«Nein?» Ich schaute mich im Zimmer um. Er betrachtete mich amüsiert und voller Ironie.

«Ich glaube, wir können beide keine Geheimnisse für uns behalten», erklärte er vielsagend.

Was sollte das bedeuten? Dass ich es niemandem erzählen durfte? «Mmh», sagte ich unverbindlich. Aus dem Augenwinkel sah ich ein Dreierpack Kondome und eine teilweise ausgedrückte Tube K-Y Jelly. Wozu war das Zeug benutzt worden? Wann war es gekauft worden? Wie war es in die Tube gekommen? Ich dachte an die immensen Fabriken und die Riesenmaschinen und die Millionen Dollar, die Gussformen, in denen das geschmolzene Plastik geformt und gepresst wurde, an die Einstellung der Ingenieure und Fachberater, daran, dass manche dieser Berater in College-Cafeterien geschickt wurden, um die Leute zu fragen, wie verschiedene gallertartige Substanzen in Tuben gelangten – weil sie wissen wollten, wie man dachte.

«Du hast nicht zufällig was zu trinken?», sagte ich laut.

«Du meinst Alkohol? Leider nein. Bist du nervös?» Seine Stimme hatte auf einmal etwas Spöttisches. Ich fand es tödlich und musste etwas dagegen unternehmen. Ich brachte mich dazu, ihm in die Augen zu sehen, nahm seine Hand – so etwas Dreistes hatte ich nie zuvor getan – und legte sie auf meine Brust, dorthin, wo ich mein Herz vermutete, obwohl ich zeitweilig rechts und links verwechselte. Aber machte das etwas aus, pochte nicht mein gesamter Brustkorb? Es funktionierte. Er war jetzt wieder ernst.

«Wir müssen nichts tun, was du nicht möchtest», sagte er.

«Ich weiß», sagte ich.

Er bewegte seine Hand weiter nach unten. «Wir machen ganz langsam.»

Und dann war es wieder, als glitte man ins Wasser zurück, nachdem man im heißen Sand gelegen hatte, und zu wissen, dass man so zwischen Strand und Meer hin und hergehen würde, bis die Sonne verglüht und im Wasser versunken war. Ich war ruhig und gleichzeitig aufgeregt, auf eine Art, die sich inhalierbar anfühlte – ich wollte sie einatmen. Als er mir die Jeans aufknöpfte, gab es einen kurzen Ruck – war er nicht ein bisschen zu prosaisch? –, doch als ich mich davon erholt hatte, war es ganz angenehm, weniger Kleider am Leib zu haben.

Sein Mienenspiel wechselte fortwährend. Ich wusste, dass er nicht die gleichen Gefühle hegen konnte wie ich, doch zumindest in diesem Moment kamen sie mir ebenso vielfältig vor. Wie nahe ich mich ihm fühlte und dabei spürte, dass auch er es fühlte. Ich dachte: Hätte es ihn umgebracht, wenn er zuerst Kaffee mit mir getrunken hätte? Wir unterzogen uns der bizarren Tortur, auf sein Bett zu klettern.

Ich verstand, warum Orgasmen vorgetäuscht wurden. Er würde eindeutig weitermachen wie bisher, bis sich etwas änderte. Aber was er tat, funktionierte nicht so richtig, und ich wusste nicht, wie ich ihn anleiten sollte. Es war so, wie wenn man im Wald ein Geräusch hörte und nicht wusste, woher es kam; und selbst wenn ich die Richtung gewusst hätte, hätte es zu lange gedauert, an die Stelle zu gelangen – seit Neuestem schien es länger zu dauern –, und dann hätte ich mir Sorgen gemacht, dass es ihm langweilig oder ungemütlich werden würde, und selbst wenn ich gewusst hätte, dass dem nicht so war, wäre ich nicht imstande gewesen, eine derartige Intensität und Spannung zu ertragen, ohne zu wissen, wie und wann und ob sie je enden würde. Es wurde immer zwingender, dass ein Höhepunkt erlangt oder hergestellt wurde – nicht nur, damit er aufhörte, sondern auch, damit er sich meisterhaft und sanft und versiert fühlte, was wir beide nötig fanden, und damit ich mich so empfänglich und gelöst und dankbar fühlte, wie wir es uns beide wünschten. Ich hörte Töne aus mir herauskommen, die mir ganz neu vorkamen: diese Art leiser Schreie, die in Filmen zum Ausdruck brachten, dass etwas gegen den Willen oder die Entscheidung eines Menschen geschah, gleichzeitig aber das waren, was dieser Mensch am meisten wollte. Der Atem stockte mir in der Kehle, und ich erlebte Zuckungen, die ich erzeugte und die mir gleichzeitig unfreiwillig widerfuhren. Was genau war dann *vorgetäuscht*?

Er lachte leicht und bewegte seine Hand weiter. «Mein Gott, bist du nass.» Ich verstand nicht, was er meinte, bis er es mir zeigte. Danach zerfloss mir auch noch das Herz.

Er setzte sich auf, und ich hörte, wie die Kondomverpackung zerriss. Ich setzte mich ebenfalls auf, um mehr zu sehen. Wie konnte es so aufgerollt sein? Wie groß war die Maschine, die das bewerkstelligte? Wie würde er es überziehen? Wie fühlte es sich an?

«Du wirkst fasziniert», sagte er leicht unzufrieden.

«Warum auch nicht?»

Er sagte nichts, doch als er die Hände wieder frei hatte und über mir war, merkte ich, dass er sich wieder in dem von ihm bevorzugten Zustand befand, der darin bestand, dass ich nicht fasziniert war. Ich sollte nicht über die Kondomfabrik nachdenken und mich nicht fragen, warum man es Trojaner nannte, wo das Trojanische Pferd doch eine Geschichte über Durchlässigkeit war, darüber, dass die Griechen ausschwärmten und den Trojanern entgegentraten, die geglaubt hatten, sie seien geschützt – und in dem Augenblick, als er mich auf den Rücken drückte, wurde ich mir freudig erregt bewusst, dass ich diese Lage ebenfalls bevorzugen konnte und gar nicht über so vieles nachdenken musste. Es war das Gegenteil von «sie wollen sehen, wie man denkt». Man brauchte nichts tun als zu ihm aufzublicken und unser beider Bewusstsein davon, dass er der Stärkere war, zu bekräftigen. Was für ein Glück, dass das, was er wollte, etwas war, was ich auch imstande war in höchstem Maße zu wollen – dass sich mein Begehren mit der konkreten gesellschaftlichen Wirklichkeit deckte oder decken konnte. Ich fühlte, wie mein Körper sich auf die konkrete gesellschaftliche Wirklichkeit einstellte.

«Bist du sicher, dass du es willst?»

Ich nickte.

«Ich glaube, du musst Ja sagen.»

«Ja, ich will es.»

Unvorstellbarer Schmerz schoss durch mich hindurch. Ich schrie auf, aber anders als zuvor, und wusste, dass dies wirklich nicht freiwillig war und daher nicht vorgetäuscht – weil es die Verlängerung dessen war, was jede Faser meines Seins zum Ausdruck brachte: dass es etwas war, was nicht geschehen durfte.

«Versuch zu entspannen», murmelte er.

Ich holte tief Luft und schloss die Augen. Erst dachte ich, die Entspannung würde wirken. Doch dann ging der Schmerz richtig los. Ich brachte mich dazu, mich in ihn *hinein* zu entspannen. Er wurde stärker und immer größer, bis er den höchsten Wolkenkratzer überragte und sich über mir zusammenbraute.

«Soll ich aufhören?»

«Nein.» Der Gedanke, all das später noch einmal durchmachen zu müssen, weil wir es beim erste Mal verkorkst hatten, war unerträglich.

Er trug mehr Gleitmittel auf. Ich sah Blut auf dem Kondom, was mich beruhigte. Endlich passierte etwas.

Es passierte weiter. Wieder sagte er zu mir, ich solle mich entspannen. «Du musst mich machen lassen», erklärte er. Ich dachte daran, ihn *machen zu lassen*. Es wurde so unglaublich intensiv, dass ich mir sicher war, es sei vollbracht, oder zumindest fast. Doch dem war nicht so.

«Ich bin noch gar nicht richtig drin», sagte er. Ich entdeckte einen Hauch Panik in seiner Stimme.

«Blutet es immer so stark?», fragte ich.

«Keine Ahnung», sagte er angespannt.

«Wie war dein erstes Mal? Hatte sie mehr Erfahrung?»

«Könnte man sagen», erklärte er ironisch und ließ durchblicken, dass es eine Prostituierte gewesen war.

Er versuchte nicht zu zeigen, dass er sich aufregte, weil Blut auf sein Schädelkissen geraten war. Die Besonderheit seiner Reaktion hatte etwas Erregendes – sie zeigte sehr präzise, wie er war: rücksichtsvoll genug, um zu verbergen, dass er aufgebracht war, aber nicht rücksichtsvoll genug, sich mehr anzustrengen oder gar nicht aufgebracht zu sein. Dann schien er sich wieder unter Kontrolle zu haben. Auch das war sexy: zuzusehen, wie er etwas eroberte, auch wenn die Eroberung ihm selbst galt. «Wir sollten vielleicht etwas ausprobieren, was ein bisschen unkonventionell ist», sagte er in seinem zuvorkommenden, amüsierten Ton und half mir vom Bett. Er schob seinen Computer auf die andere Schreibtischseite. Wollte er den jetzt benutzen? Dann legte er mich auf dem Schreibtisch auf den Rücken, dorthin, wo zuvor der Computer gestanden hatte, und zog meine Beine an seine Brust.

Mein Kopf schlug dauernd ans Fenster und ich konnte auf den Fluss hinaussehen, bis zu Iwans altem Studentenwohnheim.

◊

Ich ging die feuchte Straße hinunter und fühlte mich hellwach und unerhört ruhig. Zum ersten Mal, seit ich mich erinnern konnte, hatte ich keine Schuldgefühle, weil ich nicht arbeitete. Ich hatte das Gefühl, dass die Zeit nicht mehr zählte.

Laut meiner Armbanduhr waren drei Stunden vergangen. In meinem Gedächtnis fehlte ein wenig Zeit. Irgendwann hatte er etwas über seinen Mitbewohner gesagt und gefragt, ob ich duschen wolle. Als ich die Situation im Blick hatte, war klar, dass ich nichts nötiger hatte, als zu duschen.

Die Dusche war wie ein fremdes Land: Bis auf eine fast leere Flasche Head & Shoulders stand dort nichts weit und breit, völlig anders als die Dusche, die ich mit den drei Mädchen teilte, in der man immer zwischen Rahmapfel-Shampoo und Aprikosen-Peeling Platz für das Regenwald-Rasiergel schaffen musste. Auch das Handtuch war anders. Es war grob und grau und in keiner Weise unseren Handtüchern überlegen – im Gegenteil –, und trotzdem strahlte es eine Art beschützender Stärke aus, die Sehnsucht in mir auslöste. Wie wäre es, wenn es sich um das eigene Handtuch handeln würde? Als Kind lernte man, dass alle weichen, bunten Dinge für Mädchen waren, und damals hatte ich das Gefühl, Glück gehabt zu haben. Doch dieses grobe graue Handtuch ... war ich hereingelegt worden?

Eine Weile zuvor war er auf die Toilette gegangen und ich hatte vor dem Schreibtisch gestanden. Ich sah seine Hose mit dem schweren Gürtel, den schweren Stoff, alles viel schwerer als meine Kleider, stark zusammengeknüllt auf dem Boden liegen. Ich hatte den Wunsch, seine Kleider zusammenzufalten, und dachte, ich könnte ihm damit etwas Gutes tun, was uns vielleicht einander gleichgestellter gemacht hätte. Ich hatte die Sachen aufgehoben, ausgeschüttelt und glatt gestrichen und legte sie gerade über den Stuhl, als er ins Zimmer trat – und ich ihm ansah, dass ich etwas falsch gemacht hatte, dass ich seine Hose nicht hätte falten sollen.

War es davor oder danach gewesen, als ich, die Szene des Blutbads überblickend, herausgesprudelt hatte: «Das war es also, worum so viel Tamtam gemacht wird?»

«Nein!» Er klang tatsächlich besorgt, dass ich das dachte. Ich war gerührt, aber auch enttäuscht, dass er meinen Witz, den ich wirklich gut fand, nicht zu schätzen wusste. «Normalerweise ist es nicht so», sagte er. «Das wirst du schon sehen.»

«Tatsächlich?», sagte ich. Die Worte luden sich elektrisch auf und steckten die Fronten ab – geladen mit der tödlichen Gefahr, die von der Frage ausging, ob ich ihn wiedersehen würde.

Es hieß, man müsse sich gut überlegen, bei wem man seine Jungfräulichkeit verliere, weil man sich an denjenigen binden würde, den Akt wiederholen wolle, nie darüber hinwegkommen würde. Und tatsächlich, auch wenn es eine der schmerzvollsten Erfahrungen meines Lebens gewesen war, empfand ich ihm gegenüber dennoch so etwas wie Dankbarkeit und ein Gefühl der Ergebenheit, das schwer vom Begehren zu unterscheiden war – schließlich musste man sich ja in *irgendetwas* ergeben.

Ich musste an eine Reklame für Virgin Atlantic denken, die ich einmal an einer Bushaltestelle gesehen hatte (warum hatte man eine ganze Fluggesellschaft so genannt?): Das erste Mal ist unvergesslich. Es hieß, das erste Mal sei unvergesslich, aber niemand sagte einem, ob der oder die andere dein erstes Mal vergaß. Als ich mir vor Augen führte, wie ich im Badezimmerspiegel ausgesehen hatte – verweintes Gesicht, Beine und Leib blutverschmiert und voller K-Y Jelly fand ich, es sei durchaus möglich, dass er sich erinnern würde.

Die Mineralwasserautomaten im Speisesaal leuchteten im Dunkeln. Ich trank ein Glas Gatorade und dann ein Glas Wasser. Wie war ich hierhergeraten? Im Dunkeln erkannte ich eine einsame Gestalt, die an ihrem Laptop tippte. War das Juho?

«Ach, ich hatte gehofft, dass du kommst», sagte Juho, als ich bei ihm war. «Immer vergesse ich, dir das hier zu geben.» Er machte den Reißverschluss seines riesigen Rucksacks auf und überreichte mir eine zerknitterte Plastiktüte mit Türkisch Pfeffer, finnischen Bonbons. Diese teerschwarzen Pastillen schmeckten stark nach Lakritz und Salz, sodass man das Gefühl hatte, Schwimmbadwasser inhaliert zu haben. Mir war nicht klar, was türkisch an ihnen sein sollte oder was an ihnen so toll war, wollte aber bereits noch eine.

Wir saßen im Dunkeln, lutschten die salzigen Bonbons und redeten über Juhos Winterferien. Im Winter ging die Sonne in Helsinki erst um neun auf und bereits vor vier Uhr nachmittags wieder unter, sodass fast die ganze Zeit Dämmerlicht und Dunkelheit herrschte. Man verbrachte den ganzen Tag in dieser glitzernden, leuchtenden Landschaft – weil das elektrische Licht den Schnee reflektierte – und ging in verschiedene Cafés, um spezielle Musik zu hören und unglaublich starken Kaffee zu trinken. Jeder hatte zu Hause eine eigene Sauna, und obwohl die Landesküche auf Jagen und Fischen beruhte, konnte man in Helsinki leichter vegan leben als in Harvard – kein Mensch aß dauernd Marinarasauce. Juho war noch nie so lange fort gewesen und merkte jetzt, dass er deprimiert gewesen war.

Ich erzählte ihm, dass ich ebenfalls deprimiert gewesen war, mich aber besser fühlte, seit ich Antidepressiva nahm. Juho sagte, er sei froh, dass es mir besser gehe, dass Medikamente aber nicht das Richtige für ihn seien, weil seine Depression eine natürliche Reaktion seines Körpers darauf sei, dass er sich nicht fortpflanze.

Ich dachte, ich hätte ihn nicht richtig verstanden. «Dass du dich nicht fortpflanzt?», fragte ich nach.

«Ja. Du weißt ja, dass wir genetisch so programmiert sind, dass wir uns fortpflanzen, und wenn wir diesem Programm nicht folgen, können wir davon ausgehen, dass wir uns nutzlos und traurig fühlen.» Wenn sein Forschungsstipendium vorbei sei, plane er, nach Finnland zurückzukehren und Kinder zu bekommen statt Depressionen.

Ich dachte an die vielen Menschen, denen ich im Lauf des Lebens begegnet war und die deprimierter gewirkt hatten, nachdem sie Kinder gezeugt hatten. «Aber was ist dann mit der Wochenbettdepression?», fragte ich.

«Ich glaube, die ist hormonell bedingt. So wie man nach einem Orgasmus deprimiert ist. Vielleicht hat es damit zu tun, dass man plötzlich etwas bekommt, was einem vorenthalten war. Aber das ist kein Leiden von Dauer.»

«Aber Eltern zu werden ...» Es ließ sich schwer in Worte fassen. «Wie willst du so viel Verantwortung tragen, wenn du bereits deprimiert bist?»

«Na ja, du gehst davon aus, dass ein Mangel an Verantwortung den Menschen glücklich macht und umgekehrt. Ich halte das für eine sehr amerikanische Annahme. Momentan trägst du relativ wenig Verantwortung. Bist du deswegen froh? Vielleicht würdest du dich glücklicher fühlen, wenn du mehr Verantwortung hättest.»

◊

Am nächsten Morgen wirkten meine Gesichtskanten im Spiegel anders – mitfühlender. Ich blutete immer noch. Das Blut war knallrot, nicht wie bei meiner Periodenblutung. Aber es blutete nicht sehr stark und war daher nicht besonders besorgniserregend. Ich legte also eine Slipeinlage ein und ging zum Russischunterricht. Wir lernten gerade das Partizip Perfekt. Grammatikalisch gesehen wurde dadurch nicht betont, dass man etwas tat, sondern dass man es getan hatte.

«Deine Haare sehen heute hübsch aus», sagte Swetlana.

Zum ersten Mal war ich dankbar, dass Matt mit uns zu Mittag aß, weil ich mir dann nicht überlegen musste, ob ich Swetlana von der letzten Nacht erzählen sollte. Meine Gedanken kreisten dauernd darum, doch dadurch war es einfacher, nominell an dem Gespräch teilzunehmen, das Matt und Swetlana miteinander führten und das um das Thema Stammzellen kreiste.

So ging es den ganzen Tag weiter: Die letzte Nacht lief immer wieder von Neuem ab und verlieh dem ganzen Alltagstrott, den langweiligen Teilen des Tages eine Art gewichteter Legitimität, sodass ich mir wie in einem Film vorkam. Wie kam es, dass man in einer langweiligen Alltagssituation in einem Film weder in Panik noch in Verzweiflung geriet? In einem Film war über die Anzahl, Dauer und Bedeutung der Filmszenen im Voraus entschieden worden. Man musste nur warten, bis sie vorbei waren. Theoretisch traf dies vermutlich auch auf das wirkliche Leben zu – die Anzahl und

Dauer der Szenen war bestimmt nicht unendlich –, doch bestand immer die Möglichkeit, dass es einfach aufhörte, ohne dass etwas Bedeutendes geschehen war.

◇

Lakshmi veranstaltete eine weitere Party, die diesmal ein Motto hatte, und war besorgt, dass die Leute sich nicht richtig anzogen. Das Motto lautete Sadomasochismus.

«S&M, weißt du», sagte Lakshmi. «Bustiers, Netzbodys.» Lakshmi hatte eindeutig den Verstand verloren.

Zuerst wollte ich nicht hingehen, aber dann hätte sich Lakshmi geärgert und ich hätte das Problem gehabt, wie ich mich physisch aus der Welt schaffen sollte. Weil Wochenende war, würden die Bibliotheken geschlossen oder leer sein. In meiner momentanen Verfassung war ich nicht imstande zu arbeiten, wenn ringsum keine Menschen waren, die ebenfalls arbeiteten.

«Dein Aufzug ist ... irgendwie passend!», erklärte Lakshmi und beugte sich vor, um mich auf die Wange zu küssen. Ich hatte mir die Lippen mit Very-Vamp-Lippenstift geschminkt und trug schwarze Spitzenstrumpfhosen mit Blumenmuster. Lakshmi beäugte die Strumpfhose kritisch, entdeckte dann aber, dass sie auf der Rückseite Nähte hatten. Nähte waren offenbar sadistisch oder masochistisch. Lakshmi trug ein schwarzes, enges Lederhalsband mit silbernen Spikes, ein tailliertes Trägertop, einen winzigen Vinylrock und Stöckelschuhe.

Manche, wie zum Beispiel Lakshmi, sahen in ihren Sadomaso-Outfits cool oder interessant aus, die meisten jedoch nicht. Ein besonders öder Redakteur hatte sich einen Plastikball an den Mund gebunden, nahm ihn aber zum Reden dauernd ab, bis er das spuckebedeckte Ding nur noch um den Hals hängen hatte. Zwei Studienanfängerinnen trugen schwarze Spitzen-BHs ohne etwas darüber und wirkten darin traurig und ärmlich. Eine Literaturstudentin, die ich ein wenig kannte, führte ihren lahmen Freund an einer Leine herum. Die hartgesottene Erbin eines Vermögens, das aus einer britischen Lebensmittelkette stammte, und die Microfiction schrieb, in der sie Witze über Krebs machte, trug eine hautenge Lederhose, die zu teuer und daher ebenfalls traurig aussah.

Ich war erleichtert, als ich Oak sah, der einen schwarzen Rollkragenpullover trug und dazu ein Gesicht machte, das Swetlana als demente Nurejew-Miene bezeichnete. Seine Haare standen in alle Richtungen ab und er wirkte äußerst ablenkbar. Irgendwann sprachen wir über russischen Formalismus und dann war er verschwunden. Ich fand ihn im nächsten Zimmer wieder, wo er mit Lakshmis Reitpeitsche spielte. Lakshmi rollte mit den Augen. «Die ist nichts für dich», sagte sie.

Er blickte sie verwegen an. «Und wieso nicht?»

«Weil du nicht interessant genug bist und nicht gut genug aussiehst», erklärte sie.

Ein paar Leute, die in der Nähe standen, lachten unangenehm. Oaks Augen weiteten sich. «Komm schon», sagte ich und zog ihn zur Treppe. «Rauchen wir eine.»

«Warum sagt sie so was?»

«Weil die Leute einander immer nur ablehnen und enttäuschen», erklärte ich.

Er schüttelte heftig den Kopf. «Nein, das hier ist was ganz anderes.»

Wir standen am Fenster, wo Leute rauchten, und ich versuchte, Oak aufzuheitern.

«Du bist immer sehr nett», sagte Oak und spielte dabei mit einem Paar Handschellen, die er offenbar in der Hosentasche gehabt hatte.

«Sind die echt?», fragte ich.

Bevor ich michs versah, hatte Oak mich mit der Handschelle an Jeremy gefesselt, unseren anstrengendsten Freund, der zu uns herübergekommen war, um sich eine Zigarette zu borgen, und der sogar jetzt darüber sprach, dass Michel Foucaults Interesse an Fesselspielen mit seiner Kritik der Strafvollzugsanstalten zu tun hatte.

«Gib mir den Schlüssel», sagte ich zu Oak.

«Ich hab ihn nicht», sagte er. Er nahm einen kleinen Schlüssel aus der Tasche, beugte sich aus dem Fenster, ließ ihn hinunterfallen und ging weg. Ich starrte ihm ungläubig nach. Hatte ich etwas getan, was ihn beleidigt hatte?

«Also ich hoffe, du hast Masogefühle für Treppen, wir müssen jetzt nämlich runtergehen», sagte ich zu Jeremy in dem Versuch, etwas Sadomasomäßiges zu sagen, das uns dazu brachte, die Treppe hinunterzugehen.

«Erst trinken wir was, okay?», erwiderte er. «Es war eine lange Woche.»

«Erst der Schlüssel, dann der Drink», sagte ich.

«Ich bring dir ein Glas Wein.»

«Du bringst mir Wein? Während ich was tue? Hier stehe und auf dich warte?» Wir mussten beide lachen und schlenderten zum Wein hinüber.

«Prost», sagte er und goss den Wein mit einer Hand ein.

«Prost», erwiderte ich und fand, dass es wirklich eine lange Woche gewesen war.

«Weißt du eigentlich», sagte er, «dass ich immer ein bisschen in dich verknallt war?»

Dass er so eindeutig verlogen war, empörte mich. «Was ist mit den Dianes?»

«Ich glaub, das mit denen ist endgültig vorbei», erwiderte er. «Ein Riesenschritt für mich.»

«Erzähl mal», sagte ich und machte mir seine lange Antwort zunutze, um uns unmerklich zur Treppe zu lotsen.

«Du machst dir so gar nichts aus mir, stimmt's?», sagte Jeremy.

«Tut mir leid», antwortete ich.

«Weil du in den Regionalwissenschaften bist.»

«Bitte was?»

«Da gibt es immer einen Fetisch. Weil ich kein Osteuropäer bin, willst du mich nicht mal ansehen.»

Auch wenn ich Jeremy ganz sicher immer anstrengend gefunden hätte, egal woher er kam, stimmte es trotzdem, dass ich ihm nur mit halbem Ohr zugehört hatte, während ich an Iwan und den Grafen dachte, die beide aus Osteuropa kamen. Ich bekam ein schlechtes Gewissen und zwang mich, Jeremy anzublicken. Er hatte graues Haar und trug ein cooles T-Shirt. Andererseits gehörte er zu den Typen, die einem manchmal begegneten und die sich prinzipiell gegen Sport sperrten, was sich an ihrer Statur und ihrem Verhalten offenbarte. Warum hatte er keine Lust, dauernd joggen zu gehen oder zu hungern, um sich verdientermaßen die Aufmerksamkeit der anderen zu verschaffen, so wie Swetlana und ich? Er fuhr jetzt mit dem Finger an der Innenseite meines Unterarms entlang. «Die Haut hier ist in Ordnung, aber eigentlich nur mittelprächtig. Hier, nahe am Handgelenk, da ist sie *grandios*.»

Ich war leicht verärgert. Hatte ich um eine komparatistische Einschätzung meiner Haut gebeten? Ich wies darauf hin, dass die Innenseite seines Unterarms ebenfalls glatt und weich war. «So ist der menschliche Arm nun mal», sagte ich.

«Brauchst du mir nicht zu sagen. Ich habe seidige Haut wie ein Mädchen. Ich bin kein riesiger Jugoslawe.»

Ich sah mich nach einer Möglichkeit um, meine Zigarette auszudrücken.

«Das ist das Erste, womit ich deine Aufmerksamkeit gewinnen konnte. Du hast dich sofort im Zimmer umgesehen. Als würdest du dich fragen: Wo ist der riesige Jugoslawe? Na ja, ich akzeptiere, dass ich kein jugoslawischer Zuchthengst bin. Ich akzeptiere, dass ich dich nicht durch den ganzen Raum mit Augen anblicken kann, die dir sagen: Du weißt genau, dass du mit mir vögeln willst.»

«Vielleicht bist du ja derjenige, der nach einem Riesenjugoslawen Ausschau hält. Ist dir je in den Sinn gekommen, dass dein Interesse an mir eine Übertragung sein könnte?» Noch während ich das sagte, schämte ich mich, weil es so unangemessen und kindisch war, die erste Retourkutsche, die mir in den Sinn gekommen war. Doch Jeremy strahlte vor Begeisterung.

«Gut gekontert», sagte er.

«Wie bitte?»

«Gut gekontert! Was du sagst, ist immer ironisch gemeint, und trotzdem bist du so offen. Du bist der einzige Mensch, der mich von meinen selbstsüchtigen falschen Pathosflügen abhalten kann.»

«Ich bin sehr beschäftigt. Ich habe für so was keine Zeit.»

«Das weiß ich! Du bist genauso mit dir selbst beschäftigt wie ich! Deshalb sind wir wie geschaffen füreinander!»

Etwas Starkes schoss durch meinen Körper. Erst wusste ich nicht, was es war. Dann sah ich den Grafen in einer Lammfelljacke in der Tür stehen. Unsere Blicke trafen sich und er zog die Augenbrauen hoch und nickte kurz. Dann stellten sich andere Leute zwischen uns. Als ich ihn wieder sah, steuerte er direkt auf mich zu. Ich spürte, wie sich mein Körper veränderte – es fühlte sich an, als würde er schmelzen und wie Regen an einem Fenster hinabfließen –, so als besäße er mich irgendwie.

«Wie läufts so?», fragte er.

«Hey», sagte ich.

Sein Blick glitt über Jeremy hinweg. Er nahm ihn nicht wahr. «Bist du in Begleitung?», fragte er bedeutungsvoll – was ich absurd fand.

«Nein», antwortete ich ebenso absurderweise. Ich sah, dass er die Handschellen bemerkt hatte. «Na ja, jemand hat uns die angelegt», erklärte ich.

Sein Gesichtsausdruck veränderte sich – Spott mischte sich hinein. «Sieht aus, als hättet ihr Spaß miteinander», sagte er und packte mich kurz an der Schulter, bevor er wieder in der Menge verschwand.

«Was zum Teufel war das denn», fragte Jeremy.

«Was tun die Menschen je anderes, als einander zu quälen?», fragte ich Jeremy.

Zum ersten Mal trafen sich unsere Blicke, und es war, als ginge ein Vorhang auf und als sähe ich ihn, den eigentlichen Menschen, zum ersten Mal. Ich fühlte mich erleichtert und es war wie ein Versprechen, so als sei das vielleicht der Anfang unserer wahren Beziehung. Doch der Vorhang fiel fast sofort wieder, alles wurde wie zuvor, und ich verstand, dass mir auf dieser Party mit dem Sadomasomotto das wahre Gesicht aller Partys enthüllt worden war: dass sie alle auf irgendeine Weise ein Sadomasomotto hatten.

«Ihr wisst doch sicher, dass alle Handschellen einen Einheitsschlüssel haben», sagte ein Typ in einem grünen Bodysuit, der vorne geöffnet war. (War das Sadismus oder Masochismus?) «Es gibt keine unterschiedlichen Schlüssel für Handschellen», erklärte er noch einmal mahnend.

Wenn das stimmte, mussten wir nur jemanden mit Handschellen finden und um den Schlüssel bitten. Ich überprüfte das Zimmer und bemerkte zwei zierliche Typen, die mit Handschellen aneinander gefesselt von einem Lächeln umgeben waren. Ich zerrte Jeremy zu ihnen. Sie wirkten sehr hilfsbereit. Derjenige mit den Koteletten holte einen kleinen Schlüssel mit nur einer Bartzinke hervor. Er passte perfekt.

◊

Wie konnte etwas ein Schlüssel sein, wenn er nicht anders war als andere Schlüssel? War es nicht ausschlaggebend, dass sich jeder Schlüssel vom anderen unterschied? Auf dem Weg zur Toilette dachte ich darüber nach. Hing es damit zusammen, ob es einem darum ging, viele verschiedene Leute auszuschließen, oder darum, eine einzige Person dazubehalten?

Eine Weile war ich mir vage bewusst, dass es unter meinem

rechten Fuß patschnass war. Ich sah, dass Blut durch die Slipeinlage gesickert, unter den Spitzenstrumpfhosen an meinem Bein entlanggelaufen war und sich in meinem Schuh angesammelt hatte.

◊

Am nächsten Tag hörte das Bluten auf. Ich war erleichtert: Hätte es länger angehalten, hätte ich zum Studentengesundheitszentrum gehen müssen, was immer erniedrigend war. Gleichzeitig tat es mir leid und ich war ängstlich, so, als sei ich wieder im Räderwerk der Zeit – als sei der Ausnahmezustand vorbei.

APRIL

Einmal griff ich spontan zum Telefon und wählte die Nummer des Grafen, doch er ging nicht dran. Ich hinterließ eine Nachricht. Als ich ein paar Tage später vom Abendessen nach Hause ging, hörte ich das Surren einer Fahrradkette. Jemand sagte «Hey, Selin», und es war der Graf. Ich ging bergauf und er rollte den Berg hinunter. Er hob freundlich die Hand, fuhr aber nicht langsamer.

Eine Möglichkeit, die Sache zu sehen, war, dass ich jetzt bei einem weiteren Typ das Gefühl hatte, er wolle nichts mit mir zu tun haben. Damit hatte ich natürlich gerechnet, aber soweit ich darüber nachgedacht hatte, hatte ich das als eine Verbesserung des Status quo betrachtet und die Schlussfolgerung gezogen, dass es erträglicher und legitimer sein würde, wenn der Typ jemand wäre, mit dem ich geschlafen hatte. Es war tröstlich gewesen, sich eine Zukunft vorzustellen, in der ich nicht dauernd an Iwan dachte – auch wenn das bedeutete, dass ich ihn nur durch jemanden ersetzte, der einen noch schlechteren Charakter hatte.

Und ich hatte recht gehabt: Es fühlte sich vergleichsweise erträglicher und legitimer an. Doch zu behaupten, ich würde mich rein sachlich gesehen auch nur im Geringsten amüsieren, wäre eine Übertreibung gewesen.

Im Kreativen Schreiben lasen wir Tschechows *Die Dame mit dem Hündchen*. Es ging um einen verheirateten Mann von fast vierzig Jahren, der in einem Sommerkurort ein Verhältnis mit einer verheirateten Frau beginnt, die halb so alt war wie er. (Also in meinem Alter.) Sie nahm ihr Hündchen überall hin mit. Nachdem sie zum ersten Mal Sex gehabt hatten, weinte sie und sagte, sie sei nun eine «gefallene Frau» und «der Böse» habe sie verführt. Dann verabscheute der Mann sie und langweilte sich. Er sah generell auf Frauen herab und betrachtete sie als «niedere Rasse», auch wenn er immer eine von ihnen um sich haben musste und dauernd Liebesaffären mit ihnen hatte und sie dann vergaß.

Am Ende des Sommers ging der Mann zurück nach Moskau. Zuerst trägt er gerne einen Pelzmantel und geht auf Partys. Doch mit der Zeit denkt er immer mehr an die «Dame mit dem Hündchen». So dachte er von jemandem, der neunzehn war.

Schließlich ging er in die beschissene Provinz, wo die Dame lebte, spürte sie in dem deprimierenden Theater auf, in dem sie gerade eine Premiere besuchte, und wurde sich bewusst, dass sie trotz ihrer gewöhnlichen, ja vulgären Kleidung und Accessoires für ihn der wichtigste Mensch auf Erden war. Als er sie während der Pause bedrängte, bat sie ihn flehentlich fortzugehen und sagte zu ihm, sie sei nie glücklich gewesen und würde es auch nie werden, doch sie würde ihn in Moskau besuchen.

An dieser Geschichte verstand ich vieles nicht. Hatte die Affäre mit der Dame dem Mann gefallen? Wenn ja, warum hielt er sie dann nicht für etwas Besonderes? Wenn sie nichts Besonderes war, warum vergaß er sie dann nicht einfach? Auch sein Verhältnis zu seinen Kindern fand ich verwirrend. Der Teil, wo er seine Tochter in die Schule bringt und ihr die Entstehung des Wetters erklärt, während er dauernd daran denkt, dass er in ein Hotel gehen und Sex mit seiner Freundin haben will: das war etwas, was mir seit jeher bekannt vorkam. Doch die Stelle, an der er sagt: «Er hatte seine Kinder satt, hatte die Bank satt» – und seine Kinder mit seinem Job in einen Topf warf –, die fand ich schockierend.

Im Unterricht redeten alle davon, wie subtil und dezent Tschechow doch sei, weil er seine Figuren nicht idealisierte und deutlich machte, dass der Protagonist ein Flegel war. Wir sprachen darüber, ob es eine «Wiedergutmachung» war, dass er Liebe zu einer Frau empfinden konnte, die banal war und ein graues Kleid trug.

Ich fragte mich, ob ich mit Abwehr auf die Geschichte reagierte, weil ich mich nach dem Sex nicht so wie die Dame verhalten hatte. Ich hatte nicht das Gefühl, dass der «Böse» mich verführt hatte oder dass ich eine «gefallene» Frau war. Ich hielt auch nicht den Atem an, damit der Graf «erlöst» würde, indem ich mir bewusst wurde, dass er nicht ohne mich leben konnte.

Jemand sagte, die Erzählung *Die Dame mit dem Hündchen* breche alle Regeln des Geschichtenerzählens, weil sie keinen Höhepunkt und keine Lösung habe. Leonard sagte, vielleicht sei das ja das Wunderbare an Tschechow: dass er, auf wunderbare Weise, langweilig sei. Stimmte das? War ich auch dieser Meinung? Im Grunde mochte ich Leonard. Man hatte nicht das Gefühl, dass er uns insgeheim hasste oder versuchte, gemein zu sein. Trotzdem tat mir fast alles, was er sagte, weh.

«Selin? Fällt dir dazu was ein?», fragte Leonard.

Ich wusste nicht, wie ich das, was ich wissen wollte, fragen sollte: nämlich, was mit Leonard nicht stimmte und was mit Tschechow nicht gestimmt hatte und warum sie so unglücklich wirkten und auch uns unglücklich machten. Stattdessen redete ich über meine Lieblingszeile in der Geschichte: wo der Typ feststellt, dass alle Partys ein und dasselbe sind. Immer saß man in einem Raum fest, in dem betrunkene Menschen immer wieder dasselbe sagten, «so als säße man in einem Irrenhaus oder einem Gefängnis».

«Das ist eine ganz großartige Beschreibung des Gefühls unerwiderter Liebe», pflichtete Leonard bei. Ich hatte noch nie jemanden getroffen, der das Wort «unrequited» – «unerwidert» – benutzte, und hatte auch nicht gewusst, dass man es so aussprach oder dass Leonard es aus Erfahrung kannte. «Oder nicht unbedingt unerwidert, sondern eben anders verlaufend, als man will.» Leonard starrte ins

Leere und sprach davon, dass «der Maschinerie etwas Falsches zugrunde liege», und alles, was er sagte, stimmte.

◊

Meine Mom leitete eine E-Mail von Jerry an mich weiter. KÖNNEN SIE MIR ERKLÄREN, WAS DIESES SCHREIBEN BEDEUTET? Mir war nicht klar gewesen, dass sie und Jerry einander E-Mails schrieben. Ich wusste, dass er meine Mutter manchmal anrief, um sich zu beklagen, dass seine Frau, die Schickse und eiskalte Diva, gutes Essen nicht zu schätzen wusste. Ihr ideales Abendessen war eine Schüssel Frühstücksflocken, während sie Routinearbeiten für *The New England Journal of Medicine* ausführte.

Betreff: WG: WG: WG: WG: WG: WG: Noch mehr Beweise dafür, dass die Welt voller Idioten ist

* In Wichita, Kansas, wurde ein 22-jähriger Mann in einem Flughafenhotel von der Polizei festgenommen, nachdem er versucht hatte, mit zwei gefälschten 16$-Scheinen zu bezahlen.

Ein Bus, in dem fünf Passagiere saßen, kollidierte in St. Louis mit einem Auto, doch als die Polizei kam, waren vierzehn Fußgänger in den Bus eingestiegen und klagten über ein Schleudertrauma.

* In Radnor, Pennsylvania, verhörte die Polizei einen Verdächtigen, indem sie ihm ein Metallsieb auf den Kopf setzten und es mit Drähten an einem Fotokopierer anschlossen. Die Nachricht «Er lügt» wurde im Fotokopierer platziert und die Polizei drückte immer, wenn sie dachte, der Verdächtige sage nicht die Wahrheit, den Kopierknopf. Da der Verdächtige glaubte, der Lügendetektor funktioniere, war er geständig ...

Ich hatte diese E-Mail schon einmal bekommen und mich über den selbstgefälligen, polizeifreundlichen Ton geärgert. Die Sache mit dem Fotokopierer klang rechtswidrig.

DIESE E-MAIL IST EIN SCHERZ – SIE WIRD VON LOSERN WEITERGELEITET. ICH HABE SIE SCHON VIERMAL BEKOMMEN, tippte ich wütend.

Keine Ahnung, warum er dir so was schickt. Wahrscheinlich, um zu beweisen, wie cool er ist.

Als ich auf die Ctrl-S-Taste gedrückt hatte, wurde mir klar, dass ich die Antwort nicht an meine Mutter, sondern an Jerry geschickt hatte. Mein Herz krampfte sich zusammen. Aber warum eigentlich? Es konnte mir doch egal sein, ob Jerry jetzt wusste, dass ich ihn für einen Loser hielt. War ihm das nicht schon davor klar gewesen?

Im Ukrainischen Forschungszentrum war die Mikrowelle auf einmal von selbst angegangen und hatte unsichtbare Dinge erhitzt. Katja sagte, sie hätte tatsächlich gehört, dass die Mikrowelle Ukrainisch sprach.

«Und Schewtschenko rezitierte?», fragte Rob zweifelnd.

Jemand sagte, eine Mikrowelle könne durchaus Radiosender auf Mittelwelle empfangen. Lieber Iwan, tippte ich, anstatt zu arbeiten.

Kaum zu glauben, dass es schon Frühling ist. Am 1. April hatten wir einen Schneesturm, bei dem alle Tulpen abgefallen und erfroren sind – dachten wir zumindest. «April, April, ihr Arschlöcher!» Jetzt liegen überall untote Tulpen herum.

Ich habe wirklich hart daran gearbeitet, vorwärts zu kommen und dich zu vergessen, wie du mir geraten hast. Das ist nötig und daher möglich.

Mir geht es jetzt besser, ich bin nicht mehr so ängstlich und aufgebracht. Erst hinterher habe ich gemerkt, wie viel Angst ich gehabt hatte! Es war, als sei die Tür blockiert gewesen und ich konnte nicht raus, und ich fing wirklich an, in Panik zu geraten.

Schließlich fand ich heraus, dass die Tür sich durch Sex öffnen ließ. Das war eine Möglichkeit. Ich schrieb einem Typen, den ich auf einer Party kennengelernt hatte, eine E-Mail. Ich weiß nicht genau, ob das eine gute Idee war.

Hast du je vom «Zug des Springers» im russischen Formalismus gehört? Es gibt die Theorie, dass Veränderung und Innovation nie geradlinig verlaufen. Deshalb sind sie immer eine Überraschung und man hat manchmal das Gefühl, Sie seien ein Rückschritt.

Der Maschinerie liegt etwas Falsches zugrunde. Die Mikrowelle sollte nicht Schewtschenko rezitieren!

Doch wenn es Untote gibt, gibt es auch Hoffnung.

Selin

Malin und Elsa kamen nach Boston. Elsa übernachtete eine Nacht bei mir, bis Rileys wütende Blicke sowie die Duftverbindung aus Katzenausdünstungen und Sandelholz sie zu Lakshmi trieben.

«Ist in Ordnung, mach dir keine Sorgen», sagte Lakshmi zu mir und sah nur ein ganz kleines bisschen verärgert aus. Sie war mit der Planung einer New-York-Reise befasst, die sie mit Isabelle und Noor machen wollte, dessen Freund, der Investmentbanker, dem das SoHo-Loft gehörte, gerade Urlaub in Monaco machte.

Ich wurde von *Let's Go* zum Vorstellungsgespräch eingeladen. «Sie studieren also im zweiten Jahr Russisch», sagte der Russlandlektor. «Meinen Sie, Sie können die Sprache gut genug, um einen Funktionär zu bestechen?»

«Das kann ich lernen», erwiderte ich. «Immerhin habe ich schon siebzehn Zeilen aus *Eugen Onegin* gelernt, deshalb ...» Im Vertrauen darauf, dass die Worte, die man sagen musste, um jemanden zu bestechen, sicher keine siebzehn Zeilen in Anspruch nehmen würden, beließ ich es dabei. Dass ich *Eugen Onegin* erwähnt hatte, machte einen sichtbar schlechten Eindruck auf den Lektor. «Die Arbeit besteht vor allem darin, schnell zu reagieren», sagte er. «Ich mache Ihnen einen Vorschlag. Versuchen Sie doch mal, mich hier und jetzt zu bestechen.» Ich versuchte, nicht nervös zu wirken, holte mein gesamtes Bargeld – vier Dollar – aus meinem Schlüsselanhängerportemonnaie und wedelte damit vor dem Gesicht des Lektors. «Wollen Sie vier Dollars?», fragte ich auf Russisch.

«Okay. Also, Sie können mit Geld nicht so rumwedeln», erklärte er und sagte dann noch, ich hätte für «Dollars» den Genitiv Plural verwendet, während nach «vier» eigentlich der Genitiv Singular stehe.

In dem Moment schaltete sich der Türkeilektor ein, den ich zuerst gar nicht bemerkt hatte, und fragte mich aus: Wie gut ich Türkisch spräche, welche Nationalität ich hätte, woher meine Eltern kämen, in welchen Städten ich schon gewesen sei und wie gut ich mich in Zentralanatolien auskennen würde.

Jetzt bloß nicht wieder das mit dem Nervenzusammenbruch, dachte ich – ich wusste nämlich, dass *Let's Go* ein Problem mit amerikanischen Mitarbeiterinnen und Mitarbeitern hatte, die in der Türkei regelmäßig Nervenzusammenbrüche bekamen. Der letzte Typ war in Konya von einem Zuhälter verprügelt worden und hatte sich von einem *Rolling Stone*-Redakteur täuschen lassen, der so tat, als sei er sein Freund, aber dann nur Material für ein Exposé sammelte.

Der Lektor begann die Sache mit den Nervenzusammenbrüchen zu erklären. Wie sich zeigte, hatte ich zwei verschiedene Typen durcheinandergebracht: Der eine hatte einen Nervenzusammenbruch in Konya gehabt, der andere hatte sich in Istanbul mit einem Reporter angefreundet und *dann* einen Nervenzusammenbruch bekommen. Ein dritter Amerikaner war letztes Jahr nach Zentralanatolien gereist und hatte ebenfalls einen Nervenzusammenbruch gehabt. Letzten Endes lief es darauf hinaus, dass *Let's Go* niemanden mehr nach Anatolien schickte, der nicht Türkisch sprach, ich jedoch könnte, wenn ich wollte, dorthin gehen.

◊

Die Geschichte, die Joey im Kreativen Schreiben ersann, handelte von einem Highschoolkid, das «seine Jungfräulichkeit verliert», ein Ausdruck, den ich in Bezug auf Jungs seltsam fand. Der Erzähler lag auf einem alten Sofa auf seiner Freundin, die begann, sich zu winden und zu stöhnen und Schreie auszustoßen, was den Erzähler aufbrachte: Er wollte sich ebenfalls winden und schreien und fand unfair, dass nur das Mädchen sich so benehmen durfte.

Ich war verblüfft. Konnte es sein, dass die Typen auch stöhnen und aufschreien wollten – dass der Kontrollverlust etwas Interessantes und nichts Verachtenswertes war? Aber man stelle sich vor, *alle* würden stöhnen und schreien! Und dass er seine Freundin beneidete ...

Nein, es konnte nicht sein, dass alle Typen so empfanden wie er. Vielleicht war nur Joey so. Und war das der Grund, warum Lakshmi ihn verabscheute?

Ich ging mit Riley und Priya auf eine Party, die nicht auf dem Campus stattfand. Der Graf war ebenfalls dort. Ich merkte, dass er in jedem Zimmer versuchte, mir aus dem Weg zu gehen. Erst dachte ich, es sei Einbildung, aber es stimmte.

Auch der Typ, der mir auf der S&M-Party seinen Handschellenschlüssel geliehen hatte, war da. Damals war er mir nett vorgekommen, doch jetzt sprach er affektiert und sagte immer wieder zu Riley und mir, damit müssten wir zurechtkommen.

«Wenn deine Muttersprache deine Mutterzunge ist, warum ist dann dein Mutterland nicht deine Mutterfotze?», sagte ein Typ.

Ringsum tranken alle Jelly Shots, eine Art Alkopop mit Gelatine. An der Wand hing ein riesiges abstraktes Gemälde, das jemand, wie ich bereits wusste, früher oder später mit einer Vagina vergleichen würde.

Riley und ich hatten die Jelly Shots abgelehnt, weswegen ein paar Leute sich vorgenommen hatten, uns dazu zu bringen, das Zeug zu versuchen.

«Bringen wirs hinter uns», sagte ich zu ihr. Sie zuckte die Schultern und wir stießen mit den winzigen Tassen an.

«Küsschen! Küsschen», skandierte der Handschellentyp. Riley küsste ihn auf die Wange. Ironischerweise waren die Jelly Shots verkorkst worden, weil die Gelatine nicht geliert hatte.

Auf der Suche nach der Toilette ging ich am Grafen vorbei, der neben einem großen Typen mit bauschigem Haar an der Tür stand.

«Das könnte eine Klitoris sein», sagte er. Sie betrachteten das Bild, von dem ich gewusst hatte, dass es mit einer Vagina verglichen werden würde.

Am nächsten Tag erzählte Priya beim Brunch, dass der Graf versucht hatte, sie anzumachen. Sie wusste nicht, dass es der Graf war. «Dieser nuttige Typ mit dem unmöglichen Namen», sagte sie. «Er machte die beiden anderen Südasiatinnen an und kam dann zu mir rüber und ...»

Riley unterbrach sie und wechselte ostentativ das Thema – aus Rücksicht auf mich. Obwohl ich mich durch Priyas Charakterisierung des Grafen als nuttigem Typen, der nicht erwünschte Annäherungsversuche bei Südasiatinnen machte, nicht angesprochen oder verletzt gefühlt hatte, verletzte mich Rileys Annahme, ich würde es auf mich beziehen.

«Es war wirklich widerlich», sagte Priya.

An dem Abend, als ich ihn kennenlernte, hatte der Graf eng mit einem nicht sehr großen Mädchen getanzt, das ein silbernes Kleid trug. Hatte sie ihm einen Korb gegeben? *War* er widerlich? Das war, wie ich wusste, gewissermaßen eine subjektive Einschätzung. Doch die Art, wie Priya es gesagt hatte, und Rileys Reaktion ließen diese Einschätzung objektiv wirken. Andererseits lebte Priya in einer ganz anderen Welt als ich. Sie hatte viel mehr Möglichkeiten, also gewichtete sie die Dinge anders.

◊

«Mein Leben ist ruiniert», sagte Lakshmi mit Grabesstimme. Es war Sonntagnachmittag. Sie sollte eigentlich immer noch in New York sein.

Es begann am Freitag nach dem Mittagessen, als Isabelle Lakshmi mit dem BMW abgeholt hatte. Mia, die Studienanfängerin, die *Finnegans Wake* so gut fand, saß bereits auf dem Rücksitz und tat, als wollte sie die Reise unter keinen Umständen negativ beeinflussen. Als Nächstes holten sie Noor ab. Lakshmi war klar, dass es unerträglich werden würde, ganz egal wie sie sitzen würden – entweder Noor und Isabelle vorne, und Lakshmi und Mia hinten oder Lakshmi vorne und Noor und Mia hinten. Nach dem Rastplatz saßen Mia und Isabelle eine Weile vorne und selbst dann spürte Lakshmi, die mit Noor allein auf der Rückbank saß, dass dessen Energie sich wie das Sonnenlicht auf Mia richtete.

So ging es den ganzen Nachmittag weiter, auch als sie parkten und eine Panne hatten, die mit einem Schlüssel zu tun hatte. Als sie dann auf einer Dachterrasse Bier tranken und sich den Sonnenuntergang ansahen, sagte Mia etwas, woraus hervorging, dass sie Baudelaire mit Baudrillard verwechselte. Noor spielte den Irrtum herunter und Lakshmi fügte hinzu: «Genau, was ist schon ein Zeitunterschied von hundert Jahren?» Noor zeigte ihr den ganzen Abend die kalte Schulter, und als sie ihn darauf ansprach, sagte er zu ihr, er habe nicht gewusst, dass sie grausam sein könne.

Lakshmi war bei Tagesanbruch mit einem geheimen Bus, von dem sie irgendwie gehört hatte, von Chinatown nach Boston abgefahren. Als sie nach Hause zurückkam, klingelte das Telefon. Es war Joey. Er rief schon seit Wochen an, und sie hatte ihn immer abgewimmelt. Doch dieses Mal war sie zu erschöpft und war einverstanden, sich mit ihm auf einen Drink zu treffen.

Das Letzte, woran Lakshmi sich erinnerte, war, dass Joey ihr einen zweiten Tequila brachte.

Während sie die Geschichte erzählte, versuchte ich die ganze Zeit herauszufinden, was so schrecklich war. Zuerst dachte ich, es sei die Ungerechtigkeit, dass Noor sie der Grausamkeit bezichtigt hatte, nachdem er sie den ganzen Tag gequält hatte. Aber das war es nicht. Das Schreckliche bestand darin, dass sie am nächsten Morgen mit Joey in einem Bett aufgewacht war.

«Wahrscheinlich bin ich jetzt keine Jungfrau mehr», sagte Lakshmi mit erstickter Stimme, als sie merkte, dass ich nichts verstand. An ihrer Wimper glitzerte eine Träne und eine weitere rollte ihr übers Gesicht. Noch nie hatte ich so spärliche, widerwillige, zornig wirkende Tränen gesehen.

«Aber woher weißt du das denn?»

«Es gibt Beweise.»

«Meinst du ... Blut?»

«Nein, aber das ist auch nicht zu erwarten, bei all der Reiterei.» Sie tat so, als seien die Indizien klar, aber ich verstand es immer noch nicht. Es bestand in einem Kondom. Joey sagte, er hätte es übergestreift, bevor er merkte, dass Lakshmi halb ohnmächtig war, und es dann unverrichteter Dinge wieder abgestreift. Lakshmi glaubte ihm nicht. Sie sagte, sie habe jetzt den Anspruch auf die Liebe ihres Vaters für immer verspielt – die Liebe des einzigen Menschen auf Erden, der sie wirklich wertschätzte.

Lakshmi war meine Freundin und deshalb war ich auf ihrer Seite. Trotzdem arbeitete etwas in meinem Kopf und versuchte herauszufinden, was sie falsch gemacht hatte. Hatte sie Joey «benutzt», um sich wegen Noor nicht mehr so schlecht zu fühlen? Andererseits war das doch genau das, was empfohlen wurde: den schlimmen Typ, den man mochte, aufzugeben und die Vernunft walten zu lassen, indem man voller Selbstachtung die Aufmerksamkeiten eines weniger charismatischen Typen gelten ließ, der seine grundlegende Herzensgüte dadurch bewiesen hatte, dass er mit dir zusammen sein wollte? War das nicht die Handlung von 40 Prozent aller Liebeskomödien? War es nicht das, was Alanis Morissette letztendlich getan hatte?

◊

In der Buchhandlung griff ich zu einem Buch, das ich schon oft gesehen hatte, aber noch nie hatte lesen wollen: *Die Kunst, den Mann fürs Leben zu finden*.

Die Kunst bestand im Grunde darin, das genaue Gegenteil von allem zu tun, was ich tat. Man durfte einem Mann niemals sagen, dass man ihn liebte, oder zeigen, dass man ihn mochte, oder den ersten Schritt beim Sex tun, oder einwilligen, mit ihm zu schlafen. Die Kunst entsprach genau der Liste von Dingen, die Tatjana in *Eugen Onegin* nicht tat.

> Sie sagt nicht: Laßt uns aufschieben,
> dadurch steigern wir den Wert der Liebe,
> [...]
> erst wollen wir die Eitelkeit anstacheln,
> mit Hoffnung, sodann mit Verständnislosigkeit
> das Herz zermürben, um es dann
> mit eifersüchtigem Feuer wieder zu beleben
> [...]

Genau das waren die Regeln der Kunst.

Eugen Onegin widersprach dieser Kunst nicht, sondern bestätigte sie – denn Tatjana bekam Eugen Onegin nicht. Jemand, der die Kunst beherrschte, hätte Eugen Onegin für sich gewonnen. Der Beweis dafür war, dass Tatjana Eugen Onegin später bekam, als sie bereits verheiratet war und keine Verwendung mehr für ihn hatte. Er warf sich ihr zu Füßen und flehte sie an, eine Affäre mit ihr zu haben und den Leuten etwas vorzulügen und sich das Leben zu ruinieren.

Die Kunst bestand im Wesentlichen darin, den Mann, an dem man interessiert war, genauso zu behandeln wie denjenigen, an dem man nicht interessiert war. Man durfte nie aufhören, so zu tun, als sei man nicht interessiert, nicht einmal, wenn man schon verheiratet war. Das war Regel 26. Wenn an irgendeiner Stelle irgendetwas von dem, was du tatest, als deine Idee erschien, dann war das kontraproduktiv. Und zwar aus «biologischen Gründen». («Biologisch betrachtet ist er der Aggressor.»)

Wie maßgeblich diese Kunst doch die endlosen Debatten durchkreuzte, an der ich mein ganzes Leben beteiligt gewesen war: über das, was feste Freunde getan und gesagt hatten. «Man fragt sich vielleicht: Ist sein Verhalten das Ergebnis schlechter Erziehung oder ist es auf etwas anderes in seiner Vergangenheit zurückzuführen? Vielleicht. Doch wir glauben, es rührt daher, dass Sie die Regeln nicht eingehalten haben.» Es war also nicht so, dass meine Mutter und meine Tanten unrecht hatten; das Verhalten der Männer war wahrscheinlich das Resultat eines Ereignisses, das weit zurücklag und sie unfähig gemacht hatte, echte Liebe zu empfangen, anzuerkennen oder wertzuschätzen. Aber das zu wissen, half nicht viel, auch nicht, darüber zu sprechen oder gar auf geniale Weise herauszutüfteln, was genau vorgefallen war. Das Einzige, was einem guttat – weil es wie ein Hacker ins Hirn des Mannes eindrang und ihn dazu brachte, sich so zu verhalten wie jemand, der dich liebte –, war, so zu tun, als würdest du dich im Grunde einzig und allein für dein Haar interessieren.

Gemäß der «Kunst, den Mann fürs Leben zu finden», hatte es nichts Oberflächliches oder Unsoziales, wenn man von den eigenen Haaren besessen war. Sie zu vernachlässigen, war unsozial, weil die anderen, mit denen man zusammen war, sich dann wie Versager vorkamen. Auch ein Kurzhaarschnitt war schlecht, weil er den Männern nicht half, sich männlicher zu fühlen. Ob man mit kurzen Haaren besser aussah, tat nichts zur Sache. Es spielte generell keine Rolle, was mit einem selbst war. Regel 1: «Sei ein Geschöpf, das anders ist als alle anderen», klang, als könnte man Punkte holen, wenn man ein bisschen anders war als die anderen, es zeigte sich aber, dass das Gegenteil der Fall war. Im Grunde genommen waren alle Qualitäten und Leistungen, die man momentan vorzuweisen hatte, sinnlos und langweilig, und dein wahrer Wert lag in deinem geheimnisvollen, unaussprechlichen Wesen, das jede Frau zu «einem unvergleichlichen Geschöpf» machte. In dem Buch stand immer wieder, «kluge, gebildete Frauen» könnten die Regeln am schlechtesten befolgen – weil sie meinten, ihre hochtrabenden Abschlüsse berechtigten sie, ihre Persönlichkeit zur Schau zu stellen. Sie bekamen immer ihre wohlverdiente Strafe und wurden «todunglücklich».

Die Kunst, den richtigen Mann zu finden konnte nicht gerade mit Neuem aufwarten: Es ging um die ewige Niederlage der nicht lahmen Frauen, um die Wertlosigkeit ihrer «Ehrlichkeit», darum, dass sie letzten Endes oft lahme Typen heirateten, die sie anfangs als öde abgelehnt hatten. Nicht, dass ich all das nicht bereits gewusst hätte, doch ich hatte mir irgendwann, ohne es zu merken, eingeredet, ich sei anders – dass meine mangelnde Lahmheit und Ehrlichkeit nicht bestraft werden würden, weil ich ein besonderes Talent hatte, selbständig war und die Fähigkeit besaß, allein zu sein. Ich war schon immer allein gewesen, während alle anderen in meiner Familie darauf bestanden, jemanden bei sich zu haben, mit dem sie Sex haben konnten.

◊

Iwans Namen in meinem Posteingang zu sehen, war schockierend, auch wenn er nicht mehr dieselbe Weißglut erzeugte, oder vielleicht gerade deshalb, denn er wurde nicht so oft freigeschaltet wie der längere polnische Name, der dem Grafen gehörte. Doch ich spürte seine verborgene Kraft: dass alles wieder von vorne anfangen konnte, dass die Leitung noch unter Strom stand.

> Selin,
>
> manchmal verstehe ich dich überhaupt nicht. Warum kannst du nichts machen wie ein normaler Mensch? Dein Verhalten macht mich ziemlich hilflos. Im letzten Jahr habe ich mich immer wieder gefragt: Wie kannst du im Schreiben so elegant und im Leben so unbeholfen sein?

Ich starrte auf den Bildschirm. Warum verhielt er sich, als hätte ich mich bei ihm beklagt? Ich hatte mich nicht beklagt. Für wen hielt er sich denn, wenn er mir sagte, ich machte nichts wie ein normaler Mensch? Wer war er denn plötzlich: Herr Normal? WENN DU FLACHGELEGT WERDEN WILLST, fuhr er fort, DANN SCHREIB KEINE E-MAILS. DU MUSST …

Was war das jetzt – ein Ratschlag? Er sprach davon, eine Stimmung der Ungewissheit zu schaffen. Der Mann sollte nicht wissen, ob er meine Hand halten durfte. Der Maschinerie lag nichts Falsches zugrunde. Viel mehr funktionierte die Maschinerie erstaunlich gut, wenn man es richtig machte.

Die Grobheit von WENN DU FLACHGELEGT WERDEN WILLST, die vulgäre Interpretation der MASCHINERIE waren nicht charakteristisch und erschütternd. Es war, als sei ein Bann gebrochen – als würde er mir endlich etwas sagen, worüber zu reden er sich zuvor geweigert hatte. Denn auch wenn er früher nie die Verantwortung getragen hatte für das, was zwischen ihm und mir geschehen und nicht geschehen war, schien er jetzt die Frage zu beantworten, die ich diesmal so sorgfältig umschifft hatte.

> Mensch, du hast es dir wirklich mit mir versaut. Sag nie einem Typen, dass du ihn liebst, bevor er es dir nicht selbst sieben Mal gesagt hat. Sonst hast du schon verloren. Selbst wenn er daran gedacht hat, dir zu sagen, dass er dich liebt, kann er das jetzt nicht mehr sagen, du hast das Geheimnis kaputt gemacht.

Mir wurde bewusst, dass ich zwar oft verletzt war über Dinge, die Iwan gesagt oder geschrieben hatte, dass ich aber nie zuvor das Gefühl gehabt hatte, dass er versuchte, mich absichtlich zu verletzen. Konnte es sein, dass das, was ich geschrieben hatte, ihn auf noch nie dagewesene Weise verletzt hatte? War es möglich – ihn zu verletzen? Und hatte ich es deshalb geschrieben? Weil ich zwei Stunden lang ununterbrochen verletzt worden war, auf dem Schädelkopfkissen und auf dem Schreibtisch?

Ich dachte über die Regeln nach und dass ich das Gefühl gehabt hatte, sie träfen nicht auf mich zu. Hatte ich nicht, während ich mir einredete, ich sei unabhängig von anderen Menschen, die ganze Zeit an der gegenteiligen Überzeugung festgehalten, nämlich dass ich eines Tages «jemanden kennenlernen würde» – in genau diesem bedeutungsschwangeren Wortlaut, den ich von meiner Mutter und meinen Tanten kannte: jemanden, der sowohl grundverschieden von dem öden Typen war, der einen heiraten wollte, als auch von dem öden Typen, der einen nicht heiraten wollte.

Iwan hatte mir einmal selbst gesagt, und zwar in einem Moment der Wut – trug dieser Umstand zum Wahrheitsgehalt bei? –, dass ich alles verdorben hätte, weil ich die Regeln im Grunde nicht befolgt hatte. Iwan war also vielleicht der Typ, der einen nicht heiraten wollte und den man tagtäglich bis zum eigenen Lebensende täuschen musste.

> Jedenfalls liegen Berge ödipaler Phobien zwischen uns, wo du mir doch wie eine kleine Schwester vorkommst. Zudem erinnerst du mich irgendwie an meine Mutter.

Hier war es wieder: das heftige Glitzern der Enthüllung. Bei dem Gedanken an alle seine kleinen Schwestern ergab das mit der kleinen Schwester durchaus Sinn. Dass er seine Mutter erwähnte, war jedoch überflüssig und fremd. Waren es nicht eher ältere Frauen, die die Menschen an ihre Mütter erinnerten? Wie konnte er in mir beide sehen: seine kleine Schwester und seine Mutter?

Ich dachte an Iwans Mutter zurück und versuchte mich zu erinnern, wie sie war. Irgendwann hatte sie mir eine verblichene Tabelle gezeigt, auf der eingetragen war, wer welche Pflichten im Haushalt übernehmen musste. Sie stammte aus der Zeit, als Iwan und seine vier Schwestern noch zu Hause wohnten – ein Raster, in dem markiert war, wer wann den Kakao fürs Frühstück kochte. Warum machte mich dieser Gedanke traurig? Iwans Mutter hatte fröhlich geklungen und wirkte normalerweise lebhaft und kompetent. Wäre sie traurig gewesen, hätte sie das sicher nicht vor mir, einem unglücklichen Teeny aus der Fremde, gezeigt.

Ich dachte wieder an die Regeln – an Regel 3, die sich auf das erste Rendezvous bezog: «Schauen Sie ihm nicht romantisch in die Augen.» Regel 10 – «Wie man sich bei der vierten Verabredung verhält, wenn sich die Beziehung allmählich festigt: Geben Sie sich unabhängig, damit er nicht das Gefühl hat, Sie erwarten von ihm, dass er sich um Sie kümmert.» Waren das nicht Regeln, von denen man hoffte, die eigene Mutter würde sie befolgen? Natürlich hatte die keinen Grund, sich an sie zu halten; man konnte und würde ihr nicht aus dem Weg gehen, so wie Männer einem aus dem Weg gingen. «Schauen Sie ihm nicht romantisch in die Augen.» Konnte es sein, dass ich Iwan das gleiche Gefühl vermittelt hatte, das ich manchmal für meine Mutter empfand?

MAI

Juho sagte, er müsse mich um einen Ratschlag zum Thema Dating bitten: ein Konzept, das er für spezifisch amerikanisch hielt. In Juhos Welt galt ich als Amerikanerin und auch als Dating-Expertin.

Juho war zu einer Fahrt nach Wellesley überredet worden, in einem Bus, der als *Fuck Truck* bekannt war. Als anschließend getanzt wurde, kam Juho, der die Musik zum Tanzen ungeeignet fand, mit einem Mädchen ins Gespräch, das auch nicht tanzte und von sich sagte, sie sei sehr schüchtern, und die normalerweise jede wache Minute damit verbrachte, Dramen in einer reinen Frauen-Shakespeare-Gruppe auf die Bühne zu bringen. Dieses Mädchen hatte Juho jetzt eingeladen, wieder nach Wellesley zu kommen und sich ihre Darbietung von Polonius anzusehen.

War das ein Date? Was war der Unterschied zwischen einer Verabredung und einem Date? Sollte Juho hingehen? Sollte ich mitkommen?

Ich sagte, er solle allein gehen, falls doch noch ein Date daraus würde; falls nicht, würde er eben *Hamlet* gesehen haben. Das war ein besonnener Satz, den meine Mutter hätte sagen können: Im schlimmsten Fall hast du *Hamlet* gesehen. Es funktionierte. Ich konnte sehen, dass Juho angetan war. Er fragte noch einmal, ob ich nicht mitkommen wolle. Ich erklärte, dass ich *Hamlet* schon gesehen hätte. Doch es kam mir seltsam vor, dass Juho jetzt schon zum zweiten Mal zu einem Frauencollege fuhr, während ich noch nie in einem gewesen war.

Auf einmal musste ich an meine Sommercampfreundin Jordan

denken, die so alt war wie ich, aber bereits im Juniorjahr am Smith College studierte. (Sie hatte sich im Jahr davor an Colleges beworben, weil sie in Kansas lebte und ihren Vater hasste. Das Smith College hatte ihr ein Vollstipendium gewährt.) Meine Mutter fand Jordan nicht unbedingt toll. Sie hatte sie kennengelernt, als sie mich vom Sommercamp abholte. Jordan war noch größer als ich, schneiderte ihre Kleider selbst (meistens aus anderen, älteren Kleidern) und hatte die Hälfte einer Schnecke tätowiert, weil sie beim Tattoostechen irgendwie unterbrochen worden war. Sie veröffentlichte ein Comicmagazin und war Halbchinesin. Wenn meine Mutter mir ein Mädchen zeigte, das sie sich als Freundin für mich vorstellen konnte, war es immer eine Amerikanerin mit einem französischen Zopf.

Am letzten Abend im Camp blieben Jordan und ich die ganze Nacht auf und redeten, weil wir nicht wussten, ob wir uns je wiedersehen würden. Und wir sollten recht behalten: Wir sahen uns tatsächlich nie wieder. Meine Mutter hatte gesagt, ich wirke unnatürlich aufgeregt, fragte mich mehrmals, ob ich Drogen genommen hätte, und versuchte ironischerweise, mir Valium zu geben, damit ich auf der Autofahrt schlafen würde. Ich hatte mich noch nie so wach gefühlt und wollte nicht, dass dieses Gefühl verschwand.

Das ganze nächste Jahr über schrieben Jordan und ich einander Briefe – mit der Hand, auf den größten Papierbögen, die wir finden konnten: auf braune Papiertüten, Einwickelpapier, Druckerpapierrollen. Beim Anblick eines langen, schriftrollenartigen Briefs, wie Jordan ihn schrieb, sagte meine Mutter, sie halte Jordan für geistig labil, und fragte, ob sie lesbisch sei.

Als ich eines Freitagabends einmal mit meiner Mutter *Law & Order* sah, hatte sie mich gefragt, ob ich lesbisch sei: Warum säße ich sonst hier bei ihr, statt ein Date mit einem Jungen zu haben? Es wirkte etwas unhöflich, aber ich antwortete so höflich wie möglich. Sie gab sich mit nichts von dem, was ich sagte, zufrieden, bis ich sie darauf hinwies, dass ich, wenn ich tatsächlich lesbisch wäre, es ihr schon gesagt hätte. Sie war sichtlich erleichtert – «Stimmt doch, oder? Wir haben ja keine Geheimnisse voreinander, oder?» –, und dann wandten wir uns wieder den Bezirksstaatsanwälten zu, die die Straftäter strafrechtlich verfolgten.

Als ich letztes Jahr aufs College kam, schrieben Jordan und ich uns manchmal E-Mails. Jordan schrieb zunehmend über ihre Mitbewohnerinnen, von denen zwei unerklärlicherweise in die dritte verliebt waren, die Pepper hieß und patzig und unausstehlich war. Nach etwa einem halben Jahr sagte Jordan, sie und Pepper hätten sich geküsst, und jetzt sei auch sie in Pepper verliebt. Ich verstand das nicht. Wie konnte Jordan einen Menschen lieben, der Pepper hieß. War Jordan lesbisch? Hatte meine Mutter also recht gehabt? Im Camp hatten Jordan und ich stundenlang über Jungs geredet, in die wir verknallt gewesen waren.

Mir war nie in den Sinn gekommen, mich bei einem Frauencollege zu bewerben. Auf der Highschool war mir aufgefallen, dass in einer Klasse, die bereits unerträglich war, alles exponentiell schlimmer wurde, wenn keine Jungs mehr da waren. Selbst die intelligenten Mädchen interessierten sich weniger dafür, gute Argumente vorzubringen, besonders wenn wir es mit einer Lehrerin und nicht mit einem Lehrer zu tun hatten. Jedenfalls wollte ich nicht in einem «Umfeld» «gefördert» werden, das darauf ausgelegt war, dass ich «mich hervortun» konnte. Ich wollte das tun, was am realistischsten und rigorosesten war. Natürlich wäre alles auf Jungs ausgerichtet. Na und? Ich würde zehn Mal so hart arbeiten und letztendlich würden alle anerkennen, dass ich meine Sache besser machte als sie.

Je mehr Juho mir von Lara erzählte, dem Mädchen aus Wellesley, desto weniger passte sie zu irgendwelchen mir bekannten Stereotypen. Sie war Mexikanerin und war in Mexiko-Stadt aufgewachsen, doch ihre Mutter war Engländerin und deshalb hatte sie einen britischen Akzent. Sie hatte drei Brüder, war besessen vom Theater, hatte schon als kleines Kind auf der Bühne gestanden, war jedoch krankhaft schüchtern. Als ich hörte, was für ein besonderer Mensch sie war, kam mir der Gedanke, dass Wellesley voll von unterschiedlichsten Leuten sein musste, genau wie Harvard, nur dass es lauter Mädchen waren. Das machte es interessant. Doch sie vermissten offensichtlich die Jungs und mussten sie deshalb in irgendeinem Bus zu sich bestellen.

Radcliffe schrieb mir, ich bekäme ein Reisestipendium von ihnen, das aber die Studiengebühren im Ausland nur zur Hälfte abdecke. Der peruanische Tiefkühlkost-Typ sagte mir per E-Mail zu, dass ich für ihn arbeiten könne, aber ich müsse noch eine «Ganzkörperfotografie» einreichen. Sean, der Türkeilektor von *Let's Go*, rief dauernd an und legte dar, wie der Bericht über Zentralanatolien erweitert werden könnte. Doch ich war mein Leben lang jeden Sommer in Ankara gewesen, wie sollte da Zentralanatolien als Reise gelten?

Als ich, den Blick auf den Boden geheftet, am Science Center vorbeiging, traf ich zufällig Peter, der mich nach meinen Plänen für den Sommer fragte. Ich erzählte ihm vom Russlandstipendium, das die Kosten nicht abdeckte, von dem visuell ausgerichteten Tiefkühlkostlieferanten und der zentralanatolischen Reiseroute, die amerikanischen Menschen Nervenzusammenbrüche bescherte. Es war als lustige Geschichte darüber gedacht, dass mit jeder Option etwas nicht stimmte, doch Peter schien es anders zu verstehen. Er fragte, ob ich je allein durch die Türkei gereist sei, und sagte, es würde sicher eine unglaubliche Erfahrung werden. Er schien fest davon auszugehen, dass ich sowohl in die Türkei als auch nach Russland reisen würde.

«Ich weiß bloß nicht, ob das Geld für Russland wirklich ausreicht.»

«Wie hoch ist denn das Stipendium?»

Als ich sagte, zwölfhundert Dollar, lachte Peter und sagte, diese Auslandsprogramme berechneten Zehnerpotenzen zu viel. Privat könnten viel kostengünstigere Regelungen getroffen werden, bei denen die Gastgeber vor Ort größere Gewinne zögen. Außerdem suchten alle in allen Ländern Gratisarbeitskräfte: Ich müsse nur jemanden finden, der einen interessanten Job habe, und anbieten, Kaffee zu kochen und ein Praktikum zu machen, dabei würde ich genauso viel lernen wie bei einem amerikanischen Dreitausenddollarprogramm.

Beeindruckt von Peters Sicht der Dinge, von der Art, wie er die Welt in etwas Beherrschbares verwandelte, das gleichzeitig klein und groß war, fragte ich mich laut, ob ich versuchen sollte, mich mit dem Tiefkühlkosttypen zu arrangieren. Wäre es erzählerisch nicht erfreulich, alles auf diese Weise zu verknüpfen? Peter lachte, aber mit leicht besorgter Miene, und meinte, er würde mich mit einem seiner Freunde in Verbindung bringen.

◊

Ich hatte keine genaue Vorstellung von Juhos neuer Freundin Lara und wurde mir bewusst, dass ich fast damit rechnete, sie würde verschwommen aussehen. Natürlich hatte sie denselben Grad an materieller Wirklichkeit wie wir alle – graue Augen, Grübchen und wirres, zweifarbiges Haar, das golden und braun war. Sie trug schlecht geschnittene, kastenförmige Overalls, in denen sie irgendwie cool wirkte und die ihr gleichzeitig schmeichelten.

Warum musste man, wenn man ein Mädchen sah, unbedingt verfolgen, ob es schön war und auf welche Weise – und Lara war, wie ich feststellte, schön. Von den Typen waren manche abstoßend und manche ansprechend, doch viele von ihnen wirkten eher neutral, und man hatte nicht sofort das zwingende Gefühl, sich den Kopf darüber zerbrechen zu müssen, wo in den Schaufenstern und Ladenfronten man sie einordnen sollte, wie bei buchstäblich jeder weiblichen Person, man selbst inbegriffen. Manchmal kam ich mir interessant, geheimnisvoll und wie eine Skulptur vor. Dann wieder fand ich, dass ich nach gar nichts aussah, dass nichts zusammenpasste oder übereinstimmte, dass ich keinerlei Anmut hatte, bedeutungslos und ohne Ebenmaß war, dass meine Körperhaltung schlecht und widerwärtig war und von Faulheit und Unterwürfigkeit oder sonstigen Persönlichkeitsmakeln zeugte.

Was an Lara außer ihrer Schönheit ebenfalls auffiel, war ihr Bestreben, gemocht zu werden: nicht der Übereifer, der die Leute in die Flucht schlägt, sondern eine strahlende, bambihafte Hoffnung, die sich in diesem Moment eigens auf mich zu richten schien – als sei ich eine spezielle Freundin von Juho, von der sie geliebt werden wollte. (Sie liebte Juho also.)

Juho las ein Spanischlehrbuch und hörte im Schlaf spanische Kassetten. In den Frühlingssemesterferien reiste er mit Lara nach Mexiko-Stadt, und als er wiederkam, konnte er Spanisch sprechen. Lara würde den Sommer über einen Finnisch-Immersionskurs besuchen. Wie schnell all das gegangen war! Juho und ich waren seit Monaten befreundet, aber wir hätten uns nie vorgenommen, in unterschiedliche Länder zu gehen und dort füreinander Sprachen zu lernen.

Juho hatte Lara gesagt, dass er nach seinem Forschungsstipendium zurück nach Helsinki ziehen würde und sie deshalb Finnisch lernen und eine Beziehung zur finnischen Kultur aufbauen müsse, wenn sie länger als ein Jahr zusammen sein wollten. Er hatte zu viele Finnen erlebt, die mit Partnerinnen aus dem Ausland zurückgekehrt waren, die nicht Finnisch sprachen und dann völlig von ihnen abhängig wurden, sodass am Ende alle deprimiert waren. Nach Laras Abschlussexamen sollte sie ein halbes Jahr allein in Helsinki zubringen, sodass sie herausfinden konnte, ob sie Helsinki mochte und dort leben konnte – und zwar nicht nur wegen Juho.

«Und wo wirst du dann leben?», fragte ich.

«Woanders. Oder vielleicht sogar in Helsinki. Nur, dass wir uns dann nicht sehen würden.»

Ich war erleichtert, dass sich immerhin eine gewisse Logik hinter der Frage erkennen ließ, wer bei wem landete, denn mir kam dieses Vorhaben verrückt vor, doch ich konnte mir vorstellen, dass andere es lustig finden würden. Lara war eindeutig so jemand und deshalb war sie ja auch mit Juho zusammen.

In der folgenden Woche sagte Juho beim Abendessen, er bräuchte meinen Rat. Er machte sich Sorgen wegen Lara, weil sie das Wochenende gemeinsam verbracht hatten und sie dann auf einmal angefangen hatte zu weinen und nicht mehr aufhören konnte. Ich fragte ihn, was unmittelbar davor vorgefallen war. Juho sagte, sie hätten über die sechs Monate gesprochen, die sie allein in Helsinki verbringen musste. Juho sagte, es könne nichts damit zu tun haben, denn sie hätten bereits ausführlich darüber geredet und Lara habe gesagt, es sei ein vernünftiger Plan.

«Es könnte die Art Plan sein, der vernünftig klingt, wenn man darüber redet, der einen jedoch traurig stimmt, wenn man ihn in die Tat umsetzen muss», sagte ich. «Ich könnte mir vorstellen, dass ich mich dabei so fühlen würde.»

«Du?», rief Juho. «Aber du hast doch in einem ungarischen Dorf gelebt!»

Das stimmte. Ich hatte mit irgendwelchen Leuten gelebt, versucht, Ungarisch zu lernen, und wochenlang nicht mit Iwan geredet. Doch das meiste davon war nicht Iwans Idee gewesen. Er hatte definitiv nie gesagt, ich müsse Ungarisch lernen oder dürfe nicht mit ihm reden.

Was wäre gewesen, wenn er das getan hätte? Einerseits wäre es schön gewesen, weil dann die Tatsache, dass ich Ungarisch lerne, als legitimes Projekt anerkannt worden wäre und nicht als etwas Seltsames, was ich heimlich tat. Wenn ich mir andererseits vorzustellen versuchte, dass ich sechs Monate in Budapest leben sollte, in dem Wissen, dass Iwan dort war, aber absichtlich nicht mit mir redete ... dann fühlte es sich mindestens genauso schlimm an wie meine momentane Situation.

Ich ging ins Café Gato Rojo, um Peters Freund Seongho zu treffen. Er trug einen Anzug und hatte eine Aktentasche dabei und erzählte mir von dem autonomen Studienprogramm, das er letztes Jahr in Moskau in Angriff genommen hatte, weil ihm während der Recherchen zu den Fraktionen der koreanischen Kommunisten für seine Dissertation plötzlich klar geworden war, dass er unbedingt Russisch lesen können musste. Er schob ein Blatt Papier über den Tisch, auf dem lange Telefonnummern standen. Sie gehörten ein paar Genforschern, die ihm ein Zimmer am Stadtrand vermietet hatten, und einem Literaturdoktoranden, der ihm so viel Grammatik beigebracht hatte, dass er kommunistische Zeitungen lesen konnte. Außerdem stand dort die Pagernummer eines Typs namens Igor in Queens, der einem für zweihundert Dollar ein Gespräch zur Bewilligung eines Visums verschaffen konnte.

War es möglich, dass alles ... zwar nicht unbedingt einfach war – denn eine gewisse Qual ließ sich nicht leugnen –, aber doch durchaus machbar? Seongho ließ all seine Probleme witzig klingen. Er sagte, er würde bei den Genetikern für mich bürgen und ihnen sagen, dass ich kein Axtmörder sei. (Woher wusste er das eigentlich?)

◇

Ich versuchte, mir vorzustellen, bei welchen Leuten in Moskau ich in die Lehre gehen konnte, indem ich ihnen Kaffee kochte. Ich erinnerte mich an eine englischsprachige russische Literaturzeitschrift, die ich gelegentlich zu lesen versucht hatte. Sie stand in der Bibliothek. Im Impressum war die E-Mail-Adresse einer Redakteurin angegeben, die spannenderweise auf «msk.su» endete. Ich ging mit der Zeitschrift in eine Lesekabine und beschloss, sie von A bis Z zu lesen.

Die ersten Seiten fand ich deprimierend und hoffnungslos, und mir fiel wieder ein, warum ich diese Zeitschrift nie hatte lesen können. «Serdiuk wurde sich bewusst, warum ihm plötzlich der Sänger Polyp Pigdick in den Sinn kam», las ich. Ich blätterte zu einer anderen

Geschichte vor. Jemand namens Vic der Sabberer mit der Schnoddervisage machte Bemerkungen über eine Frau mit «vier Titten, zwei Ärschen und einem faustdicken Haarzopf».

Doch in einer anderen Geschichte von einem dritten Autor fand ich etwas Witziges:

> «Warum trägst du eine Gasmaske?», fragte Pissoff. «Hat dein Gasherd ein Leck?»
> «Und warum hinkst du mit beiden Beinen?» Karmalijutow beantwortete seine Frage mit einer Gegenfrage: «Bist du ein alter Seewolf?»

Ich schrieb der Redakteurin eine E-Mail, schwärmte von Pissoff und Karmalijutow und fragte, ob sie Arbeit für mich hätte, mit der ich ihre Interessen fördern könnte, da ich, wie ich frecherweise sagte, im August in Moskau sei. Sie schrieb mir zurück mit der Bitte, Broschüren ihrer Zeitschrift an verschiedene berühmte Harvardprofessoren zu verteilen. In meiner Antwort an sie deutete ich an, ich könne die Broschüren nur verteilen, wenn sie sich überlegen würde, was ich in Moskau arbeiten könne. Sie sagte, sie würde darüber nachdenken.

◇

Priya arbeitete auch für *Let's Go*, und zwar in Nepal. Wir gingen gemeinsam zum Selbstverteidigungskurs für Frauen. Ein hünenhafter ehemaliger Häftling in einem Raumanzug tat so, als würde er uns überfallen. Darin bestand jetzt seine Arbeit. Uns wurde gezeigt, wie wir ihm das Knie in die Eier rammen und dabei «Nein» schreien sollten.

Der ehemalige Häftling sprach mit Expertenstolz über die unbewussten Prozesse, die abliefen, wenn Kriminelle sich ihr Opfer aussuchten. Er zitierte eine Studie, in der verschiedenen Gewalttätern

Videos von Leuten gezeigt wurden, die durch eine Shoppingmall gingen und die unabhängig voneinander dieselben Merkmale identifizierten: Sie entschieden sich nicht für Menschen, die reich aussahen, sondern für diejenigen, die mangelnde Selbstsicherheit oder Wachsamkeit zeigten.

Priya hatte viel Hintergrundwissen über *Let's Go*, da einer ihrer Bewunderer Jurastudent war und Jurastudenten diejenigen waren, die die meisten Schadensforderungen bearbeiteten. Laut Priyas Jurastudent war es beim letzten Mal, als *Let's Go* «eine Frau alleine in die Türkei geschickt» hatte, zu sexuellen Übergriffen gekommen, und die Frau hatte versucht, ihren Lektor wegen Fahrlässigkeit zu verklagen. Stimmte die Geschichte? Es wurde natürlich dauernd versucht, *Let's Go* zu verklagen, aber normalerweise wegen Verleumdung.

Zum Schulungsprogramm für *Let's Go* gehörte auch, dass man lernte, in einem bestimmten Ton zu schreiben, der «witzig und respektlos» genannt wurde und auch im *Inoffiziellen Handbuch für das Leben in Harvard* verwendet wurde, einem Buch, das kostenlos an Studierende im Grundstudium verteilt wurde und das wir alle mehrmals gelesen hatten – ich zumindest, denn ganze Sätze, vor allem aus Restaurantbesprechungen, hatten sich anscheinend in mein Gedächtnis eingebrannt. Zeilen wie «The Fishery serviert familienorientierten Kunden frischen, jedoch mittelprächtigen Fisch in riesigen Portionen» beeindruckten mich mit ihrer wohlüberlegten Verteilung der Stärken und Schwächen ebenso wie die lockere Vertrautheit mit Typen der Gesellschaft, die dort beschrieben wurden und von denen ich noch nie gehört hatte («geschwätzige Alternative», «relaxte Gen-X-Servicekräfte»).

Alle, die für *Let's Go* recherchierten und schrieben, bekamen drei Firmen ringsum Boston zugeteilt, über die sie für das nächste *Inoffizielle Handbuch* schreiben mussten. Meine Firmen waren Vintage Treasures, Bob's Muffler Repair und Dr. Stoat's Comics Vault, die alle in Coolidge Corner waren. Mit gutem Grund in ein Viertel zu gehen, in das ich normalerweise kaum kam, war befriedigend, und Bob war nett und sagte, er könne den Studierenden 10 Prozent Nachlass auf Schals geben. Trotzdem war es nicht gerade einfach, sich etwas Witziges oder Respektloses über diese Unternehmen einfallen zu lassen, da die meisten, die in Harvard studierten, kein Auto besaßen und keine Antiquitäten kauften, und selbst im Dr. Stoat's Comics Vault lag das Durchschnittsalter bei fünfundvierzig. Wer waren diese Erwachsenen, die gutes Geld für Figurinen und Sammelkarten ausgaben: Waren, über die ich nicht einmal genug wusste, um sagen zu können, ob es sich um eine «große Auswahl» handelte. Ham kam mir in den Sinn. Ob er Dr. Stoat kannte? Wahrscheinlich schon. Seit der Party hatte ich keinen Umgang mehr mit Ham gehabt.

Als ich wieder zu Hause war, las ich noch einmal den ganzen Abschnitt über Restaurants im *Inoffiziellen Handbuch*, und zwar von A bis Z. Dort wurde eine spezifische Weltanschauung auf den Punkt gebracht, fast ein spezifischer Charakter, in dem man während der Lektüre lebte. So, wie man bei der Lektüre eines Romans aus dem neunzehnten Jahrhundert in die Persönlichkeit eines christlichen Mitglieds der besitzenden Klasse schlüpfte, wurde man, wenn man die Restaurantbesprechungen las, zu einer Person, deren Lifestyle nach einer permanenten Kaffeeinfusion verlangte – Kaffee, der nicht gebrannt oder mittelmäßig sein oder von einer überregionalen Kette stammen durfte; einer Person, die die Reichen verachtete und für die «überteuert» und «überbewertet» die schlimmsten Beleidigungen waren, die jedoch gegebenenfalls eine denkwürdige Hirschpastrami identifizieren und wertschätzen konnte. Man war fortwährend damit befasst, sich selbst auf eine unvermeidliche, renommierte und doch beschämende Weise selbst zu zerstören, wie der folgende Satz andeutet: «Die (krabbenlose) Krabbe Rangun passt hervorragend zu deinem Kater, den du morgen unweigerlich haben wirst.» Und wie eindringlich der Ausdruck «(krabbenlose) Krabbe

Rangun» die völlige Abkoppelung von Beschreibung und Wirklichkeit wiedergab. Ein ähnliches Verfahren findet sich in der Rezension von Wholesome Fresh und rührte mich fast zu Tränen.

> Wholesome Fresh ist angeblich 24 Stunden geöffnet und bietet so ziemlich alles, was das Herz begehrt. Herzhafte Sandwiches. Warme Gerichte. Sushi. Schokoladensoße. Paprika. Servietten.

Hier wurde also endlich auf naiv-finstere Weise die Lücke zwischen der Vorstellung vorgeführt, die Wholesome Fresh über sich verkündete, und wie es in Wirklichkeit war, wenn man dort hinging. Was für eine Erleichterung, dass es endlich ausgesprochen wurde!

Wie allein war man doch normalerweise, wenn man eine Straße hinunterging und zwischen verschiedenen Unternehmen zu wählen versuchte. Es war nicht gerade der glanzvollste Teil des Lebens oder derjenige, über den am meisten gesprochen wurde, aber er war permanent da, wie der Herzschlag oder Wellen im Meer: die Frage, wo und wie das Geld ausgegeben werden sollte, das der Welt zu einem so hohen Preis abgerungen worden war. Niemand redete darüber, nur die Werbung tat es, versuchte aber nicht, die Wahrheit zu sagen; von der Werbung erfuhr man nur, dass Wholesome Fresh einfach Wholesome Fresh war. In gewisser Hinsicht schien mir das *Inoffizielle Handbuch* ein höchst wahrheitsgetreues Buch zu sein, wahrheitsgetreuer als *Entweder/Oder* – weil es genau die konkreten Situationen beschrieb, in denen man sich zu einer bestimmten Zeit an einem bestimmten Ort befand, und weil es jedes Jahr aktualisiert war.

Ich traf mich mit Sean, dem Türkeilektor, um meine Reiseroute mit ihm durchzusprechen. Er war korpulent, trug eine Brille, hatte Pockennarben, und sein Auftreten war angenehm konspirativ und koffeinaufgepeppt, wie das eines Zeitungsherausgebers in einem

Film. Er diskreditierte die existierenden Türkeiberichte von *Let's Go* offen und tat so, als wüssten wir beide, dass alle vernünftigen Reisenden die Lonely-Planet-Führer bevorzugten, die von Menschen geschrieben wurden, die tatsächlich reisten: Leute, die in anderen Ländern lebten und sich «Expats» nannten. (Waren meine Eltern Expats? Irgendwie hatte man das Gefühl, nur Briten und Australier seien Expats, genau wie nur russische und polnische Adelige Emigranten waren.)

Gleichzeitig war die Tatsache, dass *Let's Go* sich auf ahnungslose Studierende verließ, die jeden Sommer für ein paar Wochen durch die Welt reisten, gewissermaßen das Verkaufsargument – an das Sean selbst zu glauben schien. *Let's Go* hatte nicht genügend Geld, um echte Rechercheure zu bezahlen, und die Reisenden hatten auch kein Geld, also war *Let's Go* der einzige realistische Reiseführer.

Meine Reiseroute führte von Zentralanatolien an die Mittelmeerküste und nach Nordzypern, das die Türkei als zur Türkei gehörend betrachtete, auch wenn niemand sonst dieser Auffassung war. Das Aufgabenpaket umfasste mit Anmerkungen versehene Fotokopien von relevanten Seiten der letzten Ausgabe sowie eine Liste neuer Orte, die hinzuzufügen waren.

Meine Mutter sagte, die Reiseroute sei unmöglich: Niemand könne in nur sieben Wochen an so viele Orte reisen, und das müsse auch gar nicht sein. Welche Touristen hatten je daran gedacht, auch nur zwei Drittel dieser Orte zu besichtigen?

«Na ja, sie sollen ja auch abseits der ausgetretenen Touristenpfade reisen», erklärte ich.

«Es gibt Gründe, warum hier kein Pfad ausgetreten ist», erwiderte meine Mutter. Sie beriet sich mit meiner Tante Arzu und schickte mir dann eine überarbeitete Reiseroute, auf der über die Hälfte der Aufenthalte gestrichen worden war. Zum Ausgleich hatte sie zwei Orte am Schwarzen Meer hinzugefügt, wo wir «Verbindungen» hatten. Doch das Schwarze Meer wurde von einem anderen Rechercheur abgedeckt, einem Türkischstudenten im Aufbaustudium. Ich konnte nicht einfach dort hingehen. Meine Mutter sagte, genau das müsse ich tun. Die auseinanderklaffenden Weltanschauungen von meiner Mutter und *Let's Go* machten mich todmüde.

Die Orte, an die meine Mutter mich auf keinen Fall reisen lassen wollte, waren Nordzypern, wo es früher heftige Streitigkeiten gegeben hatte, und Hatay an der syrischen Grenze. Meine Mutter weinte und sagte, es gebe keinen Grund, dorthin zu reisen, es habe keinerlei Vorteile und sie verbiete es mir.

Mein Vater sagte, Nordzypern solle wunderschön sein, und vielleicht könne ich meine Cousine Evren mitnehmen. Er hatte nichts Schlimmes über Hatay zu sagen – es war nur ein paar Stunden von Adana entfernt, das ebenfalls auf meiner Reiseroute lag. Ich konnte Evren in Adana abholen und mit ihr nach Zypern reisen. Seinen Schilderungen zufolge klang es fast so, als könnte es Spaß machen.

Teil 4

Sommer

JUNI

Im Grunde fand ich, ein Rucksack sei unnötig. Wäre ich mit einem Koffer nicht besser dran? Zumal alle Koffer jetzt Rollen hatten. Niemand fand das mehr der Rede wert und alle taten, als sei es schon immer so gewesen. Doch während meiner ganzen Kindheit hatten alle geschrien: «Du machst dir den Rücken kaputt!» und sich die Koffer aus den Händen gerissen – in dem Bestreben, selbst derjenige zu sein, der sich den Rücken kaputt machte.

Am Ende kaufte ich den Rucksack, der am wenigsten wie ein Rucksack wirkte: Er war ganz schwarz und «wandelbar», das heißt die Riemen konnten verborgen werden, und dann sah er wie ein riesiger, unförmiger Seesack aus. Wenn man einen anderen Reißverschluss aufmachte, wurden aus dem einen Rucksack zwei: den zweiten konnte man als Tagesrucksack verwenden.

Als ich dieses Ding in Ankara an der Gepäckausgabe vom Band zerrte, sahen mir viele Leute sehr interessiert zu. Ich öffnete die Riemenreißverschlüsse, setzte den Rucksack auf und stapfte zur Taxischlange, ohne die offenen Münder und Blicke einer sechsköpfigen Familie zu beachten.

Zitronenrasierwasser, Kunstlederbezüge und dieser Geruch, wenn man das Fenster öffnete – wonach roch es eigentlich? Nach Teer? Nach Zigaretten? Irgendeinem Baum? Was war so aufregend daran, Dinge wiederzuerkennen, fast ohne Rücksicht darauf, was es war? Der unbeleuchtete Flur im Haus meiner Großmutter, der Steinboden und die Treppen, die immer gerade von jemandem aufgewischt wurden, der Rückenschmerzen hatte. Selbst jetzt waren sie dunkel und feucht und rochen nach Schlamm, weil der Staub hier nicht Staub sein durfte, sondern unter Wasser gesetzt wurde. Immer wenn jemand fortging, weinten alle und kippten Wasser auf die Steinstufen – damit die Fortgegangenen «schnell wie das Wasser zurückkommen würden». Das war ein andermal gewesen, als die Stufen und der Boden ebenfalls nass waren.

Meine Großmutter öffnete die Tür. Dürr, wie eine Muppetpuppe, über das ganze Gesicht grinsend und mit einer dröhnenden Stimme. «Selin, mein schönes Kind! Willkommen, sei willkommen! Barmherziger Himmel, was hast du da auf dem Rücken!»

Die gewaltigen geschnitzten Kleider- und Geschirrschränke und Büfetts; Kristallaschenbecher, bestickte Tücher, aufgestapelte Bezique-Tischchen, Spielkarten, von denen meine Tanten mit erschreckender Gewandtheit und ohne eine Miene zu verziehen wussten, wie man sie mischte und manipulierte. Die höfliche, nachdrückliche Sprechweise der Nachrichtensprecher aus den hölzernen Fernsehkonsolen. Der unbeschreibliche Geruch – nach Seife und doch menschlich. Das gerahmte Foto von Atatürk mit einem Pelzhut. Das Ölgemälde meiner Großmutter als junge Frau, mit einem Gesichtsausdruck, den sie immer noch hatte: skeptisch und amüsiert und gebieterisch.

«Ahhh! Alt werden ist ein großes Unglück!» Meine Großmutter setzte sich hin und lächelte mir ins Gesicht, beugte sich zu mir vor und zählte auf, was ihr alles wehtat, darunter auch ihre Nieren und ein paar Stellen, die ich nicht verstand. Wie immer sprach sie auch den Nagel an, den die Ärzte ihr in den Rücken geschlagen hatten.

Eine lähmende Welle von Zärtlichkeit. Konnte es sein, dass sie glücklich war? Ihr strahlendes Lächeln, ihr Geschrei: «Setz dich doch, machs dir bequem, du bist jetzt zu Hause, soll ich Tee aufsetzen?»

Es war bald an der Zeit, mich einem Problem zu stellen, an das ich nicht hatte denken wollen: der Schwierigkeit zu schlafen. Nichts war mit der Schlaflosigkeit Ankaras vergleichbar: Der Schlaf wollte und wollte nicht kommen, und wenn er dann kam, war er kein Segen, sondern ein Fluch. Und je mehr man dann schlief, desto mehr verkürzte man den nächsten Tag und vernichtete das bisschen, was noch von ihm blieb, mit düsteren Gedanken und besiegelte damit das Verhängnis der kommenden Nacht.

Als ich klein war, verstand ich nicht, was los war – warum wir so leiden mussten. Mir wurde erklärt, dass es sich um etwas ganz Normales handelte, was auf Reisen nun mal auftrat. Man nannte es Jetlag. Meine Mutter bot mir Valium an und sagte, ich solle das nicht in meinem Roman erwähnen. Doch einmal war ich von Valium sogar noch erschöpfter und hoffnungsloser geworden, ohne dass ich hätte einschlafen können, deshalb nahm ich es danach nie mehr.

Stattdessen las ich alle von mir mitgebrachten Bücher in den ersten zwei oder drei Nächten aus und las sie dann den restlichen Sommer über immer wieder. Ich kann mich immer noch an längere Abschnitte dieser Bücher erinnern: Sie handelten von amerikanischen Kindern, die Leukämie bekamen oder besessene Babysitter waren. Es gab auch eine englische Serie über kleine Kinder in Cornwall, die dazu bestimmt wurden, die Menschheit zu retten, indem sie König Arturs Gral fänden: eine Aufgabe, die ihre Kräfte und ihr Können eindeutig überstieg. Das zog sich durch mehrere deprimierende und doch zahlenmäßig nicht ausreichende Bände.

Englische Kinder schienen immer etwas Magischem zu begegnen oder standen kurz davor. Das Mädchen in *Der geheime Garten* kannte die Magie, «weil sie in Indien geboren wurde, wo es Fakire gibt». Das war verwirrend, weil meine Großmutter oft über «Fakire» redete. Es war das türkische Wort für einen armen Menschen und man sprach es mitleidig, bedauernd und gefühlvoll aus. Das Haus meiner Großmutter war als ein Ort bekannt, an dem alles verschwinden konnte, und hinterher stellte sich dann heraus, dass es einem Fakir geschenkt worden war. Meine Mutter regte sich immer noch darüber auf, dass ein Fakir irgendwann in den 1950er-Jahren ihr Fahrrad bekommen hatte.

Ich hatte mir wirklich Mühe gegeben, diese Reisen nach Ankara zu mögen, das Gefühl zu haben, dass etwas Interessantes geschah – und nicht, dass ich irgendwie aus dem Buch der Lebenden gestrichen worden war. Das hatte ich mir nie eingestanden und konnte mich erst jetzt, da meine Mutter nicht dabei war, dazu durchringen. Es wäre undankbar und ein Verrat, sich diese Aufenthalte als deprimierend vorzustellen – doch ich war deprimiert. Ich brachte diese Worte kaum über die Lippen, weil ich das Gefühl hatte, meine Mutter würde es mir einfach nicht glauben und sagen, ich betreibe «Revisionismus».

Tat ich das denn? War es in Wirklichkeit wunderbar gewesen? Ja, natürlich. Ankara war immer voller Vergnügungen: wunderschöne Goldringe und Flitter, neue Kleider, Steppgewänder, rote Schlappen, Orangenschalen mit Schokoladenkuvertüre, kandierte Kastanien, blassgoldene Aprikosen und Trauben. Meine Großmutter machte immer fabelhafte Marmelade – aus Sauerkirschen, Sevillaorangen oder wilden Erdbeeren. Meine Mutter machte besondere Ausflüge mit mir, die nur für uns beide waren. Die Flamingo-Patisserie hatte die beste Limonade. Meine Mutter überlegte, ob sie Windbeutel bestellen sollte, und ich ermunterte sie dazu: Ich wollte immer, dass es ein besonderer Tag würde, ein Tag, an dem meine Mutter sich endlich auch einmal etwas Gutes tat. Und ich empfand eine angenehme Selbstlosigkeit, als ich zu ihr sagte: «Warum nimmst du nicht einen Windbeutel», da ich mir sowieso nicht viel aus ihnen machte. Meine Gleichgültigkeit gegenüber den mit Sahne gefüllten Gebäckteilchen wurde von meiner Mutter und meinen Tanten mit Bewunderung registriert. Doch meine Mutter bestellte fast nie Windbeutel.

Nicht weit von der Flamingo-Patisserie befand sich der Glaswarenladen *Paşabahçe*, in dem wir die *Çeşm-i bülbül* Karaffen bewunderten, die aufwendig vergoldeten und besonders geformten

Gläser für türkischen Tee, *Rakı*, Champagner und Cognac: Die Goldgarnituren mischten sich in meinem Gedächtnis mit den Sammlungen kunstvoll gearbeiteter persönlicher Gebrauchsgegenstände in Atatürks Mausoleum, das wir manchmal besuchten. Wir fuhren mit dem Taxi dorthin, aber nicht so oft wie zum Hethitermuseum.

Das Beste am Hethitermuseum war, wenn meine Mutter aus den Hieroglyphen-Steintafeln vorlas. Auf einer ging es um eine Ziege, die ihre Kleider verloren hatte und sich eine Weste von einer Wäscheleine nahm. Auf einer anderen um einen Vogel, der Klempner werden wollte. Irgendwie wusste ich, dass meine Mutter die Geschichten erfand und nicht vorlas, doch an anderen Stellen – wenn sie auf die Glyphen der Zwei gekreuzten Schraubenschlüssel und den Zerbrochenen Wasserhahn deutete – wusste ich, dass sie vorlas. Als wir zu einer weiteren Tafel auf der anderen Seite des Saals kamen und ich die Ziege keineswegs vergessen hatte, sagte meine Mutter nachdenklich: «Ja, natürlich – die hier handelt vom Nachbarn der Ziege.»

Der Nachbar der Ziege hatte seine Wäsche auf die Leine gehängt, und als er sich schon freute, seine schöne saubere Weste gleich anzuziehen ...!

Bei allen, die die Geschichte erzählt hätten, wäre der Nachbar wütend geworden. In der Version meiner Mutter gab es ein zartes, erfreuliches Geheimnis. Wo war die Weste? War der Vogel mit ihr davongeflogen? Doch der Vogel mochte keine Kleider; sie kamen seinen Installationsarbeiten in die Quere. Andererseits: Hatte die Ziege dieser Weste nicht zu viele Komplimente gemacht? «Nun, ich glaube, ich werde mal mit der Ziege reden.» Da konnten wir uns bereits vor Lachen nicht mehr halten.

Dass es so schlimm war, stimmte also nicht. Der Gedanke, dass ich meiner Mutter Unrecht getan hatte, tat mir so weh, dass ich begann, mir das Hirn nach Gegenbeweisen zu zermartern. Nicht alles war wie das Hethitermuseum gewesen. Normalerweise wachten wir zu spät auf, um noch irgendwo hinzugelangen, bevor alles schloss. Ich war nämlich nicht die Einzige, die nicht schlafen konnte;

für meine Mutter war es noch schlimmer, weil sie erst im Morgengrauen einschlief. Die Wohnzimmertüren mit ihren Messingklinken und ihren Milchglasscheiben blieben geschlossen, bis die Nachmittagssonne direkt und deprimierend durch die vorderen Fenster fiel. Die große Angst, sie aufzuwecken – die Angst vor ihrer angespannten Stimme.

Manchmal hielt uns auch Besuch davon ab, aus dem Haus zu gehen. Stark zurechtgemachte Frauen saßen stundenlang auf unserem Sofa und tranken Tee. Sie lehnten den Tee zunächst mit gequälten Gesichtern ab, doch meine Mutter oder meine Großmutter oder meine Tante insistierten so lange, bis sie ihn mit gequälten Gesichtern tranken und sich währenddessen «unterhielten». Dazu gehörte, dass sie einander die mal mehr, mal weniger bestürzenden oder witzigen Bemerkungen mitteilten, die sie von anderen Leuten gehört hatten, «hat er gesagt» oder «hat sie gesagt» nach fast jedem Wort: «Und dann, hat sie gesagt, Senay, hat sie gesagt, du, hat sie gesagt, verstehst, hat sie gesagt, gar nichts.» Dann und wann gaben sie auch länger gar nichts von sich, bis auf «ah, ja, ja» oder «ach, tatsächlich».

Meine Gedanken begannen zu kreisen, wie im *Tagebuch des Verführers*, wo Cordelia dauernd hin und herüberlegt, ob ihr irgendetwas Schlimmes widerfahren war. Es konnte nicht deprimierend sein, weil meine Mutter so hart gearbeitet hatte, damit es nicht deprimierend würde. Und dennoch – konnte es nicht sein, dass es genau deshalb so deprimierend geworden war: weil sie so hart dagegen angearbeitet hatte?

Ich weiß, wie wachsam mich meine Mutter vor allem beschützt hat, was sie als Kind deprimierend fand – beispielsweise die Hände der alten Leute an Feiertagen küssen zu müssen. Sie hatte diese Hände grob gefunden und war gekränkt, dass sie sie küssen musste, aber daran führte kein Weg vorbei. Meine Mutter sagte, das sei falsch gewesen. Kinder seien Menschen, deren Würde und Privatsphäre geachtet werden müssten. Sie war die Einzige, die so dachte oder so etwas sagte – die Einzige von allen, die ich je kennengelernt hatte.

Den Verwandten wurde erklärt, dass Selin keine Hände küssen würde. «In Ordnung, ist in Ordnung, keine Küsse», sagten sie dann immer, in einem Ton, der meiner Mutter ihren Willen ließ, aber auch deutlich machte, dass sie fanden, sie verwöhne mich. Mir war immer klar, dass die Art, wie ich die Menschen enttäuschen und mich in Szene setzen durfte, ein Gefallen war, den meine Mutter mir erwies: Sie ersparte mir eine schlechte Erfahrung, die ihr selbst nicht erspart worden war. Ich hatte allen gegenüber Schuldgefühle: meiner Mutter gegenüber, weil ich nicht zu schätzen wusste, dass sie mich immer verteidigt und beschützt hatte, gegenüber den alten Menschen, deren Hände ich nicht geküsst hatte, und gegenüber meinen Cousins und Cousinen, die die Hände der Alten küssen mussten.

Arzus Sohn Murat war vier Jahre älter als ich und von Messern besessen. Falls er sich meiner Existenz bewusst war, dann als Quell des Ärgers, denn ich war größer als er, obwohl ich jünger war und ein Mädchen. Murat kam zu der Überzeugung, dass das Geheimnis meiner unnatürlichen Größe in den Multivitaminkautabletten von Flintstones lag, die meine Mutter mir aus ihrem Koffer verabreichte. Sie gab Murat sofort auch von den Flintstones, schickte sie ihm per Post oder brachte sie ihm mit. Als er die Vitamintabletten ein Jahr genommen hatte und immer noch nicht größer war als ich, musste sich das auf seine Psyche ausgewirkt haben ... Arzu sagte, ich sei so groß, weil die Hühner in Amerika voller Östrogen seien. Das ärgerte meine Mutter.

Doch warum dachte ich immer noch an all das, jetzt, da ich längst zu alt war, um irgendjemandem die Hand küssen zu müssen? Vielleicht hatte mein Vater recht und ich neigte dazu, bei eingebildeten Kränkungen und schlechten Gefühlen aus der Vergangenheit zu «verweilen».

Meine Großmutter lag in dem kleinen Nebenzimmer, wo sie normalerweise schlief, im Bett und las die Zeitung. Sie trank immer noch Tee, der sie, wie sie sagte, nicht am Schlafen hinderte. Ich schlief wie immer im Elternschlafzimmer. Ich duschte in der Badewanne, die hustete, wenn man sie aufdrehte, zog mir Shorts und ein T-Shirt an, setzte mich aufs Bett und las in *Let's Go* über Zentralanatolien und Ankara.

Es war unglaublich, dass dieser Typ, der das *Inoffizielle Handbuch* verfasst hatte, hier die Viertel von Ankara heraufbeschwor: einen Ort, der mir immer irgendwie unbeschrieben vorkam, weil so wenige meiner Bekannten je dort gewesen waren, bis auf diejenigen, die von hier stammten und kein besonderes Bedürfnis hatten, darüber zu schreiben. Den von *Let's Go* empfohlenen Orten war ein nach oben gestellter Daumen vorangestellt, der auch als Apostroph auf dem Einband prangte und mir ein schlechtes Gewissen verschaffte, weil ich noch nie per Anhalter gefahren war. In Ankara hatte nur ein Ort einen erhobenen Daumen: das Museum für anatolische Zivilisationen. Ich las die Beschreibung und war erleichtert, dass es sich um das Museum handelte, das meine Mutter Hethitermuseum nannte! Also hatten wir es zu Recht gemocht – und es war hier zu Recht als wertvoll identifiziert worden.

Ganz oben erklärte *Let's Go*, Ankara müsse nicht unbedingt bereist werden, es sei denn, man habe einen besonderen Grund dafür, und zwar weil es bei Weitem nicht so interessant sei wie Istanbul. Ich fand den Vergleich seltsam. Es handelte sich um zwei völlig verschiedene Städte. Nichts an ihnen war identisch. Ich beschloss, positiver über Ankara zu schreiben. Ich wachte am nächsten Morgen um zehn Uhr auf und stellte fest, dass ich tatsächlich geschlafen hatte.

◊

Wie lange hatte ich schon nicht mehr an Fatma oder Berrak gedacht, die beiden Frauen, die meiner Großmutter im Haus halfen? Fatma wohnte außerhalb der Stadt und kam einmal pro Woche. Sie hatte ein großes, plastisches Gesicht mit freundlichem Gesichtsausdruck und benahm sich wie eine Verwandte. Ich wusch meine Wäsche heimlich und versteckte die Kleider hinterher, damit sie nicht von ihr gebügelt wurden; doch sie fand sie trotzdem und bügelte sie, sogar die T-Shirts und die Unterwäsche. Warum war mir fast zum Heulen, als ich die perfekt gestapelten Quadrate sah?

Berrak, die täglich kam, war dürr und hatte ein schiefes Lächeln. Obwohl sie über zwanzig war, sah sie aus wie ein Teenager, und sie war mit dem Pförtner verheiratet. Sie wohnte im unteren Stockwerk. Meine Großmutter kommandierte sie herum, ohne Bitte und Danke zu sagen, so als habe sie sich schon immer über sie geärgert. Warum wurde Berrak so skeptisch gesehen? Vielleicht wegen ihrer politischen Ansichten, die sie mit dem Pförtner teilte, jedoch auf eine Art, die Kritik am Säkularismus und an den Vereinigten Staaten übte.

Andererseits kann es nicht nur wegen ihrer politischen Ansichten gewesen sein, sondern musste auch mit ihrer Neigung zu tun haben, Unerfreuliches zu sagen. Einmal hatte Berrak in Anwesenheit meiner Mutter von «der Art Frau» gesprochen, «die schon fünfzig Jahre alt ist, aber noch kein Grundstück besitzt».

«Ist das nicht irgendwie komisch? Dass sie Marxistin ist, aber Leute verabscheut, die ... kein Grundstück besitzen?»

«Sehr komisch», sagte meine Mutter und lachte kein bisschen.

Ein andermal hatte Berrak nasse Laken zum Trocknen über die Türen gehängt. «Erklärt mir noch mal schnell, warum man das nicht tun soll?», sagte ich nachdenklich, als hätte ich es schlicht vergessen. Meine Mutter und meine Tanten starrten mich alle mit derselben besorgten Miene an. Eine Tür, wurde mir gesagt, sei nicht dafür gemacht, belastet zu werden; das gehörte nicht zum Konstruktionsplan, Türen waren nicht dafür geschaffen, dass Leute sich auf sie setzten, sondern nur dafür, in den Angeln zu hängen und den Zugang zu den Zimmern zu regeln. Damit hätten sie ihr Soll erfüllt und müssten nicht auch noch die Last großer, nasser, tropfender Laken tragen. Und was konnte es für einen Grund geben, welchen Nutzen brachte es, die Wäscheleine, dieses geheiligte Erzeugnis menschlicher Genialität, abzulehnen?

«Sie haben also ein Buch über die Türkei geschrieben und dich dann hierhergeschickt, um die Fehler zu korrigieren?» Ich hörte der Stimme meiner Großmutter nicht nur an, dass sie für meine Familie Partei ergriff und deswegen Stein und Bein hätte schwören können, dass ich selbstverständlich jede Art Buch in Ordnung bringen konnte, sondern hörte gleichzeitig heraus, dass sie dem vermeintlichen Wert dieses Buches skeptisch gegenüberstand.

Die ersten beiden Tage verbrachte ich mit meiner Großmutter im Wohnzimmer, wo sie sich meistens aufhielt und mit angezogenen Knien in ihrem grünen Sessel saß, Marlboros rauchte, ein Glas Tee nach dem anderen trank, Kreuzworträtsel löste und sauer auf Wortneubildungen reagierte. Das moderne Türkisch gab es erst seit etwa sechzig Jahren, deshalb veränderte es sich weiterhin. Arabische und persische Lehnworte wurden regelmäßig durch Entsprechungen ersetzt, die türkischer sein sollten, aber manchmal einfach erfunden waren. Für ältere Menschen war das ärgerlich. Kaum hatte meine Großmutter *simge*, ein Scheinwort für «Symbol», zu akzeptieren gelernt, musste sie sich mit dem frech untergeschobenen Wort *imge* für «Bild» abfinden.

Meine Großmutter benutzte oft Sprichwörter, die ich nicht verstand. Ich war daran gewöhnt und hörte nicht hin. Jetzt fiel mir auf, dass ich versucht hätte, die Sprichwörter zu lernen, wenn es sich um ein «fremdes» Land gehandelt hätte – wenn es Russland gewesen wäre. Ich fing an, sie aufzuschreiben. In manchen kam mein alter Freund, der Fakir, vor. «Das Fakirhuhn legt nicht alle Eier auf einmal»: Es ging darum, nicht in Eile zu sein, und war irgendwie auf mich gemünzt. Eine andere Redensart – «Das Ei mochte seine Schale nicht» – wurde für Leute verwendet, die versuchten, sich von ihrem Heimatort zu distanzieren oder die ihre Eltern nicht achteten.

Ich überprüfte ein paar Fakten und benutzte dafür das Telefon mit Wählscheibe neben dem Sessel meiner Großmutter. Meine Großmutter bestand darauf, ihren Sessel eigens dafür zu räumen, setzte sich mir gegenüber aufs Sofa, strahlte mich an und machte Bemerkungen über meine Grammatik. Ich legte mir meine Sätze im Voraus zurecht. «Guten Tag, wäre es vielleicht möglich, ein paar Informationen bezüglich ... zu erhalten.» Meine Großmutter sagte anerkennend, ich sei anders als die meisten jungen Mädchen, die dauernd «ehh» sagten und «Dingsda», wenn ihnen ein Wort nicht einfiel. Ja, im Gegensatz zu mir klangen sie normal.

Auf Drängen meiner Mutter zog ich mit meiner Großmutter los, um ein Handy zu kaufen. Ich konnte es mir nicht selbst kaufen: Es musste von jemandem registriert werden, der die Staatsbürgerschaft hatte. Mein Ausweis war ohne Foto, was für Kinder normal war, doch sobald man fünfzehn war, brauchte man eines. Die Zollbeamten ließen einen immer noch ins Land, wenn man einen amerikanischen Pass und einen Ausweis ohne Gesicht vorzeigte, der die türkische Staatsangehörigkeit belegte. Doch wenn man dann im Land war, konnte man kein Telefon kaufen.

In ihren Pumps und der dazu passenden Tasche sah meine Großmutter wirklich sehr elegant aus. Wir wählten ein Ericsson-Handy, das so groß wie ein Brotlaib war.

Meine Großmutter schrie mir zu, dass sie mich sehr liebe und mich vermissen werde. Weil ihr Leben so ganz anders geworden war, als sie gedacht hatte, traten ihr die Tränen in die Augen: Alle waren in Amerika, sie hatte nur zwei Enkel, dann war da die Sache mit der Kommunikation, über die sie sich nie genauer äußerte, aber wahrscheinlich meinte sie, dass mein Türkisch fehlerhaft sei und mein

Cousin David überhaupt kein Türkisch sprach. Meine Großmutter fügte immer schnell noch hinzu, wie sehr sie David und mich liebe: wie gerne sie Bilder von uns anschaute und an uns dachte. Währenddessen grinste sie dauernd übers ganze Gesicht, als sei all das höchst erfreulich. «Ach! Überall werd ich dich suchen, wenn du gegangen bist!»

Als ich am dritten Tag tatsächlich abreiste, wirkte meine Großmutter schockiert und aufgebracht, obwohl ich ihr immer wieder gesagt hatte, dass ich bald gehen müsse. Ich hatte den Wecker auf halb neun gestellt und hatte Angst, in einen Zustand der Verzweiflung und Erschöpfung hineingerissen zu werden, in dem ich nicht tun konnte, was von mir erwartet wurde, und dass ich scheitern und einen Nervenzusammenbruch bekommen würde. Doch als es mir gelungen war, meine Großmutter zu beruhigen und das Haus zu verlassen, war alles einfacher als gedacht. Der Taxifahrer wusste bereits, wie man zum Busbahnhof kam. Wenn man erst dort war, waren die Leute verpflichtet, einem Auskunft über die Busfahrpläne zu geben. Man brauchte nichts zu erklären, keine Rechenschaft abzulegen und keine Liebe zu zeigen. Wenn jemand sich über dich ärgerte, konnte er oder sie nicht weinen oder dich anschreien oder beschuldigen, du hättest sie beleidigt, und man konnte jederzeit einfach gehen. Es war völlig anders als in der eigenen Familie zu sein.

Ich kaufte ein Olivenbrötchen und einen Tee an einer Gebäcktheke und versuchte, meinen mir legitim erscheinenden Freiheitsrausch von der befriedigenden Tatsache zu trennen, dass meine Rechnung weniger als einen Dollar betrug, was mir verdächtig vorkam.

Es war auch sehr befriedigend, einen Ort aufzusuchen, der in der Ausgabe vom letzten Jahr vermerkt war, und festzustellen, dass das Gebäude, die Gegend und die Öffnungszeiten noch stimmten oder, was noch besser war, leicht abwichen, aber mühelos korrigiert werden konnten. Höchst spannend war, zu erfahren, dass die Wahrheit sich tatsächlich verifizieren und in ein Buch schreiben ließ.

Manchmal stellte sich heraus, dass eine Adresse oder ein Orientierungspunkt, die im Buch genannt wurden, in Wirklichkeit nicht existierten. Das gab mir zunächst ein mulmiges Gefühl, doch wenn ich mich erkundigte, fand ich fast immer jemand Älteren, der mir freudig Auskunft erteilte: Die Straße hatte zwei Namen oder die Buslinie hatte sich wegen der neuen U-Bahn geändert. Ich bekam sogar Komplimente, weil ich diese Dinge bemerkte. «Die meisten Leute hier im Viertel erinnern sich daran gar nicht, aber Sie schon.» Ich erklärte dann, was es mit *Let's Go* auf sich hatte, und bekam mehr als einmal gesagt, die Amerikaner machten es richtig, sie überprüften die Dinge tatsächlich, nicht wie hier in der Türkei, wo man immer nur das Beste hoffte.

Ich war aufgeregt, als ich die Plakette am Hethitermuseum sah, auf der stand, dass der Europarat es 1997 mit dem Preis für das Europäische Museum des Jahres ausgezeichnet hatte. Dann kam Unruhe in mir auf: Warum fühlte man eine solche Erleichterung über so etwas? Wegen des Europarats? Es gehörte zu meiner tiefsten Überzeugung, dass echter Wert unabhängig davon existierte, was irgendwelche Leute aus Europa oder Amerika zufällig darüber gehört hatten. Und dennoch ... worin bestand denn der Wert, wenn er den Dingen nicht von Menschen zugeschrieben wurde? Ein entmutigender Gedanke: Wie sollte ich letztlich alle mir verhassten Überzeugungen, die in meinem Kopf waren, ausmerzen?

Eine berühmte achttausendjährige Fruchtbarkeitsgöttin saß auf einem Thron, mit Hängebrüsten, die ihr fast vom Hals herabhingen, einem Bauch, der ihr über die Schenkel fiel, einem Gesicht – was davon vorhanden war –, das verschwommen und dumm aussah, weil es keine Rolle spielte. Etwas fiel zwischen ihren Beinen herab. Ich wusste, dass Feministinnen erfreut waren, wenn eine Gesellschaft die Mütter verehrte. Warum wollte ich sie nicht ansehen?

Das Bronzezeitaltermädchen, bekannt als Hasanoğlan-Figur, war etwa zwanzig Zentimeter groß und bestand vor allem aus Silber. Aus ihrem Gesicht, einer gehämmerten Goldmaske, sprach große Traurigkeit. Goldschärpen kreuzten sich auf ihrem Silberleib, und um die Knöchel trug sie goldene Reifen, die irgendwie sexy wirkten. Ihr war anzusehen, dass sie keine Stärke ausstrahlte. Dadurch, dass sie die Arme um sich geschlungen hatte, wirkte sie entweder kalt oder verängstigt und außerdem war sie zu dünn. Aber sie war schön – biegsam, puppenhaft und durchaus transportabel. Man wollte sie durch die Welt tragen. In diesem Sinne wirkte sie aufregend und frei.

Jemand hatte ein lebensgroßes Diorama eines neolithischen Haushalts geschaffen, das Ruinen bei Ankara nachgebildet war. Fünf augenlose Stierköpfe aus Ton und in unterschiedlichen Größen waren vor weiß getünchten Wänden angeordnet. An einer weißen Feuerstelle leuchtete ein elektrisches Feuer. Mitten auf dem weißen Fußboden befand sich eine niedrige runde Grube mit zwei menschlichen Skeletten in Embryohaltung. Die Szene wirkte rätselhaft, wie ein geheimnisvoller Mord. Gleichzeitig hatte sie eine aufgeräumte, eigenständige Qualität, die mich an die Wohnung meiner Großmutter erinnerte.

Als Arzus Cousine Şenay meinen Rucksack sah, starrte sie mich mit offenem Mund an: «Aber den kannst du unmöglich aufsetzen.»

«Hab ich ihr auch gesagt!», rief meine Großmutter und fügte sofort zu meiner Verteidigung hinzu: «Sie setzt ihn aber auf! Mein starkes Mädchen, *mashallah*, trägt einfach alles.»

Ich setzte den Rucksack auf, um es ihnen vorzuführen.

«Wahrlich, sie trägt ihn», murmelte Tante Şenay. «Aber sag mal, Selin, kannst du damit auch laufen?»

Ich ging ein paar Schritte im Wohnzimmer umher. Şenay starrte mich bewundernd und bestürzt an. «Alles auf dem Rücken, genau wie ein Yörük», sagte sie und sprach von dem gleichnamigen anatolischen Nomadenvolk.

«Ein *Hamal*, ein *Hamal*, sie ist ein *Hamal* geworden», sagte Tante Arzu, als sie den Rucksack sah. Ein *Hamal* war ein Lastenträger, wie man ihn noch manchmal sah, wenn einer eine Dreihundert-Pfund-Last die Berge hinauf- und hinunterschleppte. Später sah ich in einem anthropologischen Museum die osmanischen Satteltaschen, die die Lastenträger auf den Straßen unter ihrer Ladung trugen. Sie sahen tatsächlich wie mein Rucksack aus.

Mein größtes Problem war das «Nachtleben». Übers Telefon konnte man nichts herausfinden, weil keiner ans Telefon ging. Und selbst wenn jemand abhob, konnten sie einem keine witzige, respektlose Beschreibung der Atmosphäre oder der Gäste geben.

«Was kann man schon in einer Bar recherchieren?», fragte Arzu mit gequälter Miene.

Doch Bars waren genau der richtige Ort für die Recherche, nicht nur für *Let's Go*, sondern auch, um die Conditio humana zu verstehen. Je länger ich lebte, desto offenkundiger wurde es, dass es das Ausgehen und Sichbetrinken war, woran den Leuten am meisten lag. Sie dachten, man machte ihnen etwas vor, wenn man sagte, man interessiere sich mehr für andere Dinge. Sogar *Let's Go*, das von Leuten geschrieben wurde, denen die menschlichen Errungenschaften angeblich ein Anliegen waren, unterstellten, dass man nur in Museen ging, um als anspruchsvoll zu gelten, und dass das eigentlich Wichtige und Wünschenswerte darin bestand, dass man wusste, wo die richtigen Bars und Clubs waren.

Nichts von dem, was Arzu sagte, widersprach der zentralen Bedeutung von Bars und Clubs. Nur war es so, dass ihr sehr daran gelegen war, zu verhindern, dass ich dorthin ging. Keiner fand, dass

Bars und Clubs keine Rolle spielten. Selbst als ich noch klein war, kam beim Abendessen mit der Familie irgendwann der Punkt, an dem jemand stets aus Witz sagte: «Und jetzt? Ab in die Disco?» Und dann mit einem Lachen: «Selin geht jetzt in die Disco.»

Wo war da der Witz? Dass man mir nicht erlaubte, in die Disko zu gehen? Dass ich nicht in die Disco gehen wollte? Dass ich nichts von Diskotheken wusste – dass ich nie das riesige Spiegelgesicht einer Disco gesehen hatte, das mir vielsagend zuzwinkerte?

Später schlenderte ich in einem riesigen, lagerartigen Gebäude umher, das No Parking hieß, und versuchte herauszufinden, ob es eine Bar oder ein Club war und wer die Leute waren. «Club Kids», «grimmige Politikaster», «finanzstarke Schickeriatypen»?

Ich merkte, dass mir jemand auf die Schulter tippte. «Entschuldigen Sie, Fräulein», sagte ein Mann in einem Anzug, «aber Ihr Wagen ist da.»

«Das muss eine Verwechslung sein», erwiderte ich. «Ich warte auf keinen Wagen.»

«Verzeihen Sie, Fräulein Selin», sagte er mit einem leichten Lächeln, sodass mir ein Schauer über den Rücken lief, «aber der Wagen wurde von einer Dame für Sie bestellt, die eine sehr detaillierte Beschreibung Ihrer Person gegeben hat.» Während er «detaillierte Beschreibung» sagte, musterte er mich verstohlen von Kopf bis Fuß, als bewunderte er, wie korrekt ich ihm beschrieben worden war.

Ich folgte ihm nach draußen. Ein anderer Mann in einem Anzug stand neben einem parkenden Wagen. Mir war klar, wer der andere Mann war: ein Angestellter des MIT, des zentralen türkischen Geheimdiensts, für den Arzu arbeitete.

Ich hatte gespürt, dass mir jemand folgte, es aber nicht geglaubt. Ich brach in Tränen aus.

«Mein Arm reicht nicht so weit. Kennst du diesen Ausdruck?», fragte Arzu. Als bräuchte man dazu irgendwelche Kenntnisse. «Wenn etwas passiert», sagte Arzu eindringlich. Ich war vertraut mit dieser Art, so über mein Leben zu reden, als seien die Älteren für mich verantwortlich. So wie meine Mutter einmal mit vor Schreck verstörtem Gesicht gesagt hatte, sie habe geträumt, ich sei vergewaltigt worden, und glaube, dies sei ein Zeichen gewesen, dass ich im wirklichen Leben in Schwierigkeiten geraten sei und sie gebraucht hätte.

Ich sagte meiner Großmutter immer wieder, dass ich abreisen müsse, und sie glaubte mir nicht und sagte, ich könne an einem anderen Tag abreisen. Am Ende ging ich einfach frühmorgens fort und hinterließ ihr einen Zettel. Ich nannte ihr das genaue Ziel meiner Reise nicht. Trotzdem wurde ich von einem Beamten der staatlichen Wasserbehörde persönlich begrüßt, als ich in Tokat aus dem Bus stieg.

Das Thema Tokat hatte ich lange mit meiner Mutter diskutiert, die meinte, dort gebe es nicht das Geringste zu sehen. Tokat war in der letzten *Let's Go*-Ausgabe nicht erwähnt. Sean hatte mir eine halbe Seite Recherche mitgegeben, mit einem Zitat aus Strabos *Geografie:* «Aufgrund der Vielzahl von Prostituierten begeben sich zahllose Außenstehende dorthin und machen Ferien.» In der Provinz Tokat, auf dem Weg nach Zile, hat Julius Cäsar anscheinend «Veni, vidi, vici» gesagt, nachdem er viele Menschen getötet hatte. Es klang nicht gerade nach einer Unterstützungserklärung Julius Cäsars für Tokat.

Der Beamte, Arif bey, bestand darauf, dass ich bei ihm wohnte. Seine Frau bereitete mir ein Bett auf dem Sofa. Die Zimmerpflanzen trugen Häkeloutfits. Arif bey interessierte sich für meinen Walkman. Als er sah, dass ich keine türkische Musik hörte, versuchte er, mir alle seine Sezen-Aksu-Kassetten zu schenken. «Sie ist unser Spatz», erklärte er inniglich.

Sezen Aksus Songs begannen vielversprechend, doch irgendwann fing sie immer an, in eine Art Wehklagen zu verfallen, ihrem Schmerz pathetisch Ausdruck zu verleihen und allen ein schlechtes

Gefühl zu vermitteln. Ich wusste aus dem Musikunterricht: Wenn Musik aus dem Nahen Osten für unsere – meine – Ohren wie Wehklagen klang, oder als sei sie verstimmt, dann deshalb, weil die Konventionen westlicher Musik uns desensibilisiert hatten. Die orientalische Tonleiter hatte vierundzwanzig Töne pro Oktave und war eigentlich wahrer und echter als die Zwölftonversion, die in Europa erfunden worden war, damit das Klavier funktionierte. Doch ich hörte trotzdem nicht gerne mehr als ein, zwei Sezen-Aksu-Lieder hintereinander.

◊

In den nächsten paar Städten wurde ich am Bahnhof von Regierungsbeamten empfangen. In Kayseri, der Hauptstadt des Pastirma, tauchte ein echter Armee-Oberst in meiner Jugendherberge auf und nahm mich zum Abendessen in ein Armeerestaurant mit. Insgesamt dreimal sagte er zu mir, dass mir wahrscheinlich nicht ganz klar sei, was für ein Glück ich hätte, an der Harvard-Universität studieren zu dürfen – und wie viele türkische Kinder sich die Ohren abschneiden würden, um eine derartige Gelegenheit zu bekommen. Irgendwann fragte er, was ich studierte, und als ich sagte «Russische Literatur», bekam er fast einen Herzanfall. Ich vergaß immer wieder, dass Armeeangehörige in der Türkei immer noch wütend waren über ... den Krimkrieg?

In der Bibliothek der Jugendherberge, in der es vor allem englische Bücher gab, fand ich eine Einführung in die Türkei aus den 1950er-Jahren, die die U.S. Army verlegt hatte. Im Grunde stand dort, dass Russland und die Osmanen schon immer Krieg geführt hatten. «Als die Osmanen 1699 Ungarn verloren» – Ungarn war also auch beteiligt –, versuchte Russland erneut, die Türkische Meerenge zu erobern, um ans Mittelmeer zu gelangen.

> Russlands uralter Eroberungsehrgeiz ist uns natürlich allen vertraut. Er wurde nicht aufgegeben. Seit fast 400 Jahren geht Russland der Türkei an die Gurgel, und mit diesem Wissen können Sie verstehen, warum alle türkischen Schuljungen Russland hassen. Sie werden viele Türken kennenlernen, deren Verwandte und Vorfahren in Kriegen mit Russland getötet wurden. Andere Türken und Türkinnen haben nicht vergessen, dass Zar Nikolaus I. von Russland die Türkei spöttisch als «kranken Mann Europas» bezeichnet hatte.

Natürlich kannte ich die Zeile über den kranken Mann, mir war aber nicht klar gewesen, dass ein Russe sie geäußert hatte oder dass insbesondere diese Bemerkung zur «orientalischen Frage» geführt hatte. Auch von der «orientalischen Frage» hatte ich gehört: wie «die Frauenfrage» tauchte sie in den Romanen des neunzehnten Jahrhunderts auf. Die orientalische Frage lautete im Kern: «Wie sollen wir das ganze osmanische Zeugs aufteilen?» Sie unterschied sich nicht allzu stark von der Frauenfrage, bei der es darum ging, ob Frauen Arbeit und Geld haben sollten. Dinge, die manche Leute als «Frage» betrachteten. Wenn man sein ganzes Leben solches Zeug las, musste man Russland ja hassen.

◊

Kappadokien war berühmt, aber was es war, ließ sich schwer sagen, auch nicht, wenn man ein Foto davon sah. Die Fotos zeigten of eine unnatürliche Zahl an Heißluftballons, vielleicht um die fünfzig, die in unterschiedlichen Höhen über einer gemeinhin als «surrealistische Mondlandschaft» oder «Märchenlandschaft» bezeichneten Gegend schwebten. Ich dachte, zwischen den Heißluftballons und der Mondlandschaft müsste eine Beziehung bestehen, aber anscheinend war dem nicht so. Jemand war schlicht zu der Überzeugung gekommen, dass man von einem Ballon aus den besten Rundumblick haben würde.

Kappadokien war der alte Name für eine Region, die sich jetzt über drei oder vier türkische Provinzen mit je eigenen Städten erstreckte. Die gesamte Gegend lag auf einer vulkanischen Hochebene, wo sich durch Erosion Bergkämme, Täler, Gipfel und eigentümliche Formationen gebildet hatten, unter anderem die «Feenkamine». Das Wort klang nach etwas Ätherischem, es handelte sich jedoch um Säulen oder Pfeiler aus massivem Stein, die bis zu dreißig Meter hoch sein konnten und auf deren Spitze jeweils ein riesiger Felsbrocken thronte. Der Wind hat sie so geformt.

Als ich klein war, hatten meine Mutter und meine Tante versucht, mir die Feenkamine zu beschreiben. Meine Mutter hatte schließlich gesagt, dass sie am ehesten einem Penis ähnelten. «Ganz genau», hatte meine Tante ihr mit einem weisen Nicken beigepflichtet. Damals hatte ich noch nie einen Penis gesehen.

An vielen Orten waren die Felsformationen durchlöchert: Portale zu Tausenden von Wohnungen, Kirchen und Klöstern, die von alten Völkern in den Fels gehauen worden waren. Das war das zweite Verwirrende an Kappadokien: Die Felsformationen, die wie Skulpturen aussahen, waren durch Erosion entstanden; die Löcher, die wirkten, als seien sie das Resultat undurchsichtiger Naturprozesse, hatten mit der Natur nichts zu tun – es sei denn, man betrachtete die alten Völker, die sich dort versteckten, als Naturprozess. An manchen Stellen waren ganze Dörfer ausgehöhlt und miteinander verbunden worden: mehrgeschossige Städte, in denen über zehntausend Menschen leben konnten, sowie Pferdeställe. Seit dem vierten Jahrhundert vor Christus hatten sich Menschen in Kappadokien versteckt. Die frühen Christen hatten sich dort vor den Römern versteckt – Petrus schrieb in der Bibel über sie.

Heute war Kappadokien ein berühmtes Touristenziel. Niemand fand es seltsam oder gefährlich, dass ich dorthin ging, deshalb folgte mir auch niemand. Ich bekam ein Zimmer in einem hundertfünfzigjährigen griechisch-osmanischen Herrenhaus. Die Besitzerin, eine Frau mittleren Alters mit coolem Haarschnitt, brachte mich zu einem riesigen Zimmer mit Blick auf einen Rosengarten. Zu meiner Überraschung wurde ich, wie mir auffiel, in den Pensionen oft herzlich empfangen. In Restaurants bedauerte man, dass nicht mehr Leute kamen und dass kein Mann dabei war, doch in den Pensionen war es anders.

«Willkommen, willkommen, willkommen», sagte ein Pensionsinhaber und verwendete dabei viele verschiedene Ausdrücke, die alle «willkommen» bedeuteten. «Sie sind hier sehr willkommen.» Er war kaum imstande, seine Aufregung im Zaum zu halten, und sagte schließlich zutraulich: «Alleinreisende Damen sind unsere liebsten Gäste.»

«Ach ja? Und warum?»

«Damen machen nie etwas kaputt.»

«Und die anderen machen ... Dinge kaputt?»

«Ja, natürlich. Männer, Familien. Auf der Stelle geht etwas kaputt. Und der Wert des Anwesens verringert sich.»

«Was machen sie denn kaputt?», fragte ich besorgt. Seine Pension wirkte auf einmal zerbrechlich.

«Was machen sie *nicht* kaputt. Sie zerbrechen die Fensterscheiben. Sie durchschlagen die Wände. Sie können sich das gar nicht vorstellen. Eine nette, wohlerzogene Dame dagegen» – er verbeugte sich respektvoll – «kann zehn Jahre in einem Zimmer wohnen und danach sieht es immer noch genauso aus wie am Tag ihrer Ankunft! Der Wert des Anwesens ändert sich nicht im Geringsten!»

Da ich mir sicher war, dass es mir gelingen würde, die Fenster nicht zu zertrümmern, war ich erleichtert, und es gab mir ein gutes Gefühl, mir etwas anzuhören, was eindeutig als Kompliment gedacht war. Gleichzeitig hatte die Vorstellung einer wohlerzogenen Dame, die zehn Jahre in einem Zimmer lebt, ohne sichtbare Spuren zu hinterlassen, etwas Beunruhigendes.

Danach war ich am Fernbusbahnhof und versuchte herauszufinden, wie ich per Bus nach Ahmetpaşa gelangen konnte, ein Dorf, von dem Sean meinte, es sei eine Besichtigung wert, weil es dort angeblich ein paar unterschätzte Höhlen gab. Die Typen, die für die Fernbuslinien arbeiteten, starrten mich an, als sei ich geisteskrank. Manche erzählten mir mit beleidigter Miene von den vielen Touristenbusunternehmen, die mich zu weitaus interessanteren und berühmteren Orten bringen würden.

«Ich muss aber nach Ahmetpaşa», sagte ich immer wieder. «Ich arbeite an einem Buch.»

So ging es zehn Minuten lang hin und her, bis ein Busbahnhofmitarbeiter fröhlich erklärte: «Ahmetpaşa? Kein Problem. Ich bring Sie hin. Wann wollen wir los?»

Er war zwischen zwanzig und dreißig und hatte einen lebhaften Gesichtsausdruck. Ich wusste nicht genau, ob er einen Scherz gemacht hatte – was ja auch egal war, weil ich den Bus nehmen musste. Einzig und allein deswegen gab man solche Jobs Studierenden ohne Qualifikation: Wenn wir nämlich von jemandem, der ein Kuttelsandwich aß, gesagt bekamen, wir sollten den Nachtbus nehmen, der siebzehn Stunden brauchte, dann taten wir das und schrieben die Kosten auf.

Er sagte, es gebe keinen Bus. Ich widersprach. Wie sollten die Leute denn dann in ihr Dorf und wieder hinauskommen? Ich musste einen Grammatikfehler gemacht haben, weil er sofort in das schrille, aufdringlich klingende Englisch verfiel, das von Leuten gesprochen wurde, die in der Tourismusbranche arbeiteten. Es war wirklich deprimierend. Wer hatte ihnen beigebracht, so zu sprechen? Was für Tiraden durchtriebener Pädagogen kopierten sie da?

«Von hier müssen Sie zwei Stunden gehen. Sie müssen zwei Busse gehen.» Er hielt zwei Finger hoch.

«Großartig», sagte ich energisch auf Türkisch und benutzte dabei ein osmanisches Lieblingswort meiner Mutter. «Je mehr Folter ich erlebe, desto größer der Nutzen.»

«Wie bitte?», sagte er auf Englisch.

«Das Buch, an dem ich arbeite, ist für Amerikaner. Wenn man ihnen das Leben zu leicht macht, sind sie besorgt, sie könnten den authentischen Kern der Türkei verpassen. Deshalb wollen sie nach Ahmetpaşa reisen.»

«Ja?» Er schien darüber nachzudenken. «Ich mache Ihnen einen Vorschlag», sagte er auf Türkisch, und es war, als verwandele sich seine ganze Persönlichkeit: Er wurde wieder höflich und humorvoll. «Sagen wir mal, wir setzen Sie in den Bus nach Ahmetpaşa. In zwei Stunden werden Sie sieben Kilometer zurücklegen. Sie sehen alles, was es in Ahmetpaşa zu sehen gibt – eine Sache nach der anderen, alles werden Sie sehen. Ob Sie dabei den authentischen Kern der Türkei sehen? Das weiß ich nicht, das müssen Sie selbst beurteilen. Sie werden feststellen, dass dieser eine Tag genügend Folter bedeutet. Danach habe ich Feierabend, hole Sie ab und wir essen zusammen zu Abend. Was sagen Sie dazu?»

«Wenn Sie mir helfen, den Bus zu finden, wäre ich Ihnen sehr dankbar», sagte ich.

«Und das Abendessen?»

«Hm, eher nicht. Aber ich kann es mir ja im Bus noch mal überlegen.»

«Fantastisch!» Er strahlte und lehnte sich zurück. «Ich möchte nichts weiter, als dass Sie es sich überlegen. Sie haben mich sehr glücklich gemacht.»

«Also, wo ist der Bus nach Ahmetpaşa?»

«Was? Ach so. Keine Ahnung. Velih bey!»

Ein älterer Mann mit Stock kam angeschlurft. «Ja, Mesut», sagte er. «Wie Sie gebieten, Mesut. Sehen Sie, wenn Mesut ruft, komme ich sofort, sozusagen so schnell es meine Kräfte erlauben, und ich sage Ihnen auch warum. Weil ich nämlich weiß, dass eine wichtige Angelegenheit auf mich wartet. Andere rufen einen wegen irgendeines Unsinns, aber bei Mesut braucht man nie zu bereuen, dass man aus einem bequemen Stuhl aufgestanden ist.»

«Velih bey, ich habe deine Behaglichkeit gestört und du machst mich damit verlegen.»

«Nein, gar nicht, mein Sohn. Sag, womit habe ich die Ehre, Ihnen helfen zu dürfen.»

«Velih bey, höre! Diese junge Dame muss mit dem Bus nach Ahmetpaşa reisen. Die junge Dame recherchiert für ein Buch und auch in Ahmetpaşa muss sie recherchieren. Das kann sie nur, wenn sie mit dem Bus dorthin fährt.»

«Mit dem Bus? Aber es gibt keinen Bus dorthin. Wenn sie umsteigt ... dann sind es zwei Stunden.»

Mesut erklärte, dass der Bus Teil der Recherche sei. Velih hörte genau zu und rief dann einen Botenjungen, der jemanden fragen sollte, den sie kannten und der im Nachbardorf von Ahmetpaşa wohnte. Ein anderer Laufbursche wurde zum Teeholen geschickt. Alle nannten mich jetzt «Fräulein» und verhielten sich, als sei es nicht nur einleuchtend, sondern auch wichtig, dass ich nach Ahmetpaşa kam.

«Eine Rechercheurin!», sagte Velih, während wir auf den Botenjungen warteten. «Wie schön.»

«Du und ich, wir sollten irgendwann demnächst etwas recherchieren», sagte Mesut zu ihm.

«Ja, stimmt. Sie und ich, wir haben ein Leben lang hier gelebt und nie eine Recherche unternommen. Und jetzt kommen sie aus Amerika und recherchieren alles Mögliche.»

«Sogar in Ahmetpaşa recherchieren sie.»

«Und zu Recht. Gibt es nicht in jedem Winkel von Gottes Schöpfung etwas zu recherchieren? Haben Sie das nicht auf allen Ihren Reisen festgestellt, Fräulein?»

Mesut begleitete mich zum Bus und sagte dem Busfahrer, er solle mich an einer Stelle der Straße herauslassen, wo ich den Bus nach Ahmetpaşa anhalten könne. Ich fragte, wie diese Stelle heiße, damit ich es mir aufschreiben konnte. Der Busfahrer nannte mir den Namen eines Bachs, der in der Nähe vorbeifloss. Ich schrieb ihn in mein Notizbuch – damit andere Menschen eines Tages das Gleiche erleben konnten wie ich.

Der zweite Bus setzte mich an einem Platz mit einer Atatürkstatue und einem Krämerladen ab. Es gab keinen Wegweiser zu versteckten alten Höhlen. Die konnte es ja auch gar nicht geben, oder? Doch als ich den Laden betrat, um Kirschsaft zu kaufen, fragte mich der Ladeninhaber, ob ich die Kirchen besichtigen wolle. Dann rief er einen Jungen herbei, der mir den Weg zeigen sollte. Der Junge, der daran gewöhnt schien, herumkommandiert zu werden, lief sofort geschäftsmäßig und in schnellem Schritt los und wurde dann immer schneller, bis wir am Ende rannten.

Nach und nach verstand ich, dass wir so schnell gingen, um zwei herumhurende Hunde abzuhängen, die uns mehr oder weniger verfolgten. Sie trieben es ein paar Sekunden lang, taumelten dann wieder hinter uns her und legten von Neuem los.

«Sind das deine Hunde?», fragte der Junge schließlich. Als ich verneinte, warf er einen Stein nach ihnen – sie rannten betreten davon.

Als wir von den Höhlen zurückkehrten, stand Mesut, der Typ vom Busbahnhof, vor dem Atatürkmonument neben einem parkenden weißen Opel – demselben Modell, das Iwans Mutter gefahren war. Sein Gesicht erhellte sich. «Selin!»

«Sie machen sich zu viele Umstände», sagte ich. Mir war nicht in den Sinn gekommen, dass er mich ganz leicht hatte finden können. Ich sagte ihm, ich hätte vorgehabt, den Bus zu nehmen. Kaum hatte ich das gesagt, klang es absurd. Der Gedanke, den Bus zu nehmen, sollte meine Unabhängigkeit geltend machen, damit ich nicht mit einem fremden Mann im Auto sitzen musste. Doch war man nicht auch vom Bus abhängig – war der Bus nicht auch voller Männer?

Ich stieg in den Wagen. Wir fuhren eine halbe Stunde lang in die Stadt, von der ich gedacht hatte, sie sei weit weg, da der Bus dorthin eine Ewigkeit gebraucht hätte. Die Sonne ging unter und der Mond ging auf. Mesut parkte hinter einem Restaurant in einer Nebenstraße. Ich hatte ihn mir noch nie richtig angesehen, beobachtete ihn jetzt aber, während er mit jeder einzelnen Person, die in dem Restaurant arbeitete, Grußworte austauschte. Ich sah, dass er kleiner war als ich und irgendwie lebendiger wirkte als alle anderen.

Wir saßen auf der Dachterrasse unter einer Weinlaube. Es wurde osmanische Tavernenmusik gespielt. Mesut bestellte zwei Gläser Wein, holte ein Päckchen Zigaretten aus der Tasche, bot mir eine an, rauchte seine zur Hälfte, sagte dann, Zigaretten seien ungesund, und warf sie weg. Auch seinen Wein trank er nicht aus.

«Also, Selin», sagte er. «Erzählen Sie mal.»

«Was soll ich denn erzählen?»

«Etwas über Ihre Recherche.»

Ich erzählte ihm von den Höhlen und dem Jungen, der mich herumgeführt hatte. Wir waren vier Kilometer zu Fuß gegangen und Felsen hinauf- und hinuntergeklettert. Der Junge wusste, wo man leicht hinaufkam, und hatte mir an einer steilen Stelle die Hand gegeben. Er sagte mir auch die Namen und das Alter der Kirchen, obwohl ich nicht ganz überzeugt war, dass er die griechischen Namen richtig in Erinnerung hatte. Hinterher wusste ich nicht, ob ich ihm Geld geben sollte, und wollte ihm Plätzchen kaufen, aber er sagte, er müsse zu Hause zu Abend essen.

«Ein guter Junge», sagte Mesut. «Er hat seine Sache gut gemacht. Und er hat Ihnen angesehen, dass Sie auch ein guter Mensch sind. Gute Menschen finden einander.»

Stimmte das? Es war schade, dass es keinen Club gab, dem man beitreten konnte, so wie es verschiedene Religionen, Ethnien und Nationalitäten gab, die aus Arschlöchern und Nichtarschlöchern bestanden. Wie gleichmäßig sie doch verteilt waren. Worauf beruhte das?

Das Essen schmeckte köstlich – der Salat mit Sumach, das frische Brot, der herbe Wein.

«Jetzt erzählen Sie mal», sagte ich.

«Was soll ich Ihnen erzählen?» Er richtete sich ein wenig in seinem Stuhl auf.

«Von Ihrer Kindheit.»

«Ich hatte eine sehr glückliche Kindheit am Schwarzen Meer», sagte er sofort. Seine Mutter war gestorben, als er ein Baby war, deshalb erinnerte er sich nicht mehr an sie und war nie traurig gewesen. Der ihm am nächsten stehende Mensch war seine ältere Schwester Elmas, die jetzt mit einem wunderbaren Mann verheiratet war, daher sah er sie nicht mehr und sprach nicht mehr mit ihr. Als Kind hatte er am liebsten Fische mit den Händen gefangen: Viele Fische waren damals wie geschaffen dafür. Er legte sie in Eimer und verkaufte sie. Mesuts Leben kam mir wirklicher vor als mein eigenes, auch wenn man sich fragen muss, wie das Leben eines Menschen wirklicher sein konnte als das eines anderen.

Ich sagte, ich müsse zurück in meine Pension und den Text über den heutigen Tag schreiben. Er schlug vor, über eine Panoramastraße zurückzufahren. Ich war einverstanden. Nach zwei Wochen in Bussen, die alle paar Meter hielten, um jemanden einsteigen zu lassen, war es schön, sich frei zu bewegen, ohne ein riesiges, langsames Bustrumm hinter sich herzuziehen.

Die steile Straße endete plötzlich an einem Abgrund. Unter uns befanden sich überall «Feenkamine», die sich wie gigantische Geschöpfe im Mondschein versammelt hatten. Wie hatte dieser Ort «damals» ausgesehen? Wo waren wir, was bedeutete all das, warum war es so? Als er mich küsste, tat er es kühn und respektvoll – so als wollte er herausfinden, wie weit er es mit Charme und Diplomatie bringen konnte. Hörte ich sein Herz klopfen, oder spürte ich es klopfen? Auf Türkisch konnte man einen Geruch «hören». Warum gab einem Rasierwasser immer das Gefühl, ein Hacker dringe einem ins Hirn?

«Was für ein schönes Mädchen Sie doch sind», erklärte er mit einer Art Schmerz oder Ehrfurcht in der Stimme, was mich daran erinnerte, dass ich eines Tages alt oder tot oder beides sein würde, und die Vergänglichkeit aller Dinge, des Autos, des Mondlichts, des vulkanischen, erodierenden Felsens, der Sternschnuppen, die vorbeischossen, ließen die Welt gleichzeitig wichtiger und unwichtiger erscheinen, bis am Ende der Begriff «wichtig» dahinschwand wie ein glitzerndes Feuerwerk, das am Himmel verlosch.

◊

Er stellte die Lehne meines Sitzes zurück und machte Anstalten, über die Gangschaltung zu klettern.

«Lassen Sie das bitte bleiben», sagte ich.

«Wieso?»

«Ich will das nicht.»

«Warum?»

«Darum.»

«Warum denn? Mit Ihnen wäre es sehr schön, das weiß ich», sagte er. «Ich wusste es bereits, als ich Sie an der Bushaltestelle gesehen habe.» (Was?)

«Es geht einfach nicht.»

«Aber warum nicht?»

Am Anfang hatte ich «warum» eigentlich nicht als Frage verstanden, doch als der Wortwechsel weiterging, ließ ich es mir durch den Kopf gehen. Ging es nicht um das Selbstwertgefühl? Ich musste an eine Episode in *Sex and the City* denken, wo Samantha von einem Immobilienmagnaten dazu gebracht wird, aufzustehen, und direkt vor «dem pakistanischen Küchenjungen» zu weinen anfängt. So nannte Carrie ihn in einem Off-Kommentar, obwohl er aussah, als sei er über vierzig. An der Garderobe küsste der pakistanische Küchenjunge Samantha – «Samantha ließ zu, dass der pakistanische Küchenjunge sie küsste; schließlich war er mit dem Brot so süß und aufmerksam gewesen» – und schlug vor, dass sie gemeinsam nach draußen gingen. Samantha zögerte und fand dann gerade noch rechtzeitig ihre Selbstachtung wieder: Sie gab ihm ein fürstliches

Trinkgeld und ging hoch erhobenen Hauptes davon. Ja, das war es: Man musste sich daran erinnern, dass man etwas Besseres war als er. Aber warum sollte man etwas Besseres sein?

«Ich weiß auch nicht», sagte ich und hörte, wie mir die Stimme versagte.

«Mach dir keine Sorgen», sagte Mesut unverzüglich. «Wir können was anderes unternehmen. Lass uns ins Thermalbad gehen.»

Dort angekommen schien er, genau wie im Restaurant, viele gute Bekannte zu haben. Ein Typ brachte uns in einen dampfverhangenen Raum aus gelbem Stein, in dem sich ein rechteckiges Schwimmbecken befand. In Unterwäsche ließen wir uns ins warme Wasser sinken, das metallisch und schwefelgelb war und einen ungewöhnlich gut trug.

Wir küssten uns lange. Als er dann meine Unterwäsche beiseiteschob und seine Finger hineingleiten ließ, spürte ich einen Schock, der vielversprechend wirkte. Es war das Gefühl, eine Botschaft sei durch eine Wand gedrungen. Das Gefühl eines buchstäblich bedeutenden Fingerzeigs.

◊

Seine Erektion sah anders aus als die des Grafen. Sie brachte sich irgendwie optimistischer und lebhafter zum Ausdruck. Mir fiel ein, dass der Graf vielleicht nicht beschnitten war. Aber was war Beschneidung überhaupt? Ich wusste natürlich, dass dabei «die Vorhaut» abgeschnitten wurde, die «ein Hautlappen» war. Doch selbst, wenn man das wusste – was genau wusste man dann eigentlich?

Zuerst hatte ich Angst, dass alles haargenau wie beim ersten Mal sein würde: dass wir das Bett in dem Hotel, das Mesuts Freund führte, versauen würden. Dort waren wir am Ende gelandet. Dann schien sein Ding kinderleicht hineinzugehen, sodass ich dachte, es sei schon passiert und ich würde keine Schwierigkeiten mehr haben. Später stellte sich dann heraus, dass er gar nicht richtig drin gewesen war, und es wurde wieder wie beim ersten Mal. Nichts hatte sich geändert.

«Ist in Ordnung, wir können hier stoppen», sagte Mesut und zog sich dahin zurück, wo es nicht weh tat. Er streichelte meine Haare, sagte zu mir, mein Körper sei sogar noch schöner, als er ihn sich vorgestellt hatte. Nach einer Weile fing er dann wieder an zuzustoßen.

Beim Grafen hatte ich gedacht, dass diese monotone Bewegung damit zu tun hatte, dass es mein erstes Mal war: dass es darum ging, etwas zu durchbrechen, und wenn das erst einmal bewerkstelligt wäre, wir alles tun könnten, was als Sex betrachtet wurde.

Jetzt bekam ich allmählich das Gefühl, dass die Rein-raus-Bewegung Sex *war* – dass danach nichts anderes mehr kam. In Gedanken ging ich die Sexszenen durch, die ich aus Filmen kannte. Entweder die Leute hüpften komisch, oder sie bewegten sich, wenn es ernst zuging, langsam auf und ab. Bei Vergewaltigungen sah man nur den zustoßenden Hintern des Mannes. Okay, ich wusste jetzt, was auf der anderen Seite ablief. Er steckte sein Ding immer wieder hinein und zog es wieder heraus. So war Sex. Ich versuchte, diese neue Information zu verarbeiten – ihr die richtige Bedeutung zu verleihen.

Danach setzte er mich an der Pension ab. Ich ging durch den mondhellen Garten, stieg die Treppe hinauf, duschte und schrieb, bis ich einschlief, an meinem Manuskript, wobei ich das Gefühl hatte, «ein erfülltes Leben» zu führen.

Nach dem fünften oder sechsten Mal tat es fast nicht mehr weh. Doch während wir redeten, lachte ich irgendwann über etwas Unglaubwürdiges – «Aber das kann ja gar nicht sein!» –, woraufhin er aus echtem oder gespieltem Ärger tiefer eindrang, und dieser stechende Stoß machte mir bewusst, dass er bisher sanft vorgegangen war, und dieser Gedanke gab mir das Gefühl, dass meine Seele sich noch weiter öffnete.

Je öfter man es machte, desto sinnloser kam es einem vor. Es ging nicht um das, was ich gedacht hatte; es war keine direkte Lösung oder Antwort auf ein vorher vorhandenes Bedürfnis oder auf eine Frage meinerseits. Die Sache ergab nicht zwangsläufig einen Sinn, wie ich angesichts ihres allgemein anerkannten Status erwartet hatte. Eher handelte es sich um etwas höchst Eigenes und Spezielles, wie beim Geschmack eines bestimmten Weins.

Die anfangs vereinzelten Augenblicke, in denen ich das Gefühl hatte, das Ganze zu verstehen – warum es erstrebenswert war, wie man es schätzen und in die Länge ziehen konnte –, erinnerten mich daran, wie es mir zum ersten Mal gelungen war, einem Shakespearestück zu folgen, und ich dabei nicht nur verstand, worüber all diese Menschen redeten, sondern auch, warum ihre Redeweise bewundert wurde. Dass alles, was in einem echten Gespräch ungesagt blieb – weil es geheim war oder niemand es bemerkt oder in Worte gefasst hatte –, in einen vielsilbigen, wohlüberlegten Sturzbach übersetzt worden war, der unaufhörlich aus den Schauspielern strömte.

Ja: Zu verstehen, worum es beim Sex ging, war dasselbe Gefühl, wie wenn man verstand, worum es bei Shakespeare ging. Und hatte beides nicht miteinander zu tun? Die Feindseligkeit, die ich zuvor gehegt hatte – nicht gegen Shakespeare direkt, was hatte er je getan, außer Stücke zu schreiben? –, sondern gegen die Geschichte, die man über seine allgemeine Menschlichkeit erzählte, über seine virtuose Ausdruckskraft durch derb-obszönes Wortspiel, wenn er beispielsweise «nichts» sagte und «Vagina» meinte oder «O» und «Vagina» meinte oder «derbe Dinge» und «Vagina» meinte.

Wenn ich manchmal diesen Hoffnungsschimmer erhaschte, versuchte ich, mich selbst zu berühren und zum Orgasmus zu kommen. Es funktionierte nie richtig. Wenn Mesut danach in diese seltsame Trance verfiel, fragte ich mich, ob ich aufstehen, auf die Toilette gehen und es mir selbst in Ruhe besorgen sollte. Aber es war die Mühe nicht wert. Ich kam zu der Überzeugung, dass es gar nicht darum ging, einen Orgasmus zu haben, und dass das vage unbefriedigende Gefühl, das mich manchmal überkam, nichts damit zu tun hatte, dass ich keinen Orgasmus gehabt hatte. Der Grund dafür musste ein anderer sein.

Ich zog aus der Pension aus und in das Hotel von Mesuts Freund. Mesuts Freund hatte zu langes, lockiges Haar, buschige Augenbrauen und einen komisch verblüfften Gesichtsausdruck, so als verstünde er nicht genau, warum oder wie er dazu gekommen war, dieses Hotel zu führen, in dem so viele beige Teppiche lagen und wo es überdies auch noch Käfer gab: außerordentlich glänzende, große schwarze Käfer, deren Gang langsam und wackelig war. Ich habe solche Käfer nirgendwo anders gesehen, weder vorher noch nachher

◊

Da Mesut nicht gesehen werden wollte, wenn er am Morgen das Haus verließ, sprang er bei Sonnenaufgang aus dem Fenster ins Gebüsch hinunter. Als ich das meiner Mutter erzählte, sagte sie, er sei verheiratet. Ich erwiderte, dass ich das nicht glauben könne.

«Ich bin mir ganz sicher», sagte sie.

«Bist du verheiratet?», fragte ich Mesut später.

«Was?» Er fing an zu lachen. «Wie kommst du denn da drauf?»

«Wann heiratest du?»

Er lachte wieder und schwieg. «Du und ich, wir heiraten eines Tages», sagte er schließlich.

Warum geriet ich plötzlich in Hochstimmung? Es war, als wüsste mein Gehirn, wie man Freiheit erlangte, als hätte mein Körper aber etwas anderes vor. Oder war meine freudige Erregung echt, während der ganze Rest – der Gedanke, nicht heiraten zu können, bevor man seinen Collegeabschluss hatte, und dass man jemanden heiraten musste, der auf dem College gewesen war und Englisch sprach – womöglich Schwindel war?

Mir war klar, dass Mesut intelligent war: Er wiederholte sich nicht permanent und verstand immer, was ich sagen wollte, auch wenn ich nicht die richtigen Worte fand. Als ein Typ am Busbahnhof einmal Bedenken hinsichtlich dessen äußerte, was ich über die Provinzstädte ringsum Ankara wusste, lachte Mesut und sagte: «Sie sollten ihr glauben, sie weiß Bescheid.» Er sagte es auf eine so lustige Art, dass alle lachen mussten und niemand gekränkt war.

◊

Zwei Stunden lang verlor ich mich im «Liebestal». Zuerst war es schwer zu glauben, dass diese Felsformationen auf natürliche Weise entstanden waren. Andererseits hatten echte Penisse dieselbe Form, was vielleicht bedeutete, dass es sich schlicht um den Modus Operandi der Natur handelte. In dem Glauben, auf diese Weise zurückzugelangen, stieg ich einen steilen Hang hinauf und hatte dann Angst, wieder hinunterzusteigen. Hoch über mir, auf einer anderen Daseinsebene, ging ein Mann mit einem Esel wie auf einem holländischen Gemälde an einem Obstgarten entlang. Er winkte und ich winkte zurück. Das riesige Ericsson-Handy begann in meiner Tasche zu klingeln. Es war meine Großtante Bahriye.

«Wer ist am Apparat?», wollte sie wissen, obwohl sie selbst angerufen hatte.

«Guten Tag, Tante Bahriye, hier ist Selin.»

«Wer? Selin? Die Tochter des Gärtners?» Sie war entrüstet. Es dauerte eine ganze Weile, bis ich ihr erklärt hatte, wer ich war. Sie sagte, die Tochter des Gärtners sei erst acht Jahre alt, interessiere sich aber dauernd für Dinge, die sie nichts angingen, deshalb sei es ihr durchaus zuzutrauen, dass sie herausgefunden haben könnte, wie man telefoniert.

Am Ende half mir ein deutsches Pärchen in Wanderkleidung aus dem Tal heraus. Das Mädchen fasste mich an der Hand. Danach versuchte ich, sie in einem Restaurant, das ich mochte, zum Mittagessen einzuladen, aber als ich gerade nicht achtgab, bezahlten sie die Rechnung. Um zu redigieren, was ich an dem Tag geschrieben hatte, ging ich in ein Café.

«An der Onyxmanufaktur auf der unbefestigten Straße links abbiegen und nach circa 400 Metern rechts hinuntergehen ...» Diese Anweisungen hatten mir kein bisschen geholfen, aber hieß das, dass sie nichts taugten? Hatte ich einen besseren Vorschlag?

Mesut war, wie sich herausstellte, gläubig. Er fragte immer wieder, wie ich zum Islam stünde. Ich sagte, ich achtete ihn, doch mein Verhältnis sei distanziert. Er gab mir ein bebildertes Büchlein für Frauen, das zeigte, wie man rituelle Waschungen vornahm und wie man sich die Ohren wusch.

Ich hatte immer ein Kopftuch für heilige Orte im Rucksack. Mesut wollte es sehen.

«Nicht so», sagte er und band es mir viel geschickter um, wobei er es mir mehrmals um den Kopf wickelte und die Enden darunter steckte, sodass nicht nur mein gesamtes Haar, sondern auch der untere Teil meines Gesichts bedeckt war. «Wow! Das ist toll!», sagte ich und drehte mich vor dem Spiegel. Ich sah aus wie ein anderer Mensch. «Von jetzt an gehe ich so.»

Mesut wirkte besorgt. «Zieh das aus», sagte er.

Eines Abends redete Mesut kurz mit mir. Bei dem Gedanken daran, wie anders er noch vor Kurzem mit mir gesprochen hatte, war ich so unglücklich, dass ich dachte, es sei völlig falsch, wenn ich in diesem Hotel bliebe. Ich packte Kleider für zwei Tage in meinen kleinen Rucksack und fuhr vier Stunden lang mit dem Bus zu einer Stadt in der Nähe eines Tals, in das man hineinwandern und weitere tausendjährige unterirdische Fresken sehen konnte. Ich nahm mir ein Zimmer in einer Herberge, ließ meine Tasche dort und machte mich auf den Weg zu dem Wanderpfad. Wieder begann das Handy zu klingeln.

Als ich Mesut sagte, wo ich war, und erklärte, dass ich die Nacht dort verbringen würde, veränderte sich seine Stimme – er sagte, er würde mich nach der Arbeit abholen kommen. «Aber die Fahrt dauert vier Stunden», sagte ich.

«Was? Nein, keineswegs. Mit dem Auto ist es nicht mal eine Stunde.»

Als er kam, war es noch hell. Er sagte, er sei noch nie in dieser Stadt gewesen. «Zeig mir mal, was es hier so gibt», bat er, und das tat ich.

Mesut sagte, ein Kondom müsse man nur ganz zum Schluss tragen. Ich erklärte ihm, dass das falsch sei, wusste aber nicht, ob er mir glaubte.

Einmal sagte er mittendrin, er habe das Kondom abgestreift, als ich nicht hingeguckt hätte.

«Wie kannst du so was tun!», sagte ich, stieß ihn weg und brach in Tränen aus.

«Wie aufgebracht du bist», sagte er und klang überrascht. Dann machte er mir klar, dass er Spaß gemacht hatte.

Hinterher fand ich einen Beipackzettel in der Durex-Schachtel, auf dem in höflichem Türkisch stand: «In eine Vagina sollte man niemals ohne Kondom eindringen. Selbst wenn man vor dem Orgasmus eindringt, kann es zu einer Schwangerschaft kommen.» Ich schnitt diesen Teil des Beipackzettels sowie das anschauliche Diagramm aus und machte eine Collage daraus, die ich in eine Grußkarte mit einer osmanischen Miniatur auf der Vorderseite steckte. Sie zeigte eine Welt, die viele Ebenen und Balkone und Terrassen hatte, auf denen Männer mit puppenhaften Gesichtern und kissenartigen Körpern unter einem Sternenhimmel knieten.

Als Mesut die Karte aufklappte, hatte ich einen Augenblick Angst, er könnte gekränkt sein, doch er lachte schallend und sagte, ich sei ein sehr wacher Mensch und er würde die Karte immer als Gedächtnisstütze aufbewahren.

Einmal versuchte ich, ihm einen zu blasen – aus Dankbarkeit, und weil ich keinen Fehler machen wollte.

«Was machst du da!», rief Mesut. Er sagte, das sei unsauber, und ich musste schwören, so etwas bis ans Ende meiner Tage nie wieder mit irgend jemandem zu praktizieren.

«Okay, ich versprech's», sagte ich schließlich. Ich musste auch versprechen, niemals Analverkehr zu haben. Ich fragte mich, ob diese Praktiken noch schlechter angesehen waren als Sex vor der Ehe.

Wie sich herausstellte, waren Schamhaare ebenfalls unmuslimisch. Es gab einen Hadith darüber. Das Thema bekümmerte Mesut richtig: Seine Gefühle waren im Vergleich zu meinen so stark, dass ich mich eines Tages unter der Dusche vollständig rasierte. Hatte irgendetwas, was ich je im Leben getan hatte, jemandem so viel Freude gemacht wie diese Enthaarung?

«Was denkst du über die Liebe?», fragte ich Mesut beiläufig.

«Liebe heißt, an etwas hängen zu bleiben», sagte er sofort. «Liebe bedeutet, dass man unfähig ist zu vergessen.»

Ich verschob meine Abreise ein paarmal. Mesut sagte, er würde mich zum besten Bus bringen: einem Mercedes.

Auf dem Weg zum Busbahnhof sagte er, was für ein großes Glück es sei, jemandem wie mir begegnet zu sein und Zeit mit mir verbracht zu haben. Er druckte mein Ticket am Schalter aus. Draußen dämmerte der Abend. Nur ein Bus war hell erleuchtet. Mesut begrüßte den Fahrer und die Gepäckträger und verstaute mein Gepäck unten im Bus. Wie präsent und lebendig er doch war, wie stark und stattlich – was aber auch eine Art Einschränkung mit sich brachte. Untrennbar von seiner Stärke und Solidität war, dass er an einem bestimmten Ort lebte und nicht überall. Ganz anders als meine Gefühle, die ohne jede Dimension waren und mir überallhin folgten, hatte er Menschengröße und wohnte hier.

Hinter meinen Augen und in meiner Brust setzte sich krachend schweres Getriebe in Gang. Ich fühlte mich genauso wie den ganzen Herbst über. Die Vorstellung, wie ich so hatte leben können, war schwierig. Gleichzeitig war es ein Glück, dass ich es wieder spüren konnte – dass ich wieder vorhanden war: so als sei ein Tor aufgegangen. Weinen, ein stark physischer Vorgang, der normalerweise nicht infrage kam, war auf einmal jederzeit möglich. Das war der Beweis dafür, dass Gedanken und Gefühle eine materielle Wirklichkeit besaßen.

Mesut stieg mit mir in den Bus ein. Ich hatte eine Reihe der vorderen Sitze für mich allein und konnte durch die riesige Windschutzscheibe blicken. Weil der Bus so hoch war, sah man eine Menge. Mesut gab mir ein Päckchen, das in Geschenkpapier eingewickelt war, und sagte, ich solle es später aufmachen. Dann wischte er mir eine Träne aus dem Gesicht. Seine Freundlichkeit war unerträglich, denn der Augenblick war bereits dadurch beeinträchtigt, dass es der letzte war und dass er kaum noch Möglichkeiten eröffnete. Mesut ließ meiner Familie gute Wünsche ausrichten und sagte allerlei Schmeichelhaftes über Adana. Noch mehr Zeit verstrich, und dann stieg er schließlich aus dem Bus, die Türen schlossen sich hinter ihm und ringsum saßen auf einmal nur noch Fremde.

Der Fahrer beobachtete mich im Spiegel und sagte, ich sei ein guter Mensch, weil ich so traurig sei. Ich musste Mesut wirklich gemocht haben. Er war sehr anständig, doch jetzt musste ich mir keine Sorgen mehr machen, denn der Busfahrer beherrschte sein Metier, und die Fahrt nach Adana würde so glatt und ohne Zwischenfälle verlaufen, dass wir unser Ziel erreichen würden, bevor ich mich unwohl fühlen konnte.

Ich packte Mesuts Geschenk aus. Es war eine Kassette. Ich legte sie in meinen Walkman ein und befürchtete schon, es würde die «arabeske» Musik sein, die Mesut gern hörte. Aber es war peppige, amerikanisierte Popmusik, mit einem Drumcomputer, der wie eine türkische Handtrommel klang, und mit Synthesizern, die wie eine

Laute klangen. Der erste Song hieß: «Dieses Mädchen bedeutet meinen Tod.» Es war ein lustiger Song. Tränen strömten mir übers Gesicht.

Woher kam diese heftige Trauer – die fast schlimmer war als bei Iwan? Lag es daran, dass ich bei Iwan nicht gewusst hatte, dass ich ihn zum letzten Mal sah und immer noch an eine Zukunft geglaubt hatte, in der alles wieder sein würde wie vorher? So dachte ich jetzt eindeutig nicht mehr. Wie sollte ich je wieder nach Kappadokien kommen und wozu? Mesut hatte versprochen, mich zu besuchen, aber mir erschien das unwahrscheinlich und auch nicht besonders verlockend. Wir würden uns mit all seinen Vorstellungen von Amerika befassen müssen, mit der Art, wie er Englisch sprach, und was sollten wir schon unternehmen: Thai-Hühnchen-Wraps in The Wrap essen gehen? Ich versuchte, mich an den beleidigenden Namen des Thai-Hühnchen-Wraps zu erinnern. Es hieß «Thai Me Up» – «Halt-mich-auf». Ich merkte, wie sich mein Gesicht vor Schmerz verzerrte. Nie wieder würde ich in Mesuts weißen Opel steigen, wir würden nie wieder um die phallogozentrischen Säulen fahren, in denen sich die Byzantiner versteckt hatten, wir würden keinen adstringierenden Wein mehr auf dem Dach trinken oder ins Hotel gehen, um stundenlang Sex miteinander zu haben. War es deshalb so schmerzhaft, weil niemand mir jemals so nahegekommen war – weil niemand mich je gesehen hatte und direkt auf mich zugekommen war, mir so ernsthaft und ohne die geringste Angst in die Augen geblickt hatte?

JULI

In Adana wurde ich sofort vollkommen von meiner Familie in Anspruch genommen. Es war wichtig, dass ich alle mächtigen Männer kennenlernte, die wir kannten. Eigentlich waren es gar nicht so viele, doch jedes Treffen kam mir ewig lang vor. Diener in Livree brachten Tee. Die mächtigen Männer drohten im Scherz damit, dafür zu sorgen, dass jemand türkischen Kaffee für einen kochen würde, und verwendeten dabei die potenziell infiniten Verbkonstruktionen, die es auch im Finnischen gab. Irgendwann versuchten sie, alle alten Leute in der Familie namentlich aufzuführen.

Meine Cousine Evren, die in Istanbul Medizin studierte, hatte Sommersemesterferien. Sie hatte ein Jahr zu früh mit dem Studium begonnen. Jetzt, wo sie nicht mehr in Adana wohnte und an einer berühmten, schönen Universität studierte, wirkte sie entspannter als früher und ich hatte weniger Schuldgefühle.

In meiner Kindheit war ich jeden Tag mit Evren zusammen gewesen, wenn wir zu Besuch in Adana waren. Evren war immer bei meinen Großeltern, weil ihr Vater – der Mann meiner Tante – trank und meine Tante einmal, als sie schwanger war, die Treppe hinuntergeworfen hatte.

Auf dem Spielplatz wollte Evren immer, dass ich den anderen Kindern, den Jungs, sagte, dass ich aus Amerika kam. Dazu hatte ich nie Lust: Jagd auf fremde Jungs zu machen, um ihnen von Amerika zu erzählen. Hatte ich mir nicht dadurch, dass ich in Amerika immer anders war, ein Anrecht darauf verdient, hier wie alle zu sein? Doch was hatte sich Evren dadurch verdient, dass ihre Eltern nicht als Ärzte in Amerika arbeiteten?

Als die Jungs sagten, sie glaubten mir nicht, wurde Evren wütend. Damit hatten die Jungs gerechnet, und sie waren überrascht, dass ich nicht auch wütend war. «Wir glauben dir nicht», sagten sie dauernd, so, als warteten sie darauf, dass ich ausrastete.

Ich war noch nie mit Evren allein verreist, und uns nach Nordzypern aufzumachen, war spannend. Wir fuhren vier Stunden lang mit dem Bus zum Fährhafen, doch weiter kamen wir nicht, weil sich herausstellte, dass man einen Personalausweis brauchte, um auf das Boot zu gelangen. Mein Pass war in Ankara und ich hatte nur einen Studentenausweis und meinen türkischen Ausweis ohne Foto. Wir führten mehrere Telefonate auf meinem riesenhaften Mobiltelefon. Einer der mächtigen Männer, mit denen ich Tee getrunken hatte, intervenierte, und daraufhin waren alle sehr höflich zu uns. Ich durfte an Bord des Schiffes gehen, Evren jedoch nicht, weil sie überhaupt keinen Ausweis dabeihatte. Wir weinten beide. Evren wollte, dass ich mit ihr nach Adana zurückfuhr, aber ich lag schon zwei Tage hinter meinem Reiseplan zurück.

Mit dem Gefühl von Verrat und Schuld, das mich immer begleitet hatte, seit Evren und ich klein waren, ging ich allein an Bord des Schiffes. Als ich vier Stunden später mit meinem türkischen Ausweis ohne Foto in Kyrenia ankam, wurde ich sofort wieder auf das Schiff gedrängt und in die Türkei zurückgeschickt, was mich nicht weiter erstaunte. Ich würde eindeutig den Rest meines Lebens so verbringen und immer hin und her fahren. Doch dass ich nicht nach Zypern einreisen durfte, schienen die türkischen Zollbeamten als persönlichen Affront zu empfinden. Sie druckten mir einen Sonderpassierschein aus und sagten, wenn ich mich beeilte, könne ich mit dem letzten Boot zurückkommen.

Die Fähre hatte eigentlich den Betrieb eingestellt, doch ein paar von der Bootsmannschaft wollten zurückfahren, um die Nacht dort zu verbringen. Der Kapitän mit dem scharf geschnittenen Gesicht, der mich zuvor weder angesprochen noch wahrgenommen hatte, sagte, ich könne mich zu ihm aufs Oberdeck setzen. Ich wusste nicht genau, ob ich das wollte, aber die Reaktionen der anderen machten deutlich, dass es sich um ein großes Privileg handelte. In der gläsernen Kabine mit den Steuerapparaturen führte man mich zu einem ledernen Kommandantensessel neben dem des Kapitäns, hoch über dem Meer, das sich unter uns wie ein magisch schimmernder Stoff ausbreitete. Die Sonne versank am Horizont und aus den Wolken ergossen sich Gold und Purpur ohne Ende.

Der Taxifahrer, der mich zum alten Hafen brachte, erzählte mir seine Lebensgeschichte und fing an zu weinen. Als die Insel 1974 geteilt wurde, war er mit allen anderen einheimischen Türken aus dem Süden evakuiert worden. Er schwor, dass der Norden ein Drecksloch sei und dass die Orte, die er hatte verlassen müssen, zehn Mal schöner seien, mit Bäumen und Blumen, die es hier nicht gebe. Konnte das sein? Der Süden war mit dem Auto in gerade mal einer Viertelstunde zu erreichen und es war schwer, sich einen schöneren Ort vorzustellen.

Im *Let's Go* wurde die Tatsache, dass man zwischen dem Norden und dem Süden Zyperns nicht hin und her reisen konnte, mit Humor behandelt. Das gehörte zur Aura der provinziellen Seltsamkeit, die so viele Probleme anderer Länder umgab, vor allem diejenigen, die mit «alten ethnischen Konflikten» zu tun hatten. Amerikas Haltung, zwischen diesen Gruppen unvernünftiger Menschen zu schlichten, war schon grundsätzlich lustig. Beispielsweise «hassten» die Türken und die Griechen einander, doch waren beide NATO-Verbündete. Was für eine witzige, heikle Situation für Amerika!

Der Kurdenkonflikt wurde ernster genommen, vielleicht weil unter den Kurden militante Separatisten waren, die Selbstmordattentate verübten, nicht nur in der Türkei, sondern manchmal auch in Westeuropa.

Warum gab es so viele von diesen Leuten: Leute, die lieber sich und andere töteten als sich einem Land anzuschließen? In manchen Fällen sah es so aus, als schlösse das Land selbst sie aus. Dann wieder, als wollten die Separatisten einfach zu keinem Land gehören.

Ich stellte fest, dass ich mich an eines der letzten Projekte erinnerte, die jemand letztes Jahr im Kurs über «Konstruierte Welten» entworfen hatte: eine Holzkiste voller Müll – ein zerbrochenes Stück Schmuckschmiedearbeit, ein verflecktes grünes Satinquadrat, ein alter Holzfüller mit einer rostigen Schreibfeder –, begleitet von einer kurzen Geschichte. Die Geschichte handelte von einem kleinen Mädchen, das in einem Fantasiereich lebte und den ganzen Tag irgendein Erz schürfen musste. Ihre Mutter sagte oft zu ihr: «Unsere Leute waren nicht immer Sklaven.» Eines Tages zog sie das in Zweifel. Die Augen der Mutter blitzten vor Zorn. Sie ging wortlos zu einem Wandschrank, holte eine Holzkiste herunter und nahm die unbezahlbaren Artefakte ihres Volkes heraus: das seltsam geformte Amulett, das Stück Stoff vom Kleid der Prinzessin, mit dem die Wunde des Helden verbunden worden war, der verrostete Füllfederhalter, mit dem der Vertrag unterzeichnet worden war, der verletzt wurde. Wenn das kleine Mädchen diese Dinge je vergessen würde, würde sie mithelfen, ihre Vorfahren zu ermorden.

Ich wusste, dass Leora so etwas Ähnliches glaubte und fand, sie müsse die Sprachen ihrer Vorfahren lernen, ihre Bücher übersetzen und ihrer Ermordung ein Denkmal errichten. Doch Atatürk hatte gesagt: «Es gibt viele Länder, aber nur eine Zivilisation. Damit ein Land sich entwickelt, muss es sich dieser einen Zivilisation anschließen.» Wenn das stimmte, dann verriet man auch seine Vorfahren nicht, wenn man die Sprache sprach, in der die meisten Bücher veröffentlicht wurden, und neue Bücher zu schreiben versuchte, die anders waren als diejenigen, die es schon gab.

Als meine Mutter mit sechs Jahren zum ersten Mal von England hörte – davon, dass es existierte –, hatte sie sich, wie sie sagt, gewünscht, dort auf die Welt gekommen zu sein, und mein Großvater geriet schrecklich in Rage, was nach meiner Geburt wegen seines Herzens dann nicht mehr vorkam.

Überall in der Türkei sah man gemalte Schilder mit der Aufschrift: WIE GLÜCKLICH IST, WER SAGT «ICH BIN TÜRKE»: auch das ein Zitat von Atatürk. Warum hatte mein Großvater meine Mutter angeschrien, wo er doch glücklich war, Türke zu sein?

Bei einem meiner wöchentlichen Telefonate mit Sean versuchte ich, ihn über Separatisten zu befragen. Sean lachte schallend: «Übersteigt meine Gehaltsgruppe!» Na ja, ich bekam sogar noch weniger Geld als er.

◊

Nach Antakya, das sich als derselbe Ort wie Antiochia entpuppte, arbeitete ich mich am Mittelmeer zurück in westliche Richtung. Nicht Regierungsbeamte empfingen mich jetzt am Busbahnhof, sondern eher Besitzer kleiner Hotels. Sie redeten mich mit meinem Namen an, wetteiferten darum, meinen Rucksack an sich reißen und mich in ihr Auto verfrachten zu können, und ließen sich lauthals über die Tourismusbranche aus. Diese Begegnungen waren stressig und befremdlich. Doch wenn ich die Wahl hätte, würde ich den Hoteliers immer den Vorzug geben und nicht ihren Amtskollegen in der Regierung oder der Armee. Die Hotelleute fanden zumindest, dass mein Job echte Arbeit war. Sie hatten von *Let's Go* gehört und fanden das Buch wichtig. Natürlich glaubten sie nicht wie *Let's Go* an «unsere» Objektivität. Sie fanden, ich könne schreiben, was ich wolle und ihnen je nach Lust und Laune unbegrenzt Umsätze verweigern oder gestatten. Der Gedanke an eine Loyalität gegenüber den Leserinnen und Lesern war für sie nicht überzeugend. Was machte es den Fremden schon aus, in welchem Hotel sie übernachteten? Ein anderes Hotel bot ein besseres Frühstück an? Der Grund dafür war, dass dieses Hotel mehr Gäste hatte, deshalb konnte man dort mehr Käsesorten kaufen und Eier nach Wunsch zubereiten, statt nur gekochte Eier anzubieten. Wenn wir mehr Gäste hätten, dann hätten wir auch hier jeden Tag ein großes Frühstück mit frischen Zutaten und sogar noch mehr Auswahl! (Sie zählten alles auf, was sie zum Frühstück anbieten würden.) Also schreiben Sie das in Ihrem Buch!

Zuerst kam es mir so vor, als sei ich in einem leicht zu beseitigenden Missverständnis gelandet, das mit meiner Hilfe schnell aus der Welt geschafft werden konnte, weil ich mit verschiedenen Kulturen vertraut war. Ich sah beispielsweise, dass das türkische Wort *turistik* positiv konnotiert war, weil damit Dinge einhergingen, die türkische Menschen wertschätzten, beispielsweise Klimaanlagen und eine internationale Kundschaft. Ich war erst ganz aufgeregt, als ich ein paar trauriger und intellektueller wirkenden Pensionsbesitzern erklärte, dass die Touristen, die Bücher wie *Let's Go* benutzten, das Wort «Tourist» nicht mochten. Doch das Einzige, was diese Erklärungen vermittelten, war meine Gutmütigkeit und die mögliche Bereitschaft, mit ihnen ins Bett zu gehen.

Irgendwann gab ich es auf, irgendwem irgendetwas erklären zu wollen. Es half nichts. Alle hatten zu viel Angst. Die Türken hatten Angst, eine «Gelegenheit» zu verpassen, die die Touristen für sie verkörperten, und sie hatten Angst, ausgenutzt zu werden und mit leeren Händen dazustehen. Die Touristen hatten Angst, irgendeine authentische Erfahrung zu verpassen, finanziell über den Tisch gezogen zu werde und mit leeren Händen dazustehen. In Wirklichkeit wollten die Touristen nie für etwas bezahlen, weil sie ja gute Menschen waren. Das hatte ich an mir selbst festgestellt: dass ich dauernd hoffte, etwas umsonst zu bekommen, als Belohnung dafür, dass ich kein völliges Arschloch war. Es war, wie ich sah, eine fadenscheinige Hoffnung, die ich möglicherweise fahren lassen würde, wenn ich älter würde und mehr Geld hätte. Doch *Let's Go* tat so, als sei es nicht nur vorteilhaft, sondern sogar nobel, wenn man nichts bezahlte. Wenn man die «Touristenpreise» bezahlte, bedeutete das umgekehrt nicht nur, dass man Geld verlor, sondern dass man vor Zuhältern kapitulierte: Man schaffte es nicht, diejenigen zu unterstützen, die es wirklich verdienten und die authentisch waren. Offenbar unterstützte man diejenigen, die es verdienten und authentisch waren dadurch, dass man ihnen weniger Geld gab.

Wie viel an dem Wunsch, kein «Tourist» sein zu wollen, war auf Geiz zurückzuführen? Irgendwo wies *Let's Go* darauf hin, dass man die «Touristenhorden» in Istanbul und an den Stränden umgehen könne, indem man Istanbul und die Strände mied; stattdessen könne man mit dem Rucksack in kleine Dörfer reisen und «zahllose Tassen *çay* von Menschen angeboten bekommen, die stolz auf ihre traditionelle Gastfreundschaft sind». Ich fand es albern, dass *çay* kursiv geschrieben wurde, so als gäbe es kein richtiges Synonym für Tee. Und noch wichtiger: Was war so toll an diesem Tee? Warum sollte er besser sein als der geröstete Kaffee im Au Bon Pain? Weil er kostenlos war?

Im *Let's go* stand, man solle nicht in Restaurants mit schöner Aussicht gehen, weil dort das Essen «überteuert und überbewertet» sei – aber was bedeutete überteuert denn eigentlich? Ein Haus mit Aussicht kostete mehr Miete, also kostete das Essen dort auch mehr. Meine Mutter würde nie weniger bezahlen und auf die Aussicht verzichten wollen. Ich hatte ständig das Gefühl, *Let's Go* kritisierte meine Mutter. Dauernd hieß es dort, man solle in «billige Spelunken» gehen. Doch die billigen Spelunken waren oft voller armer, unglücklicher Männer, die ihre Ohnmacht dadurch zu kompensieren versuchten, dass sie Frauen dominierten. War ich oberflächlich und elitär, weil ich nichts mit ihnen zu tun haben wollte?

Immer wenn ich mich wegen etwas schlecht fühlte, ging ich normalerweise so vor, dass ich es mir als Geschichte nacherzählte, in der jeder zumindest ein bisschen recht hatte und in der manche Leute freundlich waren und humorvoll, und ihre Freundlichkeit und ihr Humor machten alles wieder gut – das zu erkennen, versöhnte auch mich. Danach fühlte ich mich menschlich und objektiv. Aber war ich das tatsächlich? Was war, wenn ich wie *Let's Go* war, wo man so tat, als seien die Probleme der anderen lustig und sektiererisch – wie in einem englischen Roman, in dem der Typ, der in Eton war, immer wieder in eine verflixte Bredouille gerät. Es war, als würde man sich allein durch den Versuch, verschiedene Standpunkte zu Wort kommen zu lassen, auf die Seite von *Let's Go* und dem englischen Roman schlagen – weil dort darüber nachgedacht wurde, wie man verschiedene Standpunkte erzählte und «objektiv» war. Das erinnerte mich an das letzte Kapitel von *Entweder/Oder*: «Das Erbauliche, das in dem Gedanken liegt, dass wir gegen Gott immer unrecht haben.» Auch in Bezug auf das Reisen fand ich, dass wir immer unrecht hatten.

◊

Auf dem Dach der Pension in Side verlangte ein deutsches Mädchen, das mich Türkisch hatte sprechen hören, dass ich einen Bauchtanz aufführte.

«Ich komme aus New Jersey», sagte ich.

«Ach so, dann vergiss es», erwiderte sie und machte auf dem Absatz kehrt, so als sei ich ansteckend.

Ich saß auf dem Dach, trank Wein und arbeitete an meinem Text. Ich versuchte, alles magisch und preiswert klingen zu lassen – und ein graues Hündchen rannte ausgelassen auf mich zu. Ich hatte ihm kein Geld dafür gegeben. Wegen Mesut war ich den Tränen bereits nahe gewesen, die mir jetzt in die Augen traten. Das Hündchen gehörte, wie sich zeigte, zu einer türkischen Familie, die dort Ferien machte.

«Wie heißt es denn?», fragte ich.

Alle fingen an zu lachen: Der Name des Hündchens war von einer sexuell angehauchten Zweideutigkeit. Der Familienvater, ein pensionierter Schullehrer, hatte glitzernde Augen und eine freundliche Miene. Er fragte mich höflich nach meiner Arbeit und wollte wissen, was ich schon alles gesehen hatte, und ich war erleichtert darüber, dass er ganz bestimmt nicht von mir verlangen würde, einen Bauchtanz aufzuführen oder über das Hotel seines Freundes zu schreiben.

Doch als ich am nächsten Abend auf die Dachterrasse ging, war der Vater allein und stellte mir viele Fragen über mein Sexualleben und ob ich sexuell mit Christen verkehrte, und am nächsten Tag gab er mir einen mit der Maschine geschriebenen Text, den ich der amerikanischen Regierung übergeben sollte und in dem es darum ging, dass der Mord an den Armeniern nicht von zentraler Stelle aus koordiniert worden sei und deshalb nicht als Völkermord gelten könne.

Dann saß ich in einem Bus, der am Busbahnhof parkte, und blickte aus dem offenen Fenster. Neben dem Bus wurde ein weißhaariger Mann in Safarikleidung von jungen Türken bedrängt. «Bitte. Bitte. Hallo.» Sie wirkten freundlich und wollten dem Mann unbedingt mit seinem Gepäck helfen, doch die mechanische Art, mit der sie «bitte» sagten, hatte etwas Unheimliches – so als handelte es sich nicht um Sprache, sondern als sei es nur ein Laut, den man wiederholte, um Geld zu bekommen.

Der Weißhaarige, der einen englischen Akzent und entfernte Ähnlichkeit mit meinem Ethikprofessor hatte, war zuerst höflich, klang dann aber immer besorgter. Einer der jüngeren Männer schlug ihm jovial auf den Rücken, so als wollte er damit sagen, was für eine gute Zeit sie miteinander hatten.

«Fassen Sie mich bitte nicht an», sagte der Engländer mehrmals, doch die jüngeren Männer hörten nicht auf ihn und tollten weiter um ihn herum. Er tat mir leid und ich rief auf Türkisch: «Er will keine Hilfe, er sagt, er will nicht angefasst werden!»

Einer der Männer drehte sich zu mir um und warf mir einen eisigen Blick der Verachtung zu. «Wir sprechen ebenfalls Englisch», erklärte er. Dann hörten sie auf, den Engländer zu verfolgen, und riefen mir mit einer grauenhaften englischen Aussprache zu: «Kann ich dich anfassen?» Auf Türkisch sagten sie noch andere, schlimmere Dinge, und mir wurde klar, dass sie mich hassten: weil ich einen Akzent hatte, weil ich für den Ausländer Partei ergriffen hatte, weil ich mich eingemischt hatte, als sie versuchten, Geld zu bekommen, weil ich selbst genug Geld hatte, um in ein anderes Land zu reisen, und weil ich ein Mädchen war.

Als ich mich nach dem Weißhaarigen umblickte, der jetzt viel Aufhebens um seinen Koffer machte, fand ich, dass ich seinen Gesichtsausdruck falsch eingeschätzt hatte. Er sah nicht wie ein Professor oder wie ein gebildeter Mensch aus, sondern wie ein weiterer blöder, unfreundlicher Geizhals, der versuchte, ungestraft davonzukommen.

◇

In Anamur, dem Hauptanbaugebiet für Bananen in der Türkei, bot mir ein groß gewachsener, intensiv aussehender Pensionsangestellter an, mich in die alte Stadt Anemurion zu fahren. Sie lag an einem verlassenen Strand. Als wir dort angelangt waren, wollte er Sex. Warum passierte das immer wieder? Wie seltsam, dass es nur zwei Möglichkeiten gab: ja oder nein. Wer war aktiv und wer passiv? Was sollte in einem Buch passieren? Was stand noch mal in diesem einen Buch? «Man braucht bloß Brücken zu bauen?»

Tagelang konnte ich diesem Typ nicht entrinnen. Er hieß Volkan. Er verließ die Pension und folgte mir in die nächste Stadt, so als sei er mein fester Freund. In gewisser Hinsicht war es einfacher, wenn man einen Typen dabeihatte. Die Interaktion mit anderen verlief dann meist reibungsloser. Trotzdem war fast alles, was dieser Typ sagte, schwachsinnig. Wir tranken Wein, rauchten Zigaretten und stritten uns lauthals auf der Straße. Sich derartig mit einem Mann zu streiten, fühlte sich irgendwie bedeutend und allumfassend an.

«Findest du, dass es schwierig ist, mit mir auszukommen?», fragte Volkan einmal.

«Ja», sagte ich. «Und wie ist es mit mir?»

Ich hatte nur gefragt, weil ich fair sein wollte, doch zu meiner Überraschung überlegte er und sagte: «Nein, eigentlich nicht, mit dir ist es einfacher als mit den meisten Menschen.»

Ich bot an, die Bus- und Taxifahrten zu bezahlen, doch Volkan beharrte darauf, dass wir trampten. Er hielt einen Wagen an, schob mich hinein und sagte dem Fahrer, wir würden beide an der Harvard-Universität studieren. Der Fahrer schaute uns im Rückspiegel an und sagte nichts.

Hinterher brüllte Volkan mich eine halbe Stunde lang an, weil der Fahrer ihm angeblich nicht geglaubt hatte. Daran sei ich schuld, weil ich nicht gesagt hatte: «Ja, wir haben uns an der Harvard-Universität kennengelernt.» Zumindest war ich jetzt mal getrampt.

Ich versuchte, mir die bodenlose Unsicherheit und das Grauen nicht anmerken zu lassen, die über mich kamen, als Volkan Mühe hatte, seine Erektion aufrechtzuerhalten.

«Ich bin doch keine Maschine!», schrie er.

Volkan mochte es nicht, wenn ich mich, während wir miteinander schliefen, selbst berührte. «Dann kannst du ja gleich alleine Sex haben!», schrie er.

Er redete ununterbrochen über Analsex: dass er für Frauen viel lustvoller sei und dass sie ihn lieber mochten als Vaginalsex. Manchmal sprach er dabei Englisch, mit erzieherischer Touristenführerstimme, und sprach «Vagina» falsch aus. Als ich ihn korrigierte, sprach er das Wort weiterhin falsch aus und sagte: «Ich spreche es aber so aus.»

Damit er endlich still war, sagte ich, wir könnten Analsex praktizieren. Als Gleitmittel benutzte er Sonnencreme und lachte sich fast tot, als ich sagte, es brenne. Er hörte gar nicht mehr auf zu lachen, bis ich ihn trat.

Als wir einmal irgendwo spazieren gingen, schaute uns ein Schuhputzer an, und Volkan fragte eine halbe Stunde lang immer wieder, wen von uns beiden der Junge meiner Meinung nach angesehen habe: ihn oder mich.

Volkan redete viel über Schwule. Er sagte, er sei als Teenager von einem deutschen Archäologen vergewaltigt worden. Ich fragte mich, ob das stimmte. Wer konnte das wissen? Handelt nicht *Rashomon* genau davon: dass man nie wissen konnte, ob jemand tatsächlich vergewaltigt worden war.

«Deine Hand ist sehr weich», sagte Volkan, «man merkt, dass sie immer nur einen Stift gehalten hat.» Darüber ärgerte ich mich. Wer war er denn plötzlich: ein Grubenarbeiter?

«Deine Hand ist auch weich», sagte ich.

«Ach ja?» Das schien ihn zu freuen.

Beim Abendessen erzählte er mir von einem Mädchen, das er kannte und das Sex mit einem Hydranten hatte.

«Tatsächlich», sagte ich.

Dann lachte er fünf Minuten über meine Leichtgläubigkeit, weil ich nicht geschrien hatte, dass er ein Lügner sei.

Einerseits langweilte ich mich nicht, und wir hatten jeden Tag Sex. Das Gefühl, keine sterile lebensverleugnende Existenz mehr zu führen, nur Dinge zu lernen, die in Büchern standen, und die wirkliche Welt nicht zu kennen, war eine Erleichterung. Mein Teint sah besser aus als zu Schulzeiten.

Doch nach drei Tagen wurde es zu viel: Mir wurde klar, dass ich lieber steril war und stumpfe Haut hatte und in Frieden lebte. Als Volkan nachmittags einschlief, packte ich meine Tasche, schloss ihn im Hotelzimmer ein und ging zum Busbahnhof. Mit pochendem

Herzen versuchte ich so zu tun, als sei alles wie immer. Am Busbahnhof hatte nur ein Typ Dienst. Er hatte mich mit Volkan gesehen und mit ihm herumgescherzt, und als ich sagte, ich bräuchte ein Busticket und nicht zwei, lachte er nur und wollte mir keines verkaufen oder mit mir reden oder einfach nicht zur Kenntnis nehmen, was ich sagte. Ich ging zurück ins Hotel, schloss die Tür mit dem Schlüssel auf, den ich in einem Blumentopf versteckt hatte, und tat so, als sei nichts gewesen. Doch am nächsten Morgen ging ich wieder zum Busbahnhof. Diesmal war mehr Betrieb und ein anderer Typ verkaufte mir ein Ticket nach Konya.

In Konya ging ich in ein Restaurant, das in *Let's Go* erwähnt war, und versuchte, mich hinzusetzen. Vier Männer mit besorgten Blicken eilten zu meinem Tisch.

«Mein Fräulein, erlauben Sie uns, Sie im Familienbereich zu empfangen. Dort werden Sie sich viel wohler fühlen», sagte einer von ihnen.

«Ich bin nicht mit meiner Familie hier, ich bin allein», sagte ich.

«Aber hier können Sie nicht sitzen!», schrie ein junger Typ.

Der älteste Mann tat einen Schritt auf mich zu. «Man nennt es Familienbereich, mein Fräulein, aber in Wirklichkeit heißen wir dort die Damen willkommen.»

«Die Damen können nicht hier sitzen?», fragte ich, blickte mich um und merkte, dass ringsum nur Männer waren.

«Sie werden selbst sehen, dass der Familienraum schöner ist.»

Der Fußboden war dort neuer und der Raum war klimatisiert. Mein Auftritt mit einer Phalanx von Kellnern sorgte für eine kleine Sensation. Die Spezialität des Ortes waren Konya Kebaps, deren Beschreibung korrekt lautete: «ein Stück im Ofen geröstetes Hammelfleisch».

Bis Volkan in Konya auftauchte, dauerte es keine vierundzwanzig Stunden. Die Frau an der Hotelrezeption hatte gesagt, es sei okay, wenn sich jemand zu mir gesellte, doch als sie Volkan erblickte, fing sie an zu schreien. Sie war davon ausgegangen, dass dieser jemand eine Freundin sei. So etwas hatte sie nicht von mir erwartet. Tränen standen ihr in den Augen und ihre Stimme bebte.

Ich entschuldigte mich, erklärte, dass ich nicht die Absicht gehabt hätte, sie aus der Fassung zu bringen, dass Volkan anderswo unterkommen könne und dass ich am nächsten Morgen abreisen würde. Doch sie sagte, ich sei nun nicht einmal mehr für diese eine Nacht willkommen.

Danach standen Volkan und ich mitten in der Nacht auf der Straße. Er sagte, es sei ein Fehler gewesen, dass ich nicht gesagt hatte, er sei mein Mann. Wir gingen in ein anderes Hotel und gaben an, wir seien verheiratet. Der Typ an der Rezeption fragte nach unseren türkischen Personalausweisen, auf denen jeweils «unverheiratet» stand. Volkan gab ihm zusätzlich Geld, und daraufhin sagte der Typ, wir könnten eine Nacht bleiben. Jetzt hatte ich miterlebt, wie man jemanden bestach.

«Er reist sowieso morgen ab», erklärte ich dem Mann an der Rezeption.

Der Typ, der Volkan bei der Arbeit vertrat, hatte Blinddarmentzündung bekommen und Volkan musste wirklich nach Anamur zurück.

Konya lag, wie sich herausstellte, auf dem Pilgerweg nach Mekka. Die Hauptsehenswürdigkeiten waren alle sakraler Natur. Die berühmteste war Rumis Mausoleum. Rumi hatte den Mevlevi-Derwisch-Orden gegründet und ekstatische Lyrik über die mystische Vereinigung oder vielleicht auch über Wein geschrieben. Ich kannte keine transzendenten Zustände, die sich der Sprache entzogen, und auch sonst nichts, was sich sprachlich nicht fassen ließ.

Das Mausoleum war voll mit Pilgern, die meisten von ihnen Männer. Ich trug ein Kopftuch und stand auf der einen Seite. Es gab sechzig Gräber, die Rumi, seiner Familie und seinen Freunden gehörten. Der soziale Status aller Verstorbenen wurde durch die Größe des Sarges angezeigt sowie durch das Vorhandensein eines Turbans und durch dessen Farbe.

Im Museum nebenan erfuhr ich etwas über Rumis Leben: dass er in einer gläubigen Familie aufgewachsen war, Geistlicher wurde, in einer Medrese unterrichtet und mit seiner Frau und vier Kindern ein ruhiges Leben geführt hatte. Mit siebenunddreißig Jahren traf er plötzlich einen Wanderderwisch namens Schams. Das war «der entscheidende Augenblick in seinem Leben». Schams stellte Rumi eine Frage. Rumi fiel aufs Gesicht. Rumi beantwortete die Frage und dann fiel Schams aufs Gesicht. Schams und Rumi wurden unzertrennlich und verbrachten jeden Augenblick in einem Reich, in dem es nur das reine Gespräch gab und in dem sie weder aßen noch tranken. Für eineinhalb Jahre ging das so weiter und ärgerte Rumis Familie und die Leute in der Medrese.

Eines Tages verschwand Schams. Rumi drehte durch und wurde Dichter. Er hörte Musik und wirbelte stundenlang im Kreis herum. Deshalb tun Derwische das immer noch. Rumi spürte Schams in Damaskus auf und brachte ihn dazu zurückzukommen. Schams und Rumi fielen voreinander nieder und «keiner wusste, wer der Liebhaber war und wer der Geliebte». Das Ganze ging wieder von vorne los: das mystische Gespräch, das alle ausrasten ließ. Während dieses niemals endenden Gesprächs wurde Schams irgendwann zur Hintertür gerufen, ging nachsehen, wer ihn gerufen hatte, und danach sah ihn keiner je wieder.

Rumi machte sich auf die Suche nach Schams. Er gelangte bis nach Damaskus, wo er eine Offenbarung hatte: Er und Schams waren ein und dieselbe Person. Während er Schams suchte, hatte er die ganze Zeit sich selbst gesucht. In Wirklichkeit *war Schams derjenige, der Rumis Gedichte schrieb*. Von da an unterschrieb Rumi seine Gedichte mit Schams' Namen.

Vom Leben eines Heiligen hatte ich so etwas nicht erwartet. Er begann konventionell, fromm und gesetzestreu – und wurde dann von Liebe verzehrt, seiner Familie und Gemeinde entfremdet, schnappte über und schrieb Gedichte. Wie der heilige Augustinus, nur rückwärts. Das war irgendwie spannend.

Ich ging in die Buchhandlung, um Gedichte von Rumi zu lesen. Zuerst sah ich mir die türkischen Übersetzungen an, weil ich das Gefühl hatte, sie seien dem Original näher. Ich wusste, dass Rumi auf Persisch geschrieben hatte, aber Türkisch hatte er zumindest gesprochen. Wie dem auch sei, im Gegensatz zum Englischen gab es im Türkischen viele persische Wörter. Doch abgesehen von einer mehrbändigen, eingeschweißten, teuren Ausgabe, die nie in meinen Rucksack gepasst hätte, waren die türkischen Ausgaben, die es in dem Laden gab, allesamt dünne Büchlein voller Druckfehler, die einen regenbogenbunten wirbelnden Derwisch oder ein Foto von einer taubedeckten Rose auf dem Einband hatten.

Ich sah mir eine englische Übersetzung an: eine, die die Größe eines richtigen Buches hatte, mit professionell gestaltetem Umschlag, einer Einleitung und Hunderten von Seiten voller Verspaare, die in verschiedene Kategorien eingeordnet waren.

> In Träumen, und selbst wenn du wach bist,
> wirst du hören, wie die Geliebte dich anschreit.

War Rumi möglicherweise witzig?

Ihn auf Englisch zu lesen, war viel einfacher und machte mehr Spaß, und doch machte es mich unzufrieden, als ob ich versäumt hätte, aus dem Vorteil meines Türkischseins Kapital zu schlagen – als Kompensation für all die Scherereien, die mir mein Name und mein Äußeres bereitet hatten, die immer nach einer Erklärung verlangten. Es war, wie mir bewusst wurde, eine echte Enttäuschung gewesen, als ich herausfand, dass mein Name und meine Erscheinung in der Türkei immer noch permanent nach einer Erklärung verlangten – vielleicht sogar noch mehr als in Amerika. Die Leute hörten meinen Akzent, sie sahen, was ich trug und tat, und konnten sich keinen Reim darauf machen oder es mit meinem Ausweis in Übereinstimmung bringen.

Mir wurde auch bewusst, dass ich zwar gewusst hatte, dass Rumi auf Persisch geschrieben hatte, aber dennoch gedacht hatte, er sei irgendwie türkisch oder habe auf Türkisch geschrieben. War diese Überzeugung vielleicht Teil der türkischen Kultur: dass etwas türkisch war oder irgendwie eine Verbindung zur türkischen Kultur hatte, selbst wenn niemand anders das glaubte? In der Türkei dachte man, die Türkei und Ungarn seien miteinander verwandt, doch in Ungarn dachte das niemand.

Ich überflog die Broschüre eines türkischen Geschichtsvereins, in der stand, Rumi habe sich selbst ethnisch als Türken betrachtet und nur auf Persisch geschrieben, um der literarischen Konvention Genüge zu tun. Zitiert wurde eine Zeile aus einem Gedicht: «Ich bin der Türke, der kein Persisch kann.» Der Broschüre widersprach ein Buch auf Englisch, das gleichmäßiger formatiert war, mehr Zitate enthielt und darauf hinwies, dass die Zeile über das Unvermögen, Persisch zu sprechen, auf Persisch verfasst war und daher eine Metapher oder ein Paradoxon darstellte. Rumi hing nicht sehr an der Vorstellung, dass Menschen aus verschiedenen Ländern stammten, und berief sich normalerweise auf das Türkischsein, um diese Vorstellung ins Wanken zu bringen: «Einen Augenblick lang bin ich Türke und im nächsten Tadschike», hatte er geschrieben. Und: «Ich nannte dich einen Türken, doch das tat ich, um die Schaulustigen zu verwirren.»

Ich kaufte die englische Ausgabe. Der Übersetzer Coleman Barks stammte offenbar aus Chattanooga, Tennessee, und sprach kein Persisch. Dennoch fanden sich in seinem Buch ein paar der einzigen wahr klingenden Frühlingsschilderungen, die ich je gelesen habe:

> Die Erde wird grün. Ein Trommeln beginnt.
> Äußerungen über das Herz treffen in sieben Bänden ein.

Das war eindeutig wahr. Ebenso diese hier:

> Frühling und niemand kann still sein
> bei den vielen Botschaften, die durchkommen.

Und noch nie hatte ich den Unterschied zwischen letztem und diesem Jahr exakter beschrieben gehört:

> Letztes Jahr habe ich Weine bewundert.
> Dieses Jahr wandere ich im Inneren der roten Welt.

Manchmal hatte ich bei der Lektüre die Sorge, dass Coleman Barks alles erfunden hatte. Wie konnte ein Mensch aus dem dreizehnten Jahrhundert so etwas geschrieben haben?

> Wenn du das willst, was die sichtbare Wirklichkeit
> geben kann, bist du ein Angestellter.

Andererseits: Warum konnte Rumi das nicht gesagt haben? Was davon hat es denn damals nicht gegeben? Die sichtbare Wirklichkeit? Angestellte?

Es war auch seltsam, dass Rumi zweimal verheiratet war und Kinder hatte, doch das nicht die wichtigsten Menschen in seinem Leben waren. Irgendein beliebiger Typ war wichtiger gewesen. Bedeutete das, dass er schwul wa oder schwul gewesen wäre, wenn das erlaubt gewesen wäre? Oder hieß es, dass es noch eine andere Art gab, auf die man füreinander wichtig sein konnte und von der ich nur noch nie gehört hatte?

> Du bist weder die Braut noch der Bräutigam.
> Du passt nicht zu einem Haus mit Familie.

War es möglich, so zu sein – nicht die Braut oder der Bräutigam zu sein, nicht zu einem Haus mit Familie zu passen? Was geschah dann mit einem? Es hieß, Schams sei wahrscheinlich ermordet worden und Rumis Sohn sei an dem Mord beteiligt gewesen.

Antalya

Als ich am Rand des Busbahnhofs umherschlurfte, richtete sich ein ungewöhnlich gut aussehender junger Mann auf, der an ein Geländer gelehnt dagestanden hatte, und fragte: «Soll ich Ihnen mit Ihrem Gepäck helfen?»

Er sah aus wie ein Filmschauspieler, wie jemand auf einer antiken Vase: gelenkig, muskulös, mit hohen Wangenknochen und kurzem Haar, das seinen elegant geformten Kopf und Nacken zeigte. Der Comicmarsmensch auf seinem T-Shirt brachte seine grünen Augen zur Geltung. Ich musste ihm den Rucksack gegeben haben, weil er ihn trug und mit leichtem, lockerem Schritt vor mir herging. Ich folgte ihm in eine kleine Pension, deren kleiner Garten mit Unkraut überwuchert war. Er sagte, sie gehöre seinem Cousin.

«Du hast also Koray kennengelernt», sagte der Cousin, der klein, quadratisch und sonnengebräunt war und eine militärische Haltung hatte. «Er ist wirklich anständig», fügte er hinzu, als hätte ich Zweifel daran gehegt. Der Cousin hatte fünf Jahre auf einem russischen Schiff gearbeitet, und er hatte Puschkin gelesen. Die Pension war nichts Besonderes, aber sie war preisgünstig und sauber, und mein Gepäck war dort. Koray bot an, abends wiederzukommen und mir das Nachtleben zu zeigen.

Zuerst gingen wir in einen Biergarten. Koray spendierte mir ein Efes-Bier und erzählte mir eine Geschichte über ein deutsches Schwein. Ich war mir beinah sicher, dass ich ihn nicht richtig verstand – vielleicht sprach er irgendeinen Dialekt aus der Gegend. Es hörte sich an, als arbeitete das Schwein für die Verkehrspolizei in Hamburg, genauer gesagt, als hätte es einen Posten bei der Verkehrsführung inne. Koray sprach ein wenig verächtlich über das Schwein, obwohl es ein kluges Schwein zu sein schien. Korays Augen leuchteten auf – mal verächtlich, mal lachend. Er beugte sich vor und gab mir einen langen, langsamen Kuss.

Der größte Nachtclub befand sich im Freien und grenzte ans Meer. Es gab zahlreiche Tanzflächen zwischen den Ruinen und riesige Lautsprecher, die wie Raketenwerfer aussahen. Frauen, die fast keine Kleider trugen, rannten schreiend umher. Es wurde klar, dass ich für die Unkosten aufkommen sollte. «Aber so viel habe ich nicht», sagte ich lachend: Es kostete fast vierzig Dollar, das war mein gesamtes Tagegeld. Zu meiner Überraschung packte mich Koray mit dem eisernen Griff eines Irren am Arm und marschierte mit mir eine unbeleuchtete Seitenstraße entlang, bis wir zu einem Geldautomaten gelangten. «Heb Geld ab», sagte er.

«Ich habe meine Karte nicht dabei», erklärte ich.

«Lüg mich nicht an – mir machst du nichts vor», erwiderte er.

Ich war so überrascht, dass ich meine Kreditkarte in den Geldautomaten steckte und die PIN eingab. Das Transaktionsmenü erschien auf Englisch.

«Oh nein, mein Konto ist leer», sagte ich. «Es heißt hier, dass ich erst morgen wieder Geld bekomme.»

Koray beugte sich vor und blickte auf den Bildschirm. «Wirklich?», sagte er. «Aber wie kommen wir dann in den Club?»

Da merkte ich auf einmal, dass psychisch etwas mit ihm nicht stimmte – ob er geistig behindert war? Ich wusste nicht, wie ich es nennen sollte oder was ich darüber dachte. Im Nachhinein konnte ich durchaus Anzeichen dafür entdecken. Doch als er über das deutsche Schwein sprach, hatte er die ganze Zeit so vornehm geklungen. Wieso war ich davon ausgegangen, dass mein Türkisch das Problem war – dass es mein Problem war? Mädchen taten so was. Andererseits ... war es nicht per definitionem mein Problem? Schließlich war ich diejenige, die das Problem hatte.

«Eigentlich bin ich sehr müde. Ich glaube, ich gehe nach Hause», sagte ich.

«Nein, kommt nicht infrage», sagte er. «Ich lass dich nicht gehen.» Er hielt mich am Oberarm fest. Ich dachte daran, mich loszureißen oder zu schreien, wusste aber nicht wie. Es war, als bräuchte man dafür spezielle Kenntnisse. Weil das riesige Mobiltelefon nicht in meine Tasche gepasst hatte, hatte ich es in der Pension gelassen.

«Ich bin wirklich müde», sagte ich noch einmal. «Ich möchte zurück ins Hotel.»

Er sah mir prüfend ins Gesicht. «Das geht nicht», sagte er. «Ich hab dir gesagt, du sollst nicht lügen. Komm, ich kenne ein Hotel.» Er lachte. «In einem Hotel gibt es Betten!»

Wollte ich insgeheim mit ihm ins Bett? Dora hatte geglaubt, dass sie keinen Sex mit Herrn K. wollte, und hatte sie das nicht krank gemacht? Ich hatte Koray geküsst und ihn schön gefunden. Immerhin hatte ich bereits drei Personen geküsst – kam es da wirklich auf eine weitere an? Koray mochte geistesgestört sein, aber war es nicht oberflächlich und elitär und irgendwie unverschämt feminin, ihm das vorzuwerfen? Einem Typen wäre es egal, wenn sich herausstellte, dass ein Mädchen nicht zu logischer Rede imstande war. Warum beharrte ich darauf, mir den Weg ins Mark des Lebens zu versperren? War das – hier draußen zu stehen, mit einem gut aussehenden, eventuell behinderten Straßenräuber zu verhandeln, die Zigarettenkippen und Meloneninnereien in der Gosse, der leichte Geruch nach Pferden, die ekelhaften Bassschläge aus den Clubs –, war das nicht das Leben?

«Hast du Kondome dabei?», fragte ich.

«Nein, aber mach dir keine Sorgen, die brauchen wir nicht.»

«Was meinst du damit?»

«So was braucht man nicht.»

Ich blieb stehen. «Wenn wir keine Kondome haben, gehen wir auch in kein Hotel. Ich gehe gar nirgends hin, sondern bleibe hier stehen und mache ein großes Theater», sagte ich zu meiner eigenen Überraschung.

Er sah besorgt und verärgert aus. Ich durfte also Forderungen stellen. Wir gingen die Straßen auf und ab, bis wir eine Apotheke fanden, die geöffnet hatte. Ich ging alleine hinein, an der Babymilchnahrung und den Schnullern vorbei, den französischen und deutschen Antifaltencremes. Kondome gab es nur hinter dem Ladentisch – auf Verlangen. Einmal hatte ein Apotheker versucht, mir zusätzlich gerippte Kondome zu verkaufen. «Frauen finden sie angenehmer», erklärte er mir mit anzüglicher Miene.

«Es braucht nicht angenehm zu sein, Hauptsache, ich hole mir keine Krankheiten», parierte ich mit einem Zitat meiner Großmutter, die, wenn man sie ins Restaurant mitnahm und fragte, wie ihr Essen schmecke, immer sagte: «Hauptsache, man vergiftet mich nicht.»

Ich sah durch die Apothekenglastür auf die Straße. Koray stand draußen, direkt vor der Tür. Sein Nacken wirkte stark und unschuldig.

Der Apotheker stand auf. Er war korpulent, hatte Tränensäcke und trug einen weißen Kittel. Ich legte mir in Gedanken zurecht, wie ich Kondome verlangen würde, doch stattdessen hörte ich mich sagen: «Gibt es hier noch eine Tür?»

«Was?»

«Vielleicht eine Hintertür, die ich benutzen könnte. Ich habe ein Problem mit der Person dort draußen.»

Der Apotheker blickte durch die Glastür. «Das ist die einzige Tür», sagte er verärgert, was darauf schließen ließ, dass er mir nicht helfen wollte – dass er fand, ich hätte keine Hilfe verdient.

«Könnte ich dann mal das Telefon benutzen? Ich will die Polizei anrufen.» Noch während ich das sagte, fragte ich mich besorgt, was ich der Polizei eigentlich erzählen sollte, aber dann war es egal, weil der Apotheker sagte: «Es gibt kein Telefon.» Das war ein unglaublicher, unvorhersehbarer Grad an Heimtücke.

«Wie kann eine Apotheke kein Telefon haben?»

«Es ist kaputt.» Sein Ton machte deutlich, dass es ihm egal war, ob ich ihm glaubte oder nicht. Er klang, als wollte er geradezu, dass ich ihm *nicht* glaubte. Ich bezahlte ein Dreierpäckchen Kondome und verließ den Laden.

«*Selamün aleyküm*», sagte der Typ im Hotel und schüttelte Koray die Hand wie ein Mann. Diese Art Hotel wurde im *Let's Go* nicht erwähnt, obwohl es «abseits des ausgetretenen Pfads» lag und sich keine Touristen hierherverirrten.

«Wird die junge Dame bezahlen?», fragte er. Es kostete an die vier Dollar.

«So viel habe ich leider nicht», sagte ich. «Ich glaube, ich geh gleich nach Hause.» Ich bemerkte einen Singvogel in einem Käfig hinter dem Schreibtisch. War das ein Zeichen von Freundlichkeit oder genau das Gegenteil?

Koray stand mir im Weg. «Das ist für die ganze Nacht», sagte er gereizt zu dem Hoteltyp, «wir brauchen aber nur eine halbe Nacht».

«Die Hälfte müssen Sie doch haben», sagte der Hoteltyp zu mir.

«Ja, hat sie, das habe ich gesehen!», erklärte Koray.

Ich gab dem Hoteltyp einen Betrag, der einem Dollar fünfundsiebzig entsprach. Sowohl er als auch Koray wirkten ungemein zufrieden.

Korays Gesicht war rot und entstellt und verkniffen, seine Miene war nicht mehr vornehm, er wirkte wie ein Kleinkind, wie jemand, der einen Anfall hatte. Er verbrauchte drei Kondome – aber nicht so wie Volkan, der sie anlegte und dann sagte, mit ihnen stimme etwas nicht, und sie dann in die Toilette warf, sondern indem er tatsächlich jedes einzelne mühevoll aufbrauchte. «Okay, gib mir noch eins», sagte er, nachdem er das dritte, das feucht und schwer war, auf den Boden geworfen hatte. Ich sagte ihm, das sei das letzte gewesen, und fing an, mich anzuziehen. Er zerrte mich zurück und sagte fassungslos: «Mir kommt es so vor, als wolltest du jetzt keinen Sex mehr, nur weil wir keine Kondome mehr haben.»

Etwas in mir schaltete, und ich schob sein Gesicht instinktiv weg, sprang auf und schloss mich im Klo ein. Er rüttelte am Türknauf und hämmerte gegen die Tür, aber nicht so, als würde er sie gleich einschlagen. Ich schämte mich, so leicht davongekommen zu sein. Das Hämmern hielt noch eine Weile an. Unter uns warf jemand etwas gegen die Zimmerdecke, wahrscheinlich Schuhe. Ich saß merkwürdig ruhig auf der Toilette und dachte an die Inschrift am Gebäude der philosophischen Fakultät unserer Universität: WAS IST DER MENSCH, DASS DU SEINER GEDENKST.

Das Hämmern hörte ebenso auf wie das Schuhschleudern Richtung Zimmerdecke. Ich wartete ein paar Minuten und riss die Tür auf. Koray lag wie erschossen ausgestreckt auf dem Bett, doch seine Brust hob und senkte sich gleichmäßig und friedvoll.

Als ich ins Hotel zurückkam, war die Rezeption nicht mehr besetzt. Ich ging in mein Zimmer, duschte und packte meinen Rucksack, damit ich am nächsten Morgen gleich aufbrechen konnte. Ich wachte vor dem Morgengrauen auf und musste zur Toilette gehen, wo ich feststellte, dass ich kein Wasser lassen konnte. Anschließend tat es weh, wenn ich mich hinsetzte, und dann auch, wenn ich mich nicht hinsetzte. Von meiner Mutter hatte ich viel über Blasenentzündungen gehört und fragte mich, ob es vielleicht das war. Ein Blick auf meine Armbanduhr zeigte mir, dass es in New Jersey noch nicht einmal elf Uhr war, also rief ich meine Mutter an und nannte ihr meine Symptome. Sie sagte, ich hätte eindeutig eine Blasenentzündung. Sie klang nicht besorgt oder böse, sondern meinte, Antalya habe ein gutes Krankenhaus, ich solle direkt in die Notaufnahme gehen und dem behandelnden Arzt sagen, dass meine Eltern ebenfalls Ärzte seien. Er würde mir ein Rezept geben und ich würde mich auf der Stelle besser fühlen. Hinterher solle ich sie anrufen, egal um welche Zeit. Ich legte erleichtert auf.

Im Wartezimmer der Notaufnahme saßen nur noch eine dösende Frau mit Kopftuch und ein kleiner Junge, der auf dem Bauch auf einem Stuhl lag und immer wieder lautstark den Rotz hochzog. Der Junge versuchte, Augenkontakt mit mir herzustellen. Ich holte mir eine Zeitschrift und tat, als würde ich einen Artikel darüber lesen, wie man ein Baby seinem Horoskop gemäß ernährte, während ich in Wirklichkeit nur auf das nächste Nasehochziehen wartete. Mir war klar, dass dem Jungen klar war, dass ich nicht imstande war, ihn zu ignorieren – was ihm gefiel, sodass er versuchte, die Nase noch lauter hochzuziehen, und sich dabei bewusst in meine Richtung wandte.

Als ich dem Arzt erzählte, dass meine Eltern auch Ärzte seien, benahm er sich, als sei das die großartigste Neuigkeit seines Lebens. Er glaubte alles, was ich sagte, tat nicht so, als wollte ich Medikamente stehlen, zwang mich nicht, mich auszuziehen, schrieb mir ein Rezept und erklärte, wo ich es einlösen konnte. Das Ganze kostete fünf Dollar. Ich konnte nicht glauben, dass es viel einfacher war, als zum Gesundheitszentrum für Studierende zu gehen.

Als ich Korays Cousin sagte, ich würde früher abreisen, benahm er sich, als würde ich ihn nach zwanzig Ehejahren verlassen.

«Nichts ist los, nur meine Reisepläne haben sich geändert», sagte ich immer wieder, und er fragte mich immer wieder mit erregter Stimme, wo er etwas falsch gemacht habe und wie er es wiedergutmachen könne. So ging es ein paarmal hin und her.

«Hat mein Cousin irgendwas gemacht?», fragte er plötzlich zu meiner Überraschung.

«Ist dein Cousin ein Schwachkopf?», platzte es aus mir heraus. Ich wusste das Wort für «geistig behindert» nicht.

Die Miene des Cousins änderte sich blitzartig. «Was hat er denn getan?», fragte er.

«Nichts, vergiss es.»

«Was hat er getan?»

«Nichts, meine Pläne haben sich geändert.»

«Du kannst es mir ruhig sagen. Du musst es mir sagen. Sieh mir in die Augen, Selin. Bin ich ein Schwachkopf?»

Ohne es zu wollen, sah ich ihm in die Augen. Was ich da sah – war über meiner Gehaltsklasse. Ich ging nach draußen und nahm mir ein Taxi.

AUGUST

Das Dorf Olympos war eine Grabungsstätte, daher durfte dort nicht gebaut werden und die Pensionszimmer befanden sich alle in Baumhäusern oder Schiffscontainern. In Gökhans Treehouse Pension kam ein niedliches Mädchen zu mir gerannt und begrüßte mich, als sei ich ihre beste Freundin.

«Jetzt können wir uns unterhalten», sagte sie.

«Worüber wollen wir reden?», fragte ich sie lächelnd.

«Über meinen großen Bruder.» Sie stürzte sich in eine Beschreibung ihres Bruders: wie gut aussehend er sei und wie viele Freundinnen er habe. Alle waren sie wunderschön, mit gut entwickelter Figur, und alle stammten aus verschiedenen Ländern. Jede von ihnen wollte sich immerzu mit ihm treffen, aber weil er der Manager der gesamten Pension war, hatte er nie Zeit.

«Wie schön», sagte ich. Das Lächeln, mit dem ich ihre Niedlichkeit erwiderte, war immer noch in meinem Gesicht. Dann tauchte der Bruder auf. Er trug eine Terminator-Sonnenbrille und ähnelte einer Kartoffel.

«Was für ein Zufall!», sprudelte das Mädchen hervor. Der Bruder schüttelte mir die Hand und trat ein paar Schritte zurück, anscheinend um Broschüren zu ordnen.

«Finden Sie nicht, dass mein Bruder unglaublich gut und sexy aussieht, so wie kein anderer Mann auf der Welt?», fragte das Mädchen. Der Bruder stand etwa eineinhalb Meter von uns entfernt. Es war, als seien wir in einem Theaterstück und hielten uns an die Konvention, dass er nichts von dem hören konnte, was wir sagten. Ich betrachtete das Mädchen genauer und versuchte herauszufinden, wie alt es war. Es hatte ein strahlendes, verklärtes Gesicht, offenbar in Erwartung des Sex-Appeals ihres Bruders. «Da hast du sicher recht», sagte ich. Es war meine türkische Standardantwort, die ich Verrückten gab. «Du hast ganz recht» funktionierte besser als «Da hast du sicher recht», aber ich brachte es nicht immer über die Lippen. In manchen Fällen wäre das wie eine Verletzung des Sozialvertrags gewesen, denn wussten wir nicht beide, dass ihr Bruder wie eine Kartoffel aussah?

«Ich geh nur noch mal schnell in mein Zimmer», sagte ich.

«Ja, natürlich», sagte der Bruder und durchbrach damit die vierte Wand. «Machen Sie es sich bitte bequem. Ich warte so lange hier.»

Ich kapierte das nicht. Führte er nicht eine Pension? Und was war mit all seinen Freundinnen?

Es wimmelte von Rucksacktouristen mit ihren Bandanas und verwelkten Blumen, ihren Zweilitermineralwasserflaschen, die mit Leitungswasser gefüllt waren, und mit ihren Einliterwasserflaschen, aus denen sie Wasserpfeifen gemacht hatten. Manche spielten Volleyball und gaben dabei wirklichkeitsfremde Jubelschreie von sich. Ein großer, käsiger Typ in Madrasshorts lag in einer Hängematte. Andere, die ähnlich gebaut und gekleidet waren, lungerten auf niedrigen, gepolsterten Bänken. Ich hatte mich immer für eine Person gehalten, die Menschen nicht für ihren legeren Kleidungsstil verurteilte. Doch wie konnten diese Leute sich dort so suhlen und dabei *Der Alchimist* lesen?

Ich kletterte gemächlich die Leiter hinauf. Zum Glück hatte ich einen Rucksack und keinen Koffer. Das ordentlich gemachte Bett und die gefalteten Handtücher, die Wandhaken und die Kiste, auf der man sein Gepäck abstellen konnte, trugen zu dem Gefühl bei, dass man alles hatte, was man brauchte. Von dem kleinen Fenster aus betrachtet und durch das Laub gefiltert wirkte das Szenario am Boden nicht mehr so verwahrlost. Ein mir seit meiner Kindheit bekanntes Gefühl des Stolzes und der Absonderung, das mit dem Baumhaus zu tun hatte, überkam mich. Vielleicht, weil Erwachsene nicht gern Leitern hochkletterten? Oder weil ein Baumhaus ein Haus war, auf das man als Kind Anspruch haben konnte – weil man es selbst gebaut hatte oder es ohne Weiteres selbst hätte bauen können. Diesmal stand man ausnahmsweise nicht in der Schuld einer unergründlichen Welt, die von einer teuren Maschinerie gebaut worden war.

Alp, der Bruder, wirkte niedergeschlagen, als ich sagte, ich müsse zum Strand gehen. «Aber ich kann nicht schwimmen», sagte er, oder hatte ich mich verhört? «Aber zum Abendessen bist du doch wieder hier», fuhr er lächelnd und verschwörerisch fort. «Du wirst sehen, was für eine besondere Atmosphäre hier herrscht. Unglaublich sozial, lebendig, mit echten, aufrichtigen Gesprächen und ausgelassenen Scherzen und humorvollen, geistreichen Bemerkungen. Die Leute kommen für eine Nacht hierher und bleiben dann eine Woche lang. Hier, sieh mal: ein paar Australier, die schon drei Wochen da sind!»

«Alp, Alter!» Der Australier begrüßte ihn mit einem High Five und seine Freundin sah mit amüsierter Toleranz zu. «Alp ist *sehr* sozial», sagte er zu mir. Ich beschloss, auszuharren bis nach dem Abendessen. Ich musste erst um neun zurück sein, um einen Minibus zu nehmen, der mich zum ewigen Feuer der Chimaira bringen würde: Flammen, die ohne Unterlass aus dem Felsboden schlugen und in alten Zeiten als Atem einer echten Chimaira betrachtet wurden. Laut *Let's Go* waren diese ewigen Flammen dafür verantwortlich, dass Olympos als Tempel für Hephaistos gegründet worden war, dem Gott der Schmiede. Ich verstand das nicht ganz: Mussten die Flammen nicht entweder der Atem der Chimaira oder das Feuer von Hephaistos' Schmiede sein? Wie konnten sie beides gleichzeitig sein? Woher sollte ich wissen, was stimmte? Sollte ich in der Lage sein, das durch bloßes Anschauen zu erkennen?

◊

Innerhalb von ein, zwei Metern zeigte das Meer graduelle Abstufungen von vollkommener Durchsichtigkeit bis zu heftigem Blaugrün. Wenn man parallel zur Küste schwamm, konnte man die Ruinen sehen: halb ausgegrabene römische und byzantinische Bögen, die über dem Wasser aufragten und von oben bis unten mit Reben und magentaroten Blumen behängt waren, die schwachsinnig gaffenden Gesichtern glichen.

Es gab eine demografische Gabelung: Die einheimisch aussehenden Typen, die am tiefsten gebräunt waren, gingen nicht schwimmen, sondern wateten nur im seichten Wasser umher. Diejenigen, die schwammen, schienen alle türkische oder ausländische Touristen zu sein.

Ich schwamm zu einem großen, flachen Fels hinaus, auf dem ein paar Leute saßen. Ein gebräunter Typ, dem ein Zahn fehlte, drängte sich neben mich und machte mir Komplimente über mein Schwimmen. Er sagte, die meisten schwämmen nicht gerne, er aber schon. Ich lächelte höflich und vermied jeglichen Augenkontakt. Er legte den Arm um mich und steckte mir die Zunge in den Mund. Ich hatte sofort Schuldgefühle: Warum erlaubte ich das manchen Leuten und anderen nicht? Nur weil er arm war und weil ihm ein Zahn fehlte? Es gab mir jedenfalls zu denken, während ich ins Wasser zurückglitt und so schnell ich konnte im Bruststil davonschwamm, aber ich war nicht schnell, deshalb war ich mir sicher, dass der Typ mich gleich einholen würde, als ich hörte, wie er hinter mir ins Wasser sprang. Doch als ich einen Blick zurück tat, sah ich, dass er seltsam heftig paddelte wie ein Hund und dabei fast nicht vom Fleck kam.

«Wie kannst du nur so schnell schwimmen? Bist du Berufsschwimmerin?», rief er bestürzt.

Während ich auf den Minibus wartete, machte sich Alp an mich heran. Ich tat so, als hätte ich etwas im Baumhaus vergessen. Diesmal ging er hinter mir her, stellte sich vor die Leiter und erklärte, wie viele Gemeinsamkeiten wir doch hätten. Dass ich hochintelligent sei, habe er gleich bemerkt. Andere legten nur Wert auf das Äußere, doch für ihn sei Intelligenz sogar noch wichtiger.

«Ich muss dringend den Minibus bekommen», sagte ich.

«Du hast jede Menge Zeit, diese Busse haben immer Verspätung. Weißt du, was mich wirklich beeindruckt? Dass du trotz deiner Intelligenz nicht gefühlskalt bist. Ich merke, dass du ein warmes Herz hast – ein weiches Herz.» Plötzlich drückte er mir die Zunge in den Mund.

«Hör auf, was soll das?»

Er starrte mir in die Augen. «Wer hat dich geschickt, um mich wahnsinnig zu machen?»

«Ich muss jetzt zum Bus.»

«Der Bus ist bereits abgefahren.»

Ich dachte, das sei ein Witz, aber es stimmte: Der Bus war vor fünf Minuten abgefahren.

«Du hast etwas sehr Falsches getan», sagte ich in dem Versuch, die richtigen Worte für meinen Ärger auszuwählen. «Du wusstest doch, dass ich zu diesem Bus musste, und hast mich nicht gehen lassen. Was hast du dir dabei gedacht?»

«Reg dich nicht auf, das ist doch nicht so wichtig. Du kannst dir den brennenden Felsen morgen ansehen.» Er begrapschte meine Taille.

Ich schlug seine Hand weg. «Morgen bin ich nicht mehr hier. Ich muss heute Abend dorthin, das gehört zu meinem Job. Gibt es keine andere Transportmöglichkeit?»

Er wirkte ernsthaft verwirrt. «Warum willst du das denn unbedingt sehen? Es ist langweilig. Ich kanns dir beschreiben: Da sind ein paar Felsen. Zwischen den Felsen kommt ein Flämmchen hervor. Es macht nicht viel her.»

Seine Schilderung der Chimaira hatte etwas Destabilisierendes, weil sie eindeutig wahr klang. Noch vor einem Augenblick hatte ich gedacht, ich müsste sie unbedingt sehen. Wieso eigentlich? Wieso sollte man sich überhaupt irgendetwas ansehen?

Das niedliche Mädchen sagte, ich müsse ihr dankbar dafür sein, dass sie mich ihrem Bruder vorgestellt habe. Sie fragte mich, ob ich High-Top-Sneaker von Converse kenne. Als ich bejahte, bat sie mich, ihr ein Paar in Rot per Post zu schicken, Schuhgröße siebenunddreißig. «Du schickst sie mir doch, oder? Du schickst mir doch rote High-Tops?»

Als ich wieder in Antalya war, schickte ich meine letzte Textlieferung ab. Ich hatte keinen Punkt meiner Reiseroute ausgelassen und auch keinen Nervenzusammenbruch bekommen. Natürlich war die Reise keineswegs nur von Erfolg gekrönt. Mein Flug nach Moskau ging in drei Tagen. Dort würde ich die Genetiker ausfindig machen müssen, deren Adresse beunruhigenderweise eine Straßennummer, eine «Körperschafts»-Nummer, eine Hausnummer *und* eine Wohnungsnummer enthielt. Dann würde ich die Zeitschriftenredakteurin, die nicht zu wissen schien, was eine Praktikantin war, davon überzeugen müssen, dass ich ihre Praktikantin war. Trotzdem hatte ich eine Etappe meiner Reise ohne Ehrverlust abgeschlossen.

Im Bus verteilte ein Busfahrer kleine Kuchen. Abgepackten Kuchen voller kandierter Früchte zu essen, war wunderbar – eine Erfahrung, die mir nie in den Sinn gekommen wäre –, und dabei zu beobachten, wie das glitzernde Mittelmeer hinter den dicken Fenstern weggeschoben und durch Berge und Steppe ersetzt wurde. Allmählich dämmerte der Abend und ich knipste das Licht über meinem Sitz an und holte mein neues Buch heraus: *Bildnis einer Dame*, das ich irgendwie beiläufig unter den wenigen englischsprachigen Büchern – allesamt Taschenbuch-«Klassiker» zu reduzierten Preisen – in der Buchhandlung in Antalya ausgewählt hatte.

Zu Beginn des Romans trinken ein paar Reiche auf einem englischen Landgut ihren Fünfuhrtee – ich trank auch gerade Tee, der Schaffner hatte ihn gerade verteilt – und machten geistreiche Bemerkungen. Wie angenehm es doch war, über angenehme Menschen zu lesen! Die Hauptfigur erschien: Isabel, eine Amerikanerin und die Nichte von jemandem. Alle fanden sie unglaublich interessant und sie durfte mit einem niedlichen Hund spielen ...

Als ich wieder aufschaute, waren fast zwei Stunden vergangen. Ich sah aus dem Fenster. Zuerst sah ich nur Schwärze und mein Spiegelbild. Doch bei näherer Betrachtung sah ich durch mein Gesicht hindurch eine ganze Welt: Schwarze Berge hoben sich von einem strahlend dunkelblauen Himmel mit gestreiften grauen Wolken ab, zwischen denen sich vereinzelt Sterne zeigten. Ein langes hellblaues, von innen beleuchtetes Zelt stand etwas abseits der Straße. Neben dem Zelt brannte ein Lagerfeuer, und ich meinte, die Umrisse eines Pferdes ausmachen zu können.

Ich konnte kaum fassen, wie relevant das *Bildnis einer Dame* für mein Leben war und wie zutreffend – weitaus mehr als *Gegen den Strich*. Die Hauptfigur Isabel war so alt wie ich, Amerikanerin und lebhaft. Nur einige wenige fanden sie schön. Das Kunstwerk, das sie erschuf, war ihr eigener Charakter: wie sie auftrat, wie sie war, wie die anderen sie sahen. Aus dieser Perspektive betrachtet war das Ästhetische kein echter Gegensatz zum Ethischen. Die Art, wie Isabel sein wollte, auftreten wollte, erscheinen wollte, war großzügig und tapfer. Sie verfolgte vor allem das Ziel, Gemeinheit, Eifersucht und Grausamkeit zu vermeiden – nicht weil Gott sagte, all das sei verboten, sondern weil niemand so sein wollte.

Isabels tuberkulosekranker Cousin Ralph, der zu krank war, um selbst ästhetisch zu leben, wurde sich bewusst, dass er dennoch ein ästhetisches Leben haben konnte, indem er einfach Isabel beobachtete. Dass Ralph Isabel ebenso interessant fand wie Isabel sich selbst, war mir ein großer Trost – dass Isabel nicht die Einzige war, die sich interessant fand. Irgendwann schrieb Henry James, was Ralph am Leben halte, sei einzig, dass er noch nicht genügend von dem gesehen hatte, was Isabel tun würde. Isabel war demnach wie Scheherazade, mit der ich mich immer identifiziert hatte und die Geschichten benutzte, um den Augenblick des Todes hinauszuzögern. (Hatte ich nicht genau das getan, als ich an Iwan schrieb: bin einen weiteren Tag am Leben geblieben?) In Isabels Fall war es nicht ihr eigener Tod, den sie hinauszögerte, sondern der von Ralph, und sie lebte die Geschichten eher, als sie zu erzählen. Doch während sie sie lebte, *wurden* sie erzählt. Sie waren zu dem Buch geworden, das ich gerade las.

Isabels Freundin Henrietta erschien und wollte, dass Isabel einen Amerikaner mit kantigem Kinn heiratete, der die Baumwollfabrik seines Vaters charismatisch führte. Henrietta war blond und sagte, alle seien verpflichtet zu heiraten, und beschuldigte Isabel, sich «wie die Heldin eines unmoralischen Romans» zu verhalten. Doch Isabel wollte überhaupt nicht heiraten: weder den Baumwolltype noch den gut aussehenden englischen Lord, der ihr beinahe sofort einen Heiratsantrag machte. Als sie den Lord ablehnte, waren viele schockiert. Isabel selbst war sehr besorgt, als sie merkte, dass sie den Einsatz erhöht hatte. Jetzt musste sie etwas noch Aufsehenerregenderes tun.

Ralph überredete seinen sterbenden Vater, Isabel ein Vermögen zu hinterlassen, damit sie nie heiraten musste und er stattdessen sehen konnte, was sie machte. Isabel wurde also reich. Und das jagte ihr *wirklich* Angst ein. Ein großes Vermögen bedeutete Freiheit, und man musste es gut verwenden – sonst drohten Schmach und Schande! Und man musste immer darüber nachdenken.

«Man muss immer darüber nachdenken», sagte Isabel zu Ralph. «Ich weiß nicht, ob man nicht machtlos glücklicher ist.» Und Ralph antwortete: «Schwache Menschen, das bezweifle ich nicht, sind machtlos glücklicher.» Das bestätigte meine eigene Vorstellung von Stärke – von meiner Entschlossenheit, stark zu sein.

Isabels Werte leuchteten mir ein. Sie hatte kein Interesse, bedürftige Frauen zu ruinieren oder Schildkröten zu galvanisieren. Sie wollte die Conditio humana ausloten. Sie legte Wert auf Lesen, Reisen und Beziehungen mit grundlegend anderen Menschen: die Art Menschen, die einander nicht unbedingt verstanden. Irgendwann fragte Ralph, was Isabel an Henrietta finde, und Isabel sagte, ihr gefalle es, wenn Menschen anders seien, und dass sie diejenigen mochte, die sie irgendwie beeindruckten. Auch ich hatte Freunde, die sich übereinander ärgerten und kein Verständnis füreinander hatten, und manche von ihnen konnten einem wirklich auf die Nerven gehen, aber sie alle beeindruckten mich irgendwie – und genau deshalb mochte und liebte ich sie. Isabel sagte, es sei «das höchste Glück», in einer besseren Lage zu sein, in der man die Menschen schätzen könne, die einen selbst nicht schätzen könnten.

Wenn ich an die Menschen dachte, die mein Leben bevölkerten und sich ganz anders verhielten, anders sprachen und die Welt anders sahen – Mesut, Juho, Lakshmi, Riley und all die anderen –, wurde mir bewusst, wie wichtig es mir war, dass ich sie alle verstand, zumindest ein wenig, und zwar besser, als sie einander verstanden. War *das* der Roman: eine Ebene, auf der man letztlich all die unterschiedlichen Menschen zusammen auftreten lassen konnte, um zwischen ihnen zu vermitteln und ihre Ansichten abzuwägen?

◊

Der Flughafen von Ankara ähnelte atmosphärisch einem Busbahnhof: mit seinen Teebuden und Goldschmieden und den Inlandsflügen, die auf derselben Tafel angezeigt wurden wie die internationalen Flüge. Mein Anschlussflug ging über Istanbul, ein Flughafen mit hermetisch verglasten Terminals, in denen sich kilometerweit ein Duty-Free-Shop an den anderen reihte. Ich hatte meinen umwandelbaren Rucksack aufgegeben und trug meine Armeetasche, in der sich jetzt das *Bildnis einer Dame*, mein Walkman und eine Familienpackung Haselnusswaffeln befanden.

Ich flog mit Turkish Airlines. Die Flugbegleitung war türkisch und die Säfte und das Mineralwasser ebenfalls. Die russische Sicherheitsansage kam vom Band. Niemand in meiner Nähe schien zuzuhören. Nichts von dem, was ich tat, gab mir das Gefühl, dass es sich um eine Prozedur handelte, bei der ich am Ende in Russland landen würde.

Für Isabel lief es nicht gut. Sie hatte schließlich eine Art Kunstliebhaber geheiratet, dem sie half, Antiquitäten zu kaufen. Sie wohnte in einem Palast, hatte einen Salon und war unglücklich – genau wie Tatjana am Ende von *Eugen Onegin*. Wie seltsam, dass beiden das Gleiche widerfahren war. Was hatten sie falsch gemacht?

Aber hatten sie überhaupt etwas falsch gemacht? Hatten sie nicht in gewisser Hinsicht großartige Leben geführt, die die Handlung für großartige Bücher geliefert hatten? Und dennoch ... hatte ihnen das gutgetan? Sie hatten ja nicht gewusst, dass ihr Leben zum *Bildnis einer Dame* beziehungsweise zu *Eugen Onegin* werden würde. Hätten sie es gewusst, hätten sie die Bücher selbst schreiben können. Vielleicht war das ihr Versagen oder ihr Pech: Sie waren nicht imstande gewesen, diese Bücher zu erkennen und zu schreiben.

Am Anfang vom *Bildnis einer Dame* wird eine Tante erwähnt, die allen erzählt, Isabel schreibe ein Buch. Henry James sagte, in Wirklichkeit schreibe Isabel kein Buch und habe auch nie eines geschrieben. Sie «hatte nicht den Wunsch, eine Autorin zu sein», hatte «kein Talent, sich auszudrücken», und «nicht das geringste Bewusstsein eines Genies», da sie nur «die sehr allgemeine Vorstellung hatte, dass Menschen recht hätten, wenn sie sie behandelten, als sei sie ihnen überlegen». Es war eine der wenigen Stellen, an denen Henry James sich gemein über Isabel äußerte.

Nun, es leuchtete ein. Wenn sie ein Buch schreiben könnte, wäre er arbeitslos. Deshalb musste Madame Bovary zu doof und gewöhnlich gewesen sein, um *Madame Bovary* zu schreiben: damit Flaubert sich großartig human vorkommen konnte, als er sagte, er *sei* Madame Bovary. Doch ich war nicht doof und gewöhnlich, und ich lebte in der Zukunft. Niemand würde mich austricksen und dazu bringen, irgendeinen Loser zu heiraten, und selbst wenn das geschähe, würde ich das verdammte Buch selbst schreiben.

Isabel, die alles erlebt hatte, hatte kein Buch geschrieben; Henry James, der das Buch geschrieben hatte, hatte nichts dergleichen erlebt. Er hatte andere Erlebnisse und Erfahrungen, über die er aber aus irgendeinem Grund nichts geschrieben hatte.

Ich wandte mich dem Vorwort zu, das ich zuerst übersprungen hatte, weil es in dem unangenehm verschachtelten Stil geschrieben war, den Henry James sich im Alter offenbar angeeignet hatte. Es schien um das zu gehen, was ich wissen wollte – darüber, wie das Buch entstanden war. Er habe es, sagte er, in Italien geschrieben. (Er sagte nicht, wie er nach Italien gelangt war und woher er die Zeit und das Geld nahm, um ein ganzes Buch zu schreiben.) Das Erste, was zu ihm gekommen war, war Isabel gewesen: eine frei schwebende Figur, ohne bestimmten Schauplatz, Lebensumstände oder eine Handlung. Ich verstand nicht, wie eine Figur ohne Lebensumstände sein konnte. Doch offenbar hatte Turgenjew Henry James erklärt, dass seine eigenen Romane so begonnen hätten: mit der schwebenden Vision von einer Person, die leer war und flehte. Ein Leben für sie zu erfinden, war dann die Aufgabe des Künstlers.

«Was den Ursprung der vom Wind herbeigewehten Keime anbelangt», schrieb Henry James – er nannte Isabel immer wieder einen «Keim» –, «wer, wenn man fragte, könnte sagen, woher sie kommen?» Ich war ganz aufgeregt, weil ich genau *das* gefragt hatte. Aber er beantwortete die Frage eigentlich nicht. Erst schrieb er: «Können wir denn mehr sagen, als dass sie aus allen Himmelsrichtungen kommen?» Dann schrieb er: «Man könnte eine solche Frage zweifellos wunderschön beantworten, wenn man es fertigbrächte, die Geschichte von der Entstehung der eigenen Vorstellungskraft zu schreiben – ein sehr subtiles, ja ungeheuerliches Unternehmen.»

Auch das war aufregend – vor allem, weil er noch hinzufügte, dass man, wenn dieses subtile und ungeheuerliche Unternehmen gelänge, definitiv finden würde, was man gesucht hatte. Es war irgendwo in deinem wirklichen Leben zu finden, in irgendeiner unwichtigen Einzelheit. (Isabel war also aus seinem wirklichen Leben hervorgegangen?) Doch dann wurde klar, dass er nur theoretisch sprach: Unter praktischen Gesichtspunkten, meinte er, sei diese Art Rekonstruktion oder Ausgrabung unmöglich oder irgendwie den Versuch nicht wert oder verdiene es nicht, dass man darüber nachdachte.

Stattdessen wechselte er das Thema und sprach darüber, was für eine unbedeutende Person Isabel sei und wie seltsam es sei, dass «diese schwache ‹Persönlichkeit›, der schiere, schmale Schatten eines intelligenten, aber anmaßenden Mädchens», «mit den bedeutenden Attributen eines Subjekts ausgestattet werden sollte». Er wunderte sich darüber, «wie unbedingt, wie übertrieben die Isabel Archers, und selbst viel kleinere unbedeutende weibliche Wesen, auf ihrer Wichtigkeit beharrten», und tat, als sei er eine Art Visionär, weil er mit dem Gedanken spielte, ein ganzes Buch über so jemanden zu schreiben.

Allmählich fühlte ich die Art Ärger, verbunden mit freudiger Erregung, wie sie manchmal in Flugzeugen über mich kam. Es war klar, dass Henry James eigentlich nicht dumm war und auch kein Blödmann. Wie kam es dann, dass er sich nicht bewusst war, dass er wie ein Blödmann klang? Wichtiger noch: Wenn die Lage eines jungen Mädchens, dessen Schicksal noch nicht besiegelt war, so wunderbar und paradoxerweise auch so interessant war, hatte ich dann nicht einen Vorteil, weil ich solch eine Person war?

Nirgendwo im Vorwort erwähnt Henry James, warum er sein eigenes Leben nicht interessant genug gefunden hatte, um darüber zu schreiben. Ich versuchte mich zu erinnern, was ich über sein Leben wusste. Ich war mir recht sicher, gelesen zu haben, dass er schwul war. Das war wahrscheinlich damals illegal, und er musste sich deswegen geschämt haben. Sein Problem war also wie das von Isabel, dass er zu früh auf die Welt gekommen war. Das war traurig, aber es änderte eigentlich nicht viel. Beispielsweise musste Henry James aus irgendwelchen Gründen immer so etwas wie den vom «Wind herbeigewehten Keim» finden und vergaß dann, wie er ihn gefunden hatte, damit er nicht das Gefühl bekam, ihn irgendwo gestohlen zu haben. Doch ich hatte mehr Glück. Ich würde mich erinnern oder entdecken, woher alles kam. Ich würde das subtile, ungeheuerliche Unternehmen angehen, bei dem man herausfand, was man tat und warum man es tat.

Henry James gefiel mir wieder sehr gut, wenn er schrieb, wie er Isabels Leben zu dramatisieren versuchte, obwohl es völlig undramatisch wirkte. Er schildert eine Szene, deren einzige «Handlung» darin bestand, dass Isabel in einem Sessel neben einem heruntergebrannten Feuer saß. In Gedanken erkannte sie das wilde Treiben der Machenschaften, die um sie herum gewesen waren, und erinnerte sich an winzige Einzelheiten, die sie glaubte vergessen zu haben, und die jetzt eine neue Bedeutung bekamen. Obwohl sie nie von ihrem Sessel aufstand und niemand anderes ins Zimmer kam, wollte Henry James, dass diese Szene «so ‹interessant› würde wie eine überraschende Karawane oder ein soeben gesichteter Pirat». Und das war ihm gelungen. Alle Szenen, in denen Isabel in einem Sessel saß und sich über die Dinge klar wurde, waren erstaunlich.

Einen Satz hatte ich mir in mein Notizbuch notiert:

> Jetzt, wo sie eingeweiht war, wo sie so manches von dem wusste, was sie selbst so sehr betraf und dessen Verdunkelung das Leben gleichsam zu einem Ver-

> such hatte werden lassen, mit unvollständigen Karten Whist zu spielen, jetzt reckte sich die Wahrheit der Dinge, ihre stummen Beziehungen, ihre Andeutung und zum größten Teil ihr Schrecken in einer Art architektonischer Größe vor ihr auf.

So hatte ich mich gefühlt, als ich in einem dunklen Klassenzimmer saß, nachdem ich *Die üblichen Verdächtigen* gesehen hatte, oder nach der Lektüre von *Entweder/Oder*, als die unterschiedlichen Dinge, die Iwan gesagt und geschrieben hatte, wieder in mir wach geworden waren und dabei eine neue Gestalt angenommen hatten, die größer war als vermutet. Das geschah auch jetzt wieder: Ein paar Teile einer größeren Geschichte, die ich kaum verstand, positionierten sich neu, und ich erinnerte mich an Dinge, die ich vergessen hatte, und setzte sie anders zusammen, und all das, während ich still dasaß und nirgendwo hinging und nichts tat – obwohl ich in einem anderen Sinne mit achthundert Stundenkilometern nach Norden raste.

◊

Am Schalter für verlorenes Gepäck in Moskau-Scheremetjewo-2 bekam ich eine laminierte Seite mit Fotos verschiedener Koffer und Rucksäcke gezeigt. Keines sah meinem umwandelbaren Rucksack besonders ähnlich, der irgendwo unterwegs abhandengekommen war. Ich deutete auf eines, das ihm am nächsten kam, und schrieb in der falsch wirkenden kyrillischen Kursivschrift, die ich bisher nur im Russischunterricht benutzt hatte, die umständliche Adresse der Genetiker auf. Der Mann am Schalter blickte auf das Blatt und sagte, in Ordnung, das Gepäckstück würde morgen dort hingebracht werden. Ob das wahrscheinlich war? Ich hatte keine Ahnung. Aber mir blieb nichts anderes übrig: Je länger ich verweilte und auf Zuspruch hoffte, desto deutlicher wurde mir, dass das letzte mich umgebende Wohlwollen aus dem Raum rieselte wie Sand durch ein Stundenglas. Ich nahm den einzigen vorhandenen Ausgang – er führte in die Ankunftshalle.

Die Gerüche, die Farben, die flachen, misstrauischen Gesichter waren mir völlig unvertraut – so als hätten das Plastik und die Zigaretten und die Glühbirnen und die Kleider eine andere chemische Zusammensetzung und als hätten die Menschen anderes Essen gegessen, als wären ihre Kleider in anderen Fabriken hergestellt worden und als sei die Entfernung, die sie von meiner eigenen Existenz trennte, nicht nur räumlicher Art, bedingt durch Dinge wie Biogeografie und regionale Handelsblöcke, sondern irgendwie auch durch die Zeit.

Die Beleuchtung, die Luftqualität, die schwere, behauene Bronzedecke, die aussah, als fiele sie uns auf den Kopf: All das verlieh der unmittelbaren Umgebung den diffusen Bernsteinschimmer einer Fotografie aus den 1970er-Jahren. Die Gebilde selbst – die Bronzeplatten, die schwarze Uhr ohne Zahlen, die Pfeiler, die an die Wolkenkratzer auf dem Umschlag von *Der ewige Quell* erinnerten – schienen einen längst vergangenen Futurismus zu suggerieren, die Projektion einer historischen Realität, die anders war als die, die sich meines Wissens nach tatsächlich ereignet hatte. Russland hatte es fertiggebracht, an einer Weggabelung in eine andere Zukunft zu gehen. Mein ganzes Leben lang hatte es eine andere Welt gegeben, aus der keiner herauskam und in die keiner hineinging – bis die Grenzen eines Tages fiktiv wurden und die unüberwindbare Schranke sich in einen bloßen Spielkartenstapel verwandelte, sodass man jetzt direkt durch den Spiegel in die Welt der nach hinten zeigenden Ns und Rs gehen konnte.

Lediglich mit meiner Kuriertasche, leicht wie eine Seele, stieg ich in ein Lada-Taxi und nannte dem Fahrer die Adresse.

«Okay», sagte er und fuhr los.

Es stimmte also. Es gab wirklich ein ganzes Land, in dem die Menschen die Sprache Eugen Onegins sprachen, deren neu rekombinierte Bestandteile nun um mich herum auftauchten, auf Autobahnschildern und Nummernschildern, an den Längsseiten der prähistorischen, posthistorischen, Abgase speienden Lastwagen. Und ich hatte mich dort hineingezwungen. Früher war ich wegen anderer Leute in diesem oder jenem Land: wegen meiner Eltern, wegen Swetlana, Iwan und Sean. Aber in Russland war ich, weil ich mir die Literaturen der Welt angesehen und meine Wahl getroffen hatte. Niemand hatte besonderen Wert darauf gelegt, dass ich kam – genau genommen hatte der Zollbeamte, der meinen Pass abstempelte, eindeutig den Eindruck hinterlassen, als wünschte er mich weit fort –, doch hier war ich nun mal. Mir war wie Isabel, als es ihr gelungen war, der Ehe mit dem Typen zu entrinnen, dem die Baumwollspinnereien gehörten, und sie den Sieg zum ersten Mal zu schmecken bekam – weil «sie getan hatte, was ihr besser gefiel».

War das der entscheidende Augenblick in meinem Leben? Es fühlte sich an, als fügte sich die Kluft, die mich schon immer geplagt hatte, vor meinen Augen zusammen – sodass mein Leben von nun an so kohärent und bedeutungsvoll sein würde wie meine Lieblingsbücher. Gleichzeitig hatte ich das starke Gefühl, entkommen und endlich aus dem Drehbuch herausgetreten zu sein.

HINWEISE ZU DEN QUELLEN

Das Gedicht «Wir, die Mehrzahl, wollen keinen Tofu» (S. 31) stammt von Ruth A. Fox und ist in *Real Change*, vol. 4, no. 13 (August, 1997) erschienen. Die Gedichte «Wir leben in einer Welt» von Sprite, «Hass» (ohne Namensangabe) und «Die Vorstellung, dass keiner sie je geküsst hatte» von SGZ sind alle in *Real Change*, vol. 3, no. 9 (September, 1996) erschienen, ebenso wie eine Ratgeberkolumne, wie sie Selin auf S. 50 liest. (Im Original stammen die Briefe von *Single in Seattle* und von *Annoyed on the Ave* und wurden von Nancy, Frank und Candi beantwortet.) *Real Change* ist das Pendant zu *Spare Change*, der Straßenzeitung für Boston und Umgebung, die Selin las. Beide Zeitungen wurden 1992 und 1994 von Tim Harris gegründet. *Real Change* hat ein digitales Archiv, das bis 1990 zurückreicht: https://www.realchangenews.org/archive.

Die Leseliste für den Kurs über den Zufall wurde von einem Studienlehrplan inspiriert, den Miryam Sas, die diesen Kurs 1996 an der Harvard-Universität unterrichtete, mir freundlicherweise zur Benutzung überließ. Die Formulierung «promiskuitive sexuelle Eroberung von Goneril und Regan», die Selin in den Erläuterungen zu *König Lear* im Alkoholladen liest, stammt von Jeffrey R. Wilson, «Edmund's Bastardry», in «Stigma in Shakespeare»: https://wilson.fas.harvard.edu/stigma-in-shakespeare/edmund%E2%80%99s-bastardy.

Zur Debatte über den Stand der Einbeziehung des Völkermords an den Armeniern im Holocaust Memorial Museum der Vereinigten Staaten (S. 355) siehe Edward Linenthal, «The Boundaries of Inclusion: Armenians and Gypsies», in: *Preserving Memory: The Struggle to Create America's Holocaust Museum* (Columbia University Press, 2001).

Die Formulierung «indem es als Blitzableiter für die erotischen Sehnsüchte gewalttätiger Männer agiert» auf S. 94 stammt aus einer Rezension von Želimir Žilniks Film *The Marble Ass* (1995) auf der Website der Berlinale.

Die Zitate aus dem Lied «Trotzdem ist es traurig» stammen aus *Die Vergangenheit lässt sich nicht umkehren* (*Byloe Nel'zia Vorotit'*, 1964), von Bulat Okudschawa (1924–1997), einem Pionier des russischen «Autorenlieds». Eine Aufnahme davon findet sich auf YouTube: https:// www.youtube.com/watch?v=o1xrTnXQmRQ.

Der Ausdruck «die abscheuliche Schlussfolgerung» stammt aus Derek Parfits Buch *Reasons and Persons* (Oxford University Press, 1986), ebenso wie die meisten Ideen, die Selins Ethikprofessor zugeschrieben werden.

Rudolfio von Walentin Rasputin (1937–2005) stützt sich auf meine eigene, unbeholfene Übersetzung aus dem Russischen. Der Text findet sich in der Bibliotheka Serann: http://www.serann.ru/text/rudolfio-9522.

Das John-Cage-Zitat – etwas Langweiliges zweiunddreißig Minuten anhören – stammt aus *Silence: Lectures on Music and Writing* (Wesleyan University Press, 1961). Das Zitat über den Verkehr auf der Sixth Avenue findet sich in ArtLark, «John Cage's Music of Chance and Change» (5. September 2020): https://artlark.org/2020/09/05/john-cages-music-of-chance-and-change/.

Der Vergleich der Jungs in Smokings mit schwarzen Löchern stammt von dem Physiker John Wheeler in Errol Morris' Dokumentarfilm *Eine kurze Geschichte der Zeit* (Triton Pictures, 1991).

Das Zitat über Françoise Gilot stammt aus der Broschüre, die Patterson Sims für die Picasso-Ausstellung *Picasso and Portraiture* (MOMA, 1996) verfasst hat. «Die erschrocken und mit weit aufgerissenen Augen in den Abgrund starrt» ist ein Zitat aus der Besprechung dieser Ausstellung von Michael Kimmelmann in der *New York Times* («Picasso Again, Still Surprising», 26. April 1996).

Das Luce-Irigaray-Zitat über die zwei Lippen, die das weibliche Geschlecht stets umfangen, stammt aus Luce Irigaray, *Das Geschlecht, das nicht eins ist.* Aus dem Französischen von Eva Meyer und Heidi Paris. Merve, Berlin 1979. Das Zitat von Hélène Cixous (das ich im Gegensatz zu Selin brillant finde) ist aus ‹Geschlecht oder Kopf?› in: Hélène Cixous, *Die unendliche Zirkulation des Begehrens: Weiblichkeit in der Schrift.* Aus dem Französischen übersetzt von Eva Meyer und Jutta Kranz. Merve, Berlin, o. J., S. 4.

Die weitergeleitete E-Mail darüber, dass die Welt voller Idioten ist, wurde von einer anonymen Tripod-Website mit dem Titel «Jokes» abgerufen, die zuletzt im Juni 2001 aktualisiert wurde und am 23. August 2021 immer noch funktionierte: https://wbenton.tripod.com/humor/Jokeindex076.html.

Die Proust-Zitate entstammen *Unterwegs zu Swann*, dem ersten Band seines Werkes *Auf der Suche nach der verlorenen Zeit.* Aus dem Französischen von Eva Rechel-Mertens; revidiert von Luzius Keller. Suhrkamp, Frankfurt, 1994.

Der Roman von Iris Murdoch, in dem der Graf vorkommt («rettungslos zu seinem Polnischsein verurteilt»), heißt *Nuns and Soldiers* (1980).

Die Zitate aus der englischsprachigen russischen Literaturzeitschrift auf S. 299 f. sind aus *Glas: New Russian Writing*, issue 14 (1997), eds. Natasha Perova and Arch Tait. Vic der Sabberer mit der Schnoddervisage ist aus Genrikh Sapgir, *Mind Power*, ins Englische übersetzt von Andrew Bromfield; Polyp Pigdick ist aus Victor Pelevins, *The Black Bagel*, ins Englische übersetzt von Arch Tait; Pissoff und Karmalijutow sind aus Ronshins *Cloudy Days*, ins Englische übersetzt von Edmund Glentworth.

Die *Sex and the City*-Episode, in der Samantha sich von dem pakistanischen Küchenjungen küssen lässt, heißt «Nur Singles gibt man den Gnadenschuss» – Staffel 2 Folge 4.

Die meisten Zitate aus dem *Inoffiziellen Handbuch für das Leben in Harvard* sind leicht modifizierte Versionen aus *The Unofficial Guide to Life at Harvard 1995–96*, eds. Jeremy Faro und Natasha Leland (Harvard Student Agencies, 1995). Die Rezension von Wholesome Fresh stammt von der *Unofficial Guide Website*: https:// www.theunofficialguide.net/articles/top-five-late-night-eats, aufgerufen am 16. Januar 2021.

Die *Let's Go* sind eine Mischung aus *Let's Go, Greece & Turkey* (ed. Eti Brachna Bonn) von 1997, *Let's Go, Greece & Turkey* (eds. Patrick K. Lyons und Ziad W. Munson) von 1998 und *Let's Go, Turkey* (eds. Ben Davis und Allison Melia) von 2003, die alle von der St. Martin's Press veröffentlicht wurden.

Das Zitat über die russisch-osmanischen Beziehungen stammt aus *A Pocket Guide to Turkey* (Department of the Army, Washington, D.C., 1953): https://archive.org/details/ldpd_11150008_000.

Die übersetzten Atatürk-Zitate auf den Seiten 351 f. stammen aus Ayşe Zarakol, *After Defeat: How the East Learned to Live with the West* (Cambridge University Press, 2010).

Die Rumi-Zitate über das Türkischsein und die These über Rumis nichtnationalistische Weltsicht stammen aus Talat Sait Halman, «Mevlana and the Illusions of Nationalism», in: *Mawlana Rumi Review* (6. November 2015): http://www.jstor.org/stable/26810313.

Die anderen Rumi-Zitate auf den Seiten 363–365 sind folgenden Gedichten entnommen: «On Gambling» und «Burnt Kabob» in *The Essential Rumi* (1995); «Dark Sweetness» in *A Year with Rumi: Daily Readings* (2006); und «Disciplines», «Trees» und «You Are as You Are» in *The Big Red Book* (2010). Alle Gedichte wurden von Coleman Barks ins Englische übersetzt und von HarperCollins veröffentlicht.

Die Zitate aus Henry James, *Bildnis einer Dame,* stammen aus der Übersetzung von Hildegard Blomeyer, Insel, Frankfurt, 2003. (Das dazugehörige Vorwort gibt es auf Deutsch nur in stark gekürzter Fassung, deshalb wurde es von der Übersetzerin direkt aus dem Englischen übertragen.)

Obwohl ich nicht direkt daraus zitiere, würde ich gerne Adrienne Richs Essay von 1980 hier anführen: «Zwangsheterosexualität und lesbische Existenz» (in: Dagmar Schultz (Hrsg.), *Macht und Sinnlichkeit*, Orlanda, Berlin 1991, S. 138–170), den ich 2017 zum ersten Mal gelesen habe und der es mir ermöglichte, ein paar heteronormative Kräfte zu rekonstruieren, die in den 1990er-Jahren auf mich einwirkten (und mich damals daran hinderten, Texte attraktiv zu finden, die Titel trugen wie «Zwangsheterosexualität und lesbische Existenz). Ein Ziel des vorliegenden Buches war es, diese Kräfte zu bearbeiten.

WEITERE ZITIERTE WERKE

Anna Achmatova, «Requiem», aus dem Russischen von Ludolf Müller. In: Anna Achmatowa: *Im Spiegelland. Ausgewählte Gedichte.* Hg. Efim Etkind. München, Zürich, Piper, 1994, S. 71.

Martin Amis, *Das Rachel-Tagebuch.* Aus dem Engl. von Joachim Kalka, überarbeitete Übers. Zürich, Kein & Aber, 2015.

Fiona Apple, «Sullen Girl», Tidal (Sony, 1996).

Charles Baudelaire, «Don Juan in der Hölle». In: *Les Fleurs du Mal – Die Blumen des Bösen: Gedichte.* Neu übersetzt von Simon Werle. Reinbek, Rowohlt, 2017.

André Breton, *Nadja.* Aus dem Französischen von Bernd Schwibs. Berlin, Suhrkamp, 2011.

Anton Tschechow, «Die Dame mit dem Hündchen». Aus dem Russischen von Alexander Eliasberg. In: A. Tschechow, *Gesammelte Werke*, Andhof, 2020.

Eurythmics, «Sweet Dreams (Are Made of This)», *Sweet Dreams (Are Made of This)*, (RCA, 1983).

Ellen Fein, Sherrie Schneider, *Die Kunst, den Mann fürs Leben zu fin-*

den. Aus dem Amerikanischen von Renata Platt und Ursula Buntspecht. München, Piper, 2012.

Sigmund Freud, «Bruchstück einer Hysterie-Analyse», in: Sigmund Freud, *Gesammelte Werke 25*, Berlin: epubli, 2021; *Die Traumdeutung*. Leipzig u. Wien, Deuticke, 1914.

Fugees, «Killing Me Softly» und «Cowboys», The Score (Columbia Records, 1996).

Johann Wolfgang von Goethe, *Die Leiden des jungen Werther*. Werke: Hamburger Ausgabe in 14 Bänden. München, dtv, 1999.

I-ging: *Das Buch der Wandlungen*, aus dem Chines. übertr. und erl. von Richard Wilhelm. Neu hrsg. und mit einem Anh. von Ulf Diederichs. München, dtv, 2005.

Michiko Kakutani, «The Examined Life Is Not Worth Living Either», [«Das Leben mit Selbsterforschung ist auch nicht lebenswert.»] New York Times, 20. September 1994.

Søren Kierkegaard, *Entweder/Oder*, aus dem Dänischen von Emanuel Hirsch. Gütersloh, GTB Siebenstern, 1979.

Walter Kirn, «For White Girls Who Have Considered Suicide», *New York*, 5. September 1993.

Alexander Puschkin, *Eugen Onegin. Ein Versroman*. Aus dem Russischen von Sabine Baumann, unter Berücksichtigung von Nabokovs Neuübersetzung. Frankfurt am Main, Stroemfeld, 2009.

R. E. M., «Bittersweet Me», *New Adventures In Hi-Fi* (Warner Bros., 1996).

Tom Waits, «I'll Be Gone», *Frank's Wild Years* (Island Records, 1987).

Oscar Wilde, *Das Bildnis des Dorian Gray.* Aus dem Englischen übersetzt von Eike Schönfeld. Frankfurt am Main, Insel, 2015.